不安から脱出できず、「あれ？　元気な自分ってどんな感じだった？」と、途方に暮れてしまったこともありました。そして同じようなもやもやを抱えている女性も、さらに多いのではないかと感じています。

　そんなお疲れサイクルから脱け出す方法は、まずは頑張ることを止めてみること。ただ淡々と、とりあえずできる範囲のことをこなしてみること。そしてほんの少しの時間でも、正面から自分のこころとからだに向き合ってみることなのではないかと思います。アロマオイルを活用して深呼吸をしてみたり、日記を書くことでこころの状態を客観視したり。の自分が「気持ちいい」「心地いい」と感じられるものを、ゆっくりていに拾っていく。そういう日々の小さな積み重ねが、健やかさやしさを取り戻すきっかけになるのではないかと思うのです。

　では、さまざまな仕事で活躍している女性たちに、暮らしの中践している「からだとこころを整える方法」を伺ってきました。どの人もからだとこころの健やかさについて試行錯誤や工夫を重ね、自分ならではの方法を見つけていました。でも向き合い方は、人それぞれ。ただそれをまねるのではなく、ご自分なりの正解を見つけるヒントにしてらえればうれしいです。

もくじ

デザイン／渡部浩美
編集／別府美絹（エクスナレッジ）
ヘアメイク／吉岡美幸（p.44〜AYUMIさん）

心身の不調和は、
「自分を見つめるべきとき」のサイン

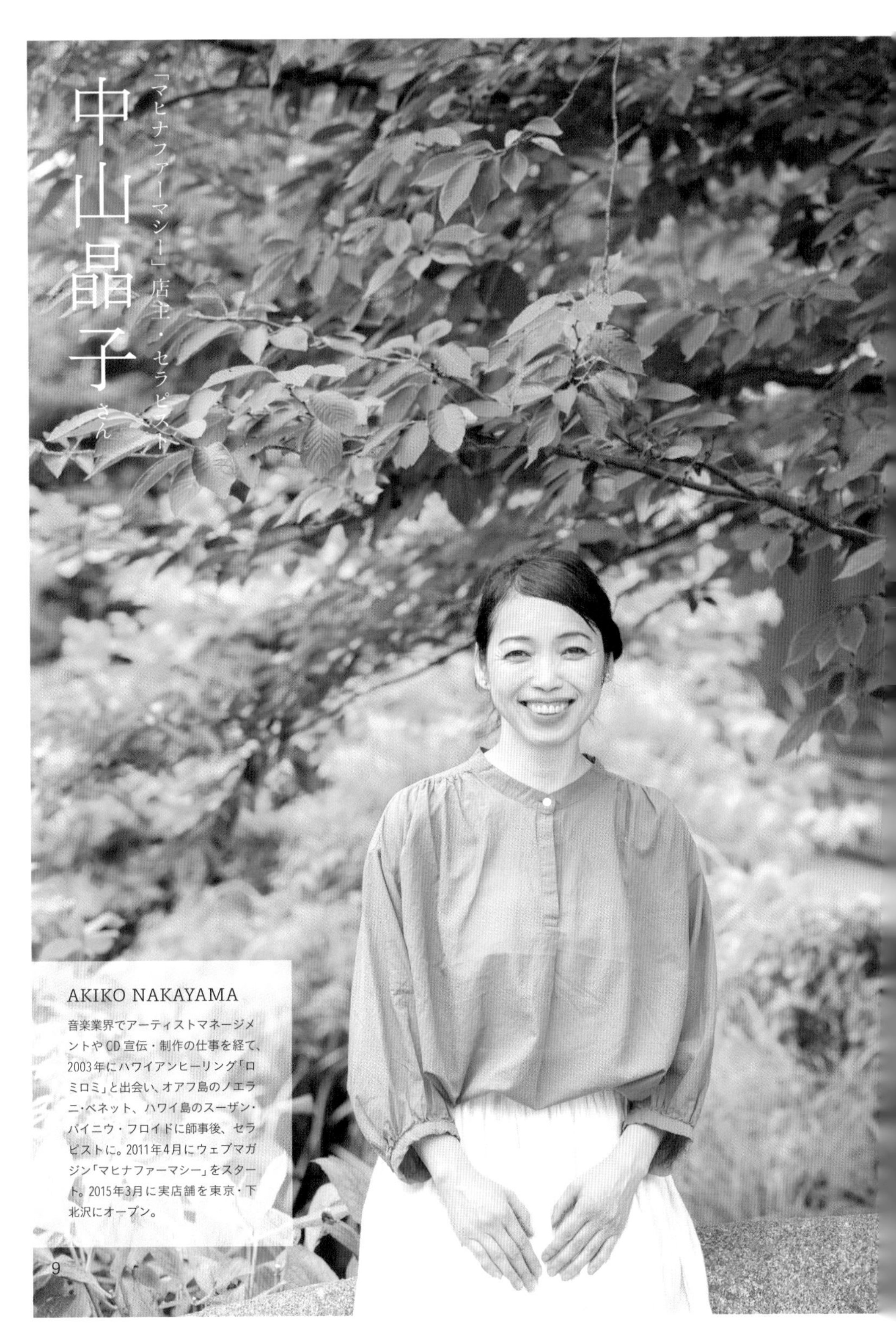

中山晶子さん

「マヒナファーマシー」店主・セラピスト

AKIKO NAKAYAMA

音楽業界でアーティストマネージメントやCD宣伝・制作の仕事を経て、2003年にハワイアンヒーリング「ロミロミ」と出会い、オアフ島のノエラニ・ベネット、ハワイ島のスーザン・パイニウ・フロイドに師事後、セラピストに。2011年4月にウェブマガジン「マヒナファーマシー」をスタート。2015年3月に実店舗を東京・下北沢にオープン。

自分を楽にする
セルフケアの知恵を
シェアしていきたい

生きていると、さまざまなからだの不調と対面します。喉が痛い、お腹が痛い。何だか分からないけど、頭がぼーっとする……などなど。それらを西洋医学の薬を飲んで、さっさと解消し、なかったことにしてしまうのもひとつの手。けれどもその不調を、からだからのサインとしてとらえたらどうでしょう。「仕事のしすぎですよ」「自分が変化する時期なのでは?」「子宮がＳＯＳを出しているのかも」。そんなふうにサインを読みとき、自分のからだと対話するきっかけにしてみる。ハーブサプリメントや精油、フラワーエッセンスなどセルフケアに役立つアイテムたちは、その対話に役立つツールになる……。私にそんな考え方を教えてくれたのが中山晶子さん。東京・下北沢の駅を降り、商店街の喧騒を抜けてしばらく歩いた路地裏にひっそりとたたずむ「マヒナファーマシー」の店主です。

店名の「マヒナ」とは、ハワイ語で「月」という意味。晶子さんは「月＝女性」としてとらえていて、女性のためのセルフケアアイテムをお店で扱うとともに、自身もセラピストとして多くの女性のからだを癒しています。私も何度となくお店に足を運び、ハーブサプリや精油、腹巻きやハーブティーなど、いくつもの役立つアイテムを買わせていただきました。その際、製品について、女性のからだについて、お話を聞くのがとてもおもしろいのです。にっこり笑うと愛らしいのに、巫女のような神秘的な雰囲気も持つ晶子さん。「この人は圧倒的に、女性の

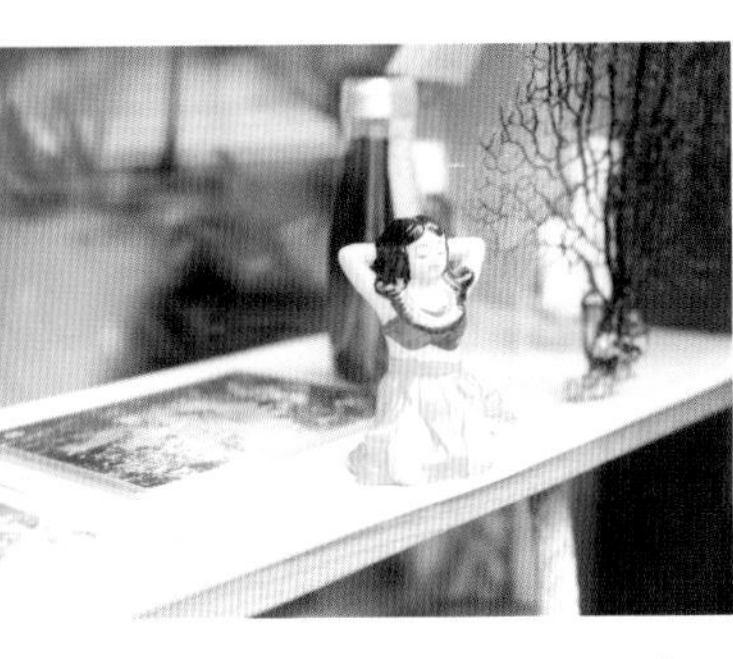

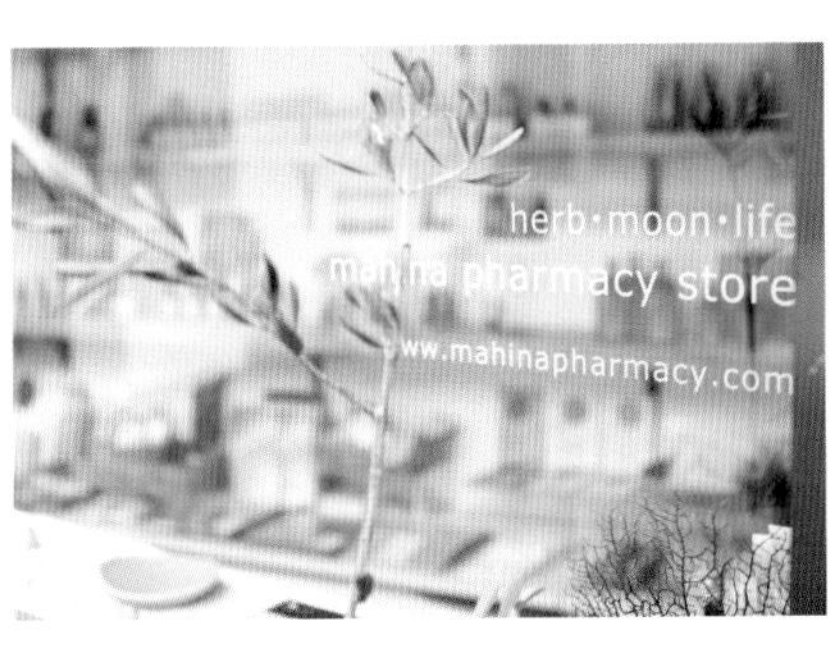

清潔感のある白を基調とした「マヒナファーマシー」の店内は、
晶子さんが実際に試し、「これは」と思った製品が並んでいる。

味方なんだな」。そんな頼もしさを、いつも覚えるのです。
20代から30代にかけては音楽業界で働き、ハードな日々を送る会社員だったという晶子さん。不規則な生活が重なり、体調をくずしたことをきっかけに退社。からだのメンテナンスを行ううちにハワイの「ロミロミ」（ハワイの伝統的な医療と癒しの技術）と出合い、自身もセラピストとしての道を歩み、自然療法全般についても学ぶようになりました。

「初潮を迎えた頃から月経痛に悩まされたり、過去に不妊治療を経験していたり、女性ならではのからだの問題について考えざるを得ない人生でした。『痛みをとるにはどうしたらいいんだろう』『健やかになるには、何をすればいいんだろう』と、いろいろ試したところ、いちばんしっくりきて、相性がいいと思えたのがハーブだったんです」

日本でハーブというと、「料理に香りづけをするもの」「何となくからだによさそうなもの」といった漠然としたイメージですが、海外では日本における漢方薬のように医療に用いられてきたものでした。現在の日本ではハーブを「薬」として販売することはほとんど許可されていませんが、こころとからだを整えるために、暮らしにハーブを取り入れる人が年々増えています。

当初晶子さんが行ったのは、現在のショップと同じ名前のウェブマガジンを立

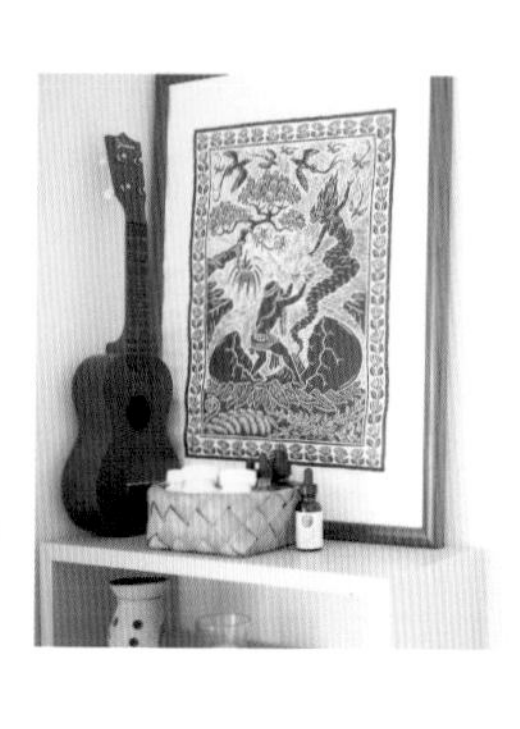

施術を行う部屋に置かれた、ハワイアンアーティストの作品と、フラワーエッセンスや精油が収まる晶子さんの「緑のお薬箱」。

ち上げることでした。東日本大震災の直後、２０１１年春のこと。

「私のまわりには自然療法に詳しい専門家の知り合いも多く、自分が不調を克服する中で、さまざまなケアを経験してきました。その中でよかった知恵を、人とシェアしていきたいと思ったんです。あの時期誰もが、自分たちの生きる社会が決して安寧な場所ではないことにショックを受け、『生きる意味』について深く考えていました。その中で傷つき、不安にかられていた女性たちに、生き抜く力強さを取り戻してほしいと考えたのです」

晶子さんのそんな試みは多くの女性のこころに響き、少しずつ知れ渡っていきました。そのうちに読者の方から、「生理痛がひどいのですが、どんなハーブがいいと思いますか？」「気持ちがふさぎがちなのですが、おすすめのものはありますか？」と問い合わせが届くようになります。メールでのやり取りをしたり、友人のお店で期間限定のポップアップショップを行ったりするうちに、現在ショップになっている物件との出合いがあって、２０１５年よりお店を構えるようになりました。

私が晶子さんとの出会いの中でいちばん影響を受けたのが、「緑のお薬箱」というアイデアです。薬箱といえば、薬局で市販されている頭痛薬や風邪薬、胃薬が収まった箱を想像しがちです。けれどその中身を植物由来のものだけ、しかも

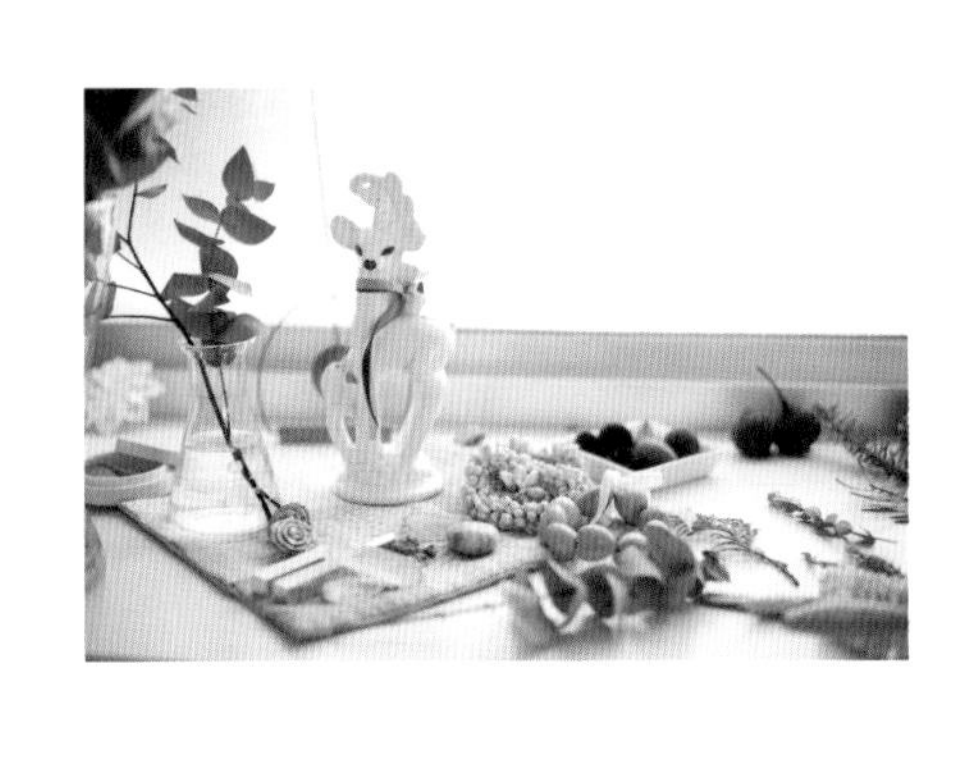

自分だけのオリジナルな薬箱をつくる。それは冒頭に書いたように、自分のからだとの対話を重ねることで、体質に合ったものを揃えていくのです。中身はハーブサプリや精油、チンキ（ハーブをアルコール液などにひたし、成分を抽出したエキス）、フラワーエッセンスなど。自分にとって頼れるアイテムを、少しずつ揃えていく作業は、何だかとてもワクワクして、楽しみでもありました。

「現代は暮らしや情報のサイクルが速く、それがどんどん加速されていくようで、心身のバランスを健やかに保つのが本当に難しい時代です。そんな時代だからこそ、内なる自分とていねいに向き合い、自然の声に耳をかたむけることが、とても大切になってくると思います」

人と会って活発に行動したり、インターネットで情報を追いかけたりするのは、言わば「太陽の時間」。自分のペースでじっくりと本を読んだり、お茶を飲んでほっとしたり、ていねいにからだのケアをするのは「月の時間」。どちらかだけでは人の暮らしは成り立たず、どちらも大切。ただ現代は、どうしても「月の時間」を忘れがちになってしまいます。晶子さんの活動や「マヒナファーマシー」というお店は、そんな「月の時間」の大切さを、あらためて思い出させてくれる存在なのです。

1 こころの中と空間を毎日浄化する

ネイティブアメリカンが、古くから儀式や祈りの場を浄化するために用いてきたというホワイトセージ。葉に火を点け、手であおって炎を消し、煙を部屋に漂わせることで、邪気を払う。

日々のセルフケアの中で、晶子さんがいちばん大切にしているのは「浄化」。

「ハワイのロミロミで最初に学んだのがクリアリング、『自分を整える』ことの大切さでした。食後に歯を磨くのと同じくらいのあたり前のこととして、日々の生活に組み込んでいます」

行うのは主にふたつ。ひとつは通勤時間に、こころの中で「ホ・オポノポノ」を唱えること。これはネイティブハワイアンの伝統的なこころの浄化法で、「ありがとう・ごめんなさい・ゆるしてください・愛しています」の4つの言葉をくり返し唱えます。もうひとつは、神聖な力を持つとされるホワイトセージをたくこと。こころのざわつきがすっと収まる習慣です。

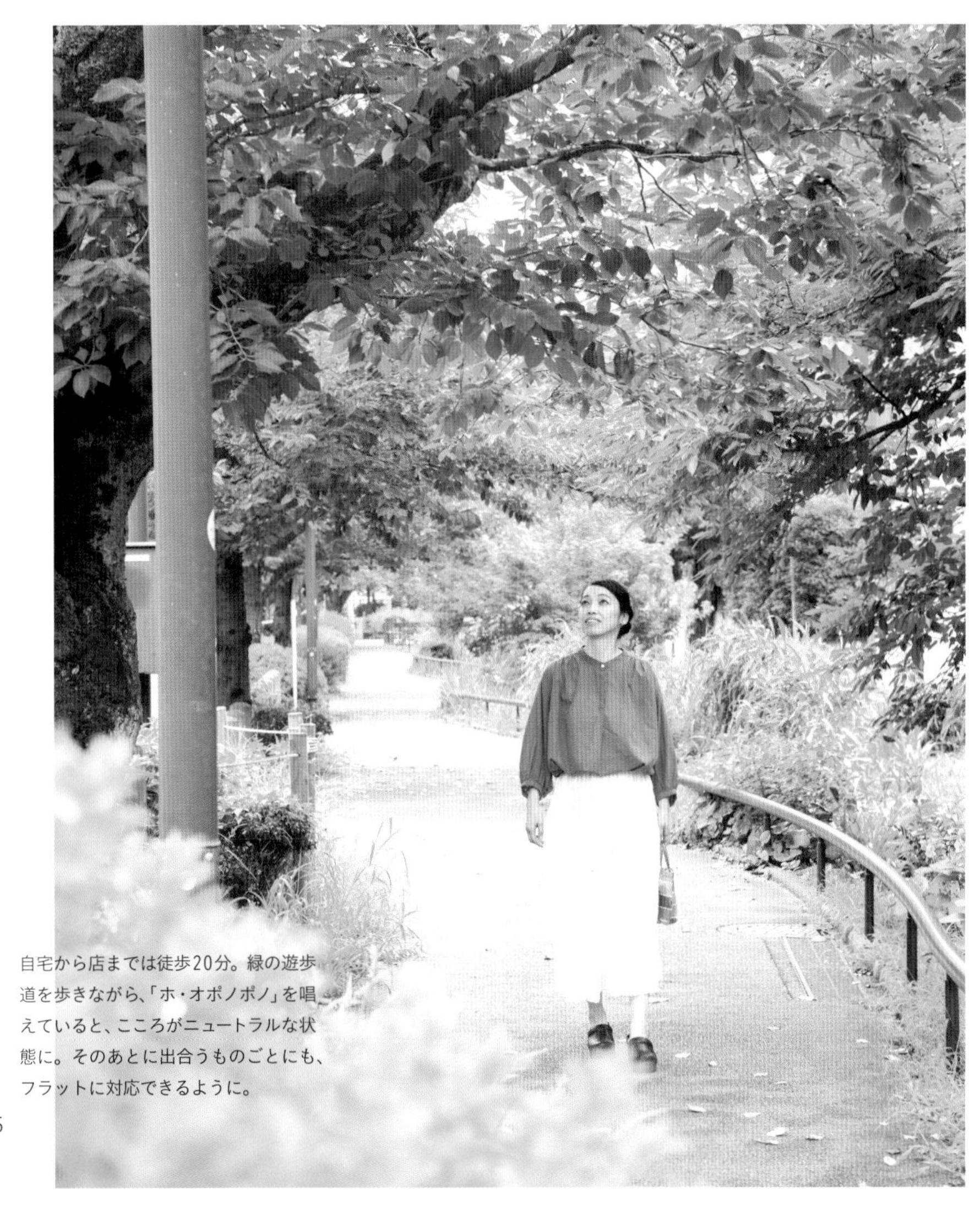

自宅から店までは徒歩20分。緑の遊歩道を歩きながら、「ホ・オポノポノ」を唱えていると、こころがニュートラルな状態に。そのあとに出合うものごとにも、フラットに対応できるように。

2 アロマオイル、クリームで呼吸を意識する

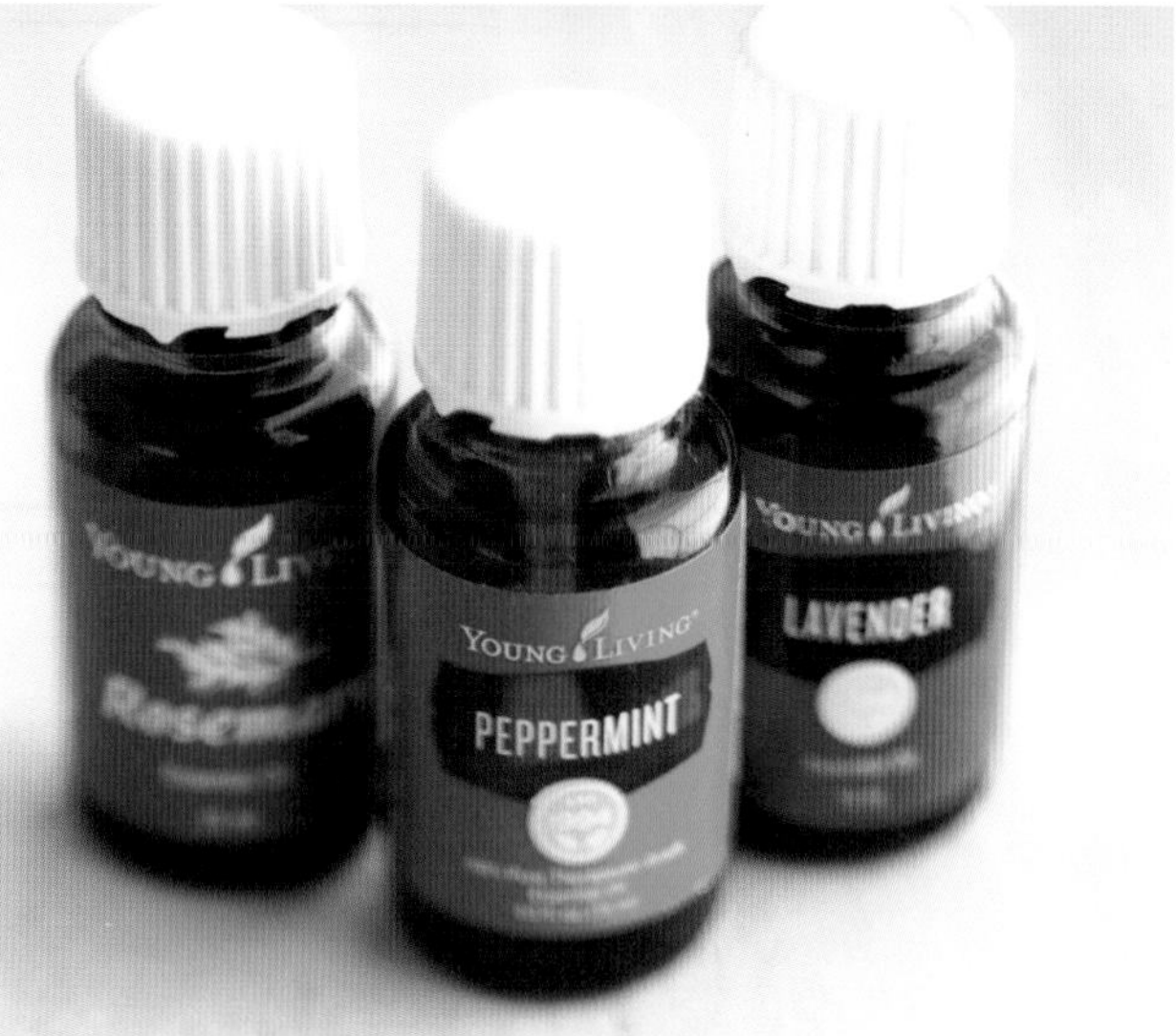

ラベンダー

鎮静やリラックス効果などがあり、万能オイルとして知られるラベンダー。「呼吸が浅く、強い疲労を感じるとき。こころがざわざわしていて、落ち着きたいときに活用します」

ペパーミント

メントールが主成分のさわやかな香りで、幅広いリフレッシュ効果が知られている。「気持ちをすっきりとさせたいとき。夏の暑さで頭がぼーっとするときの暑気払いにも」

ローズマリー

ヨーロッパでは「若返りのハーブ」として知られ、呼吸器系をラクにしてくれる効果も。「思考をクリアにしたいとき、集中してデスクワークやパソコン仕事をやる日に」

何だか集中できない、落ち着かない。そんなときは、呼吸が浅くなっている場合が多いよう。呼吸が浅いとからだは酸素不足になり、肩こりや頭痛、睡眠障害などの原因になることも。

呼吸を意識したいときは、ハーブの香りの力を借りているという晶子さん。

「化粧室に入ったときやお風呂上がり、就寝前など、毎日のちょっとした時間にハーブの香りをかぎながら深い呼吸を。短時間でリフレッシュできて、外に行きがちだった意識が、きちんと自分の中心に戻ってきます」

精油はキャリアオイルと混ぜて、時間がないときは精油入りのクリームを活用。1日何回かこの深呼吸するだけで、疲れが違うそうです。

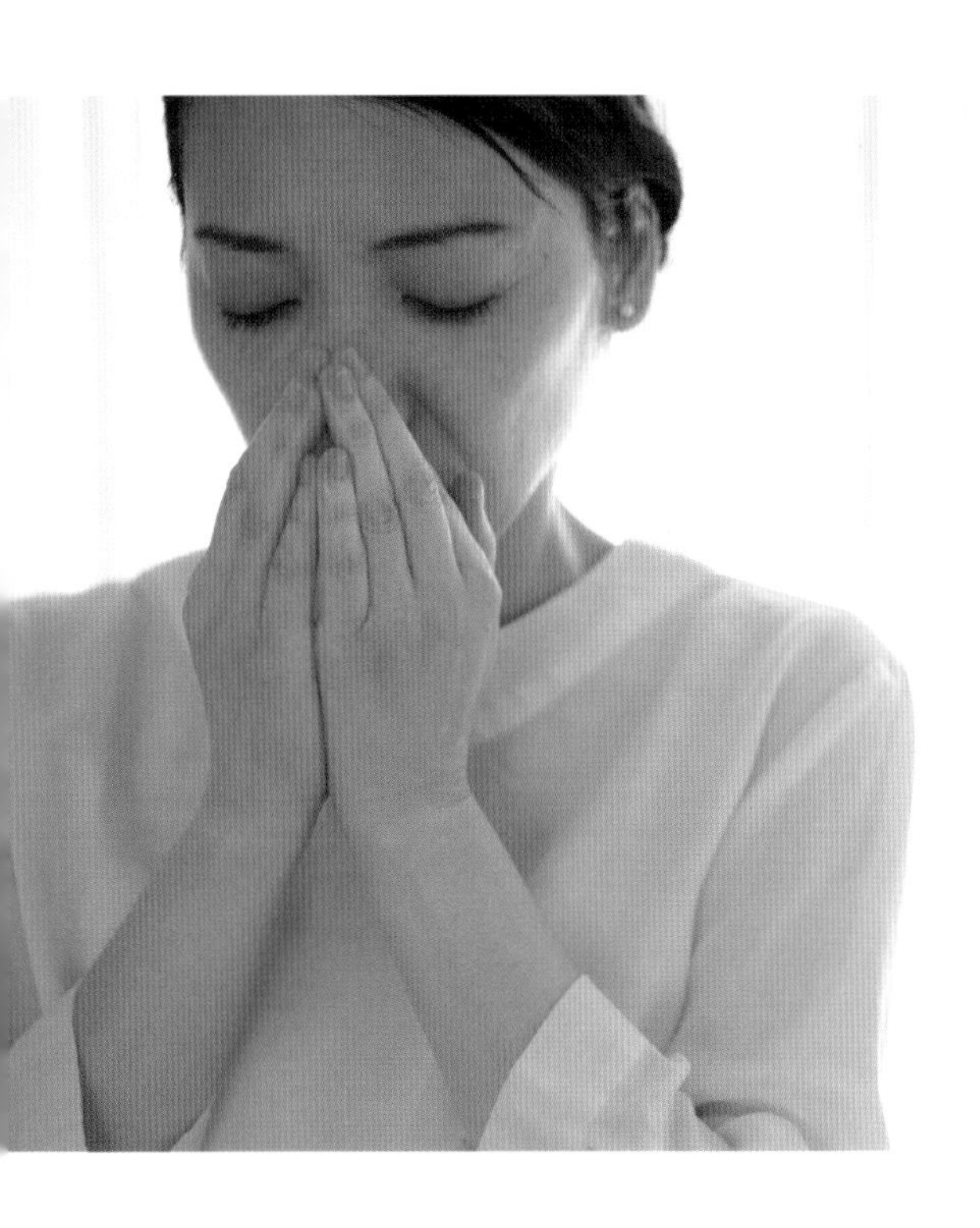

クリームを手のひらにのせてこすり合わせ、手元を鼻に持ってくる。鼻から香りを吸って、お腹の底から出すようなイメージで口から長く吐く。これを3回くり返す。

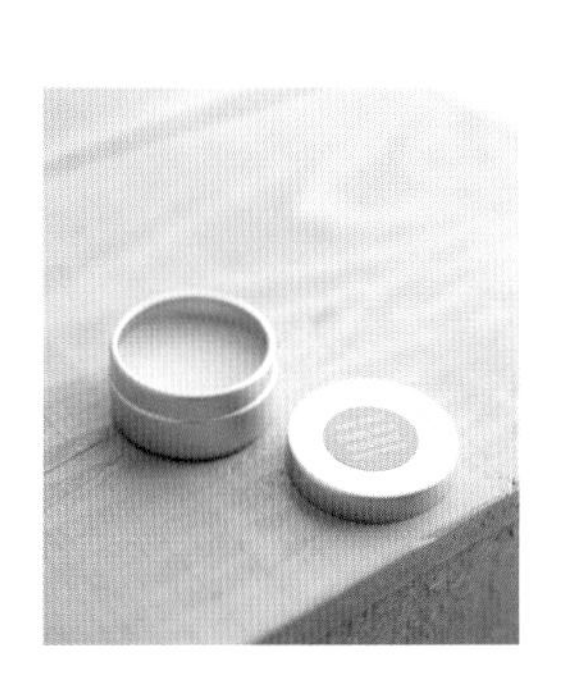

「マヒナファーマシー」で販売している、「月のひかりのみつろうクリーム」。気を活性化させるフランキンセンス、冷静さと落ち着きを取り戻すラベンダーを配合。

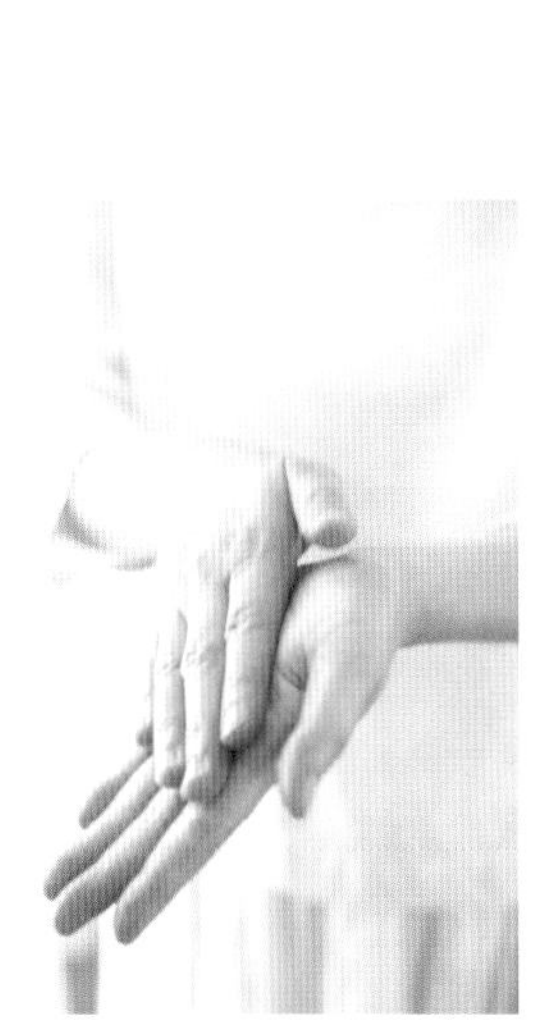

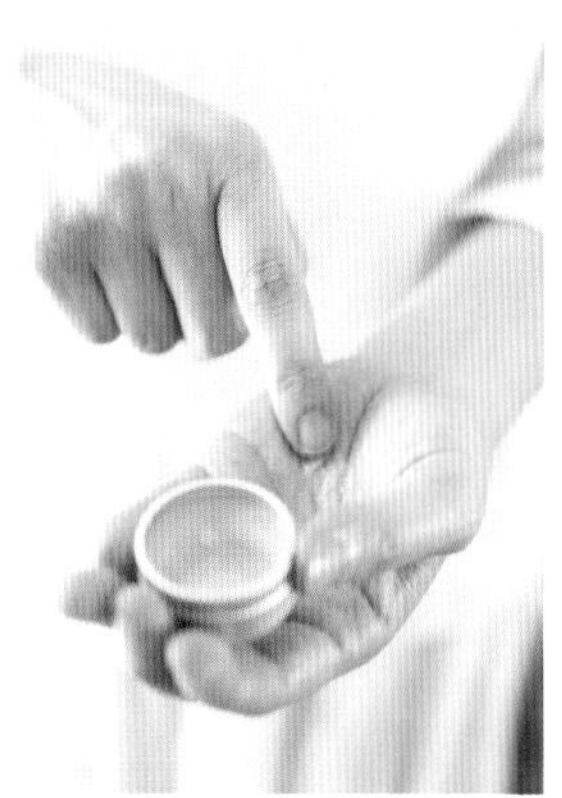

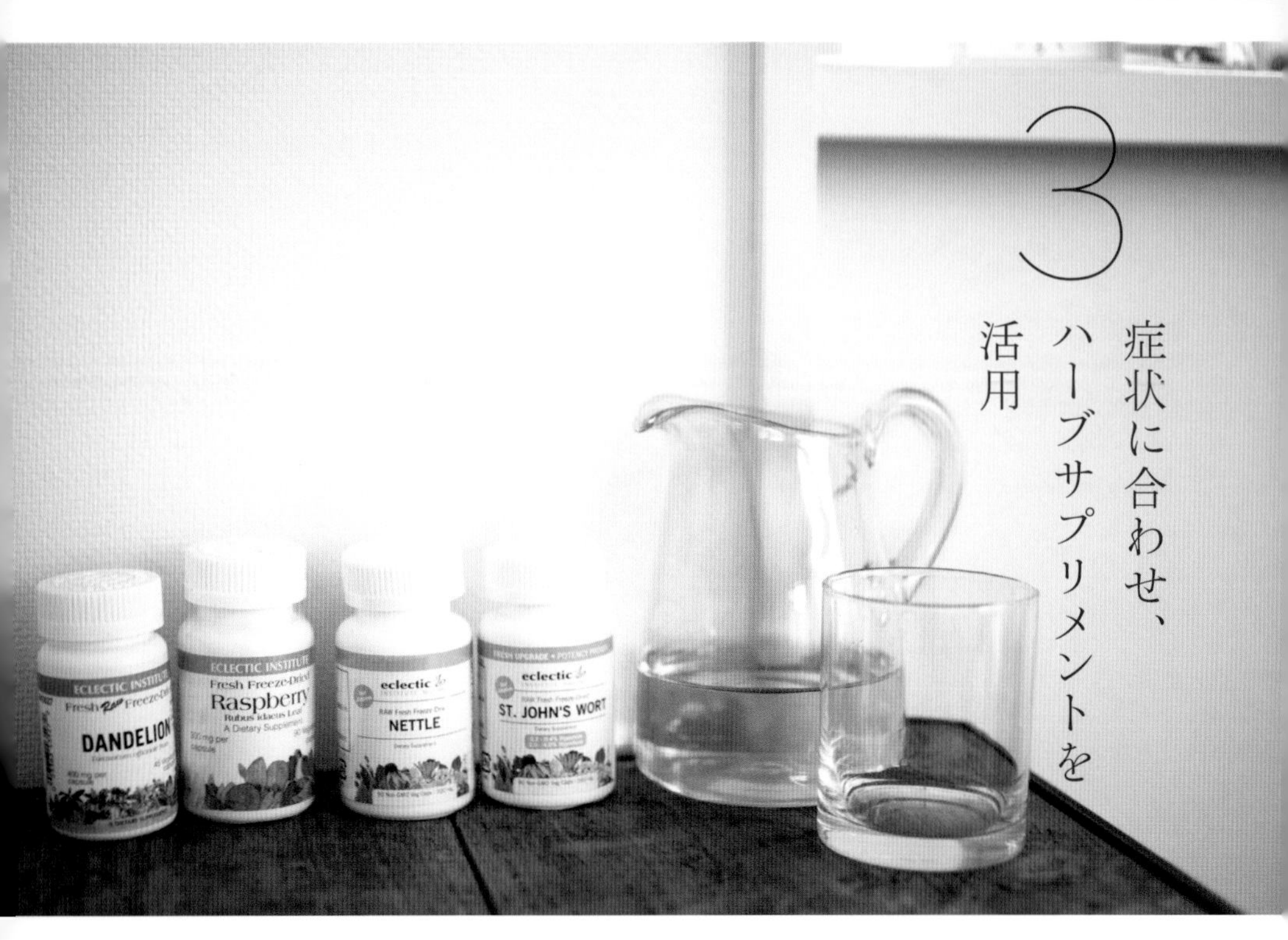

3 症状に合わせ、ハーブサプリメントを活用

ラズベリーリーフ

バラ科ヨーロッパキイチゴの葉を乾燥させたもので、古くからヨーロッパでは「妊婦のためのハーブ」と呼ばれていたそう。「月経中やその前後の、憂鬱に対するサポートとして」

ダンデライオン

別名セイヨウタンポポ。デトックス効果の高い、「クリーニングハーブ」として有名だとか。「腎臓と肝臓のサポートサプリ。からだがむくんだり、代謝が低下しているなというときに」

セントジョンズワート

別名セイヨウオトギリソウ。聖ヨハネの日（6月24日）に収穫されたため、この名がついたそう。「季節の変わり目など、朝起きにくい、気分が落ち込みやすいときに活用します」

ネトル

別名イラクサ。ミネラル分も豊富で緑黄色野菜が不足しがちな人にもおすすめ。「咳が続くとき、鼻の中が荒れたり、アレルギー症状のようなもやもやを感じたときに飲みます」

晶子さんの「緑のお薬箱」の中で多くを占めているのが、アメリカ「エクレクティック」社のハーブサプリメント。野生またはオーガニックのハーブを用い、フレッシュフリーズドライ製法で、新鮮な摘みたてハーブの成分がカプセルに閉じ込められています。

「長年自分のからだとつき合っていると、『この季節はこういう不調が起こりやすいな』と傾向がつかめてきます。それを先まわりして予防的に飲むことも」

定番的に常備しているのは上記の4つ。西洋医学の新薬を否定しているわけではなく、それぞれの役割や長所と短所を理解し、からだの状態によってかしこく使い分けていくことを、大切にしているのだそう。

4

シルクの腹巻きで、内臓を守る

右がロングサイズの「あかね」、
左がレギュラーサイズの「びわ」。
フィットするけどしめつけない。
吸湿性・放湿性・保温性に優れ、
夏はむれにくく、冬は温か。

「シルクの腹巻きは1年じゅう身につけていると安心ですが、特に夏の冷え対策には頼もしい存在。冷房から内臓や子宮を守ってくれるだけでなく、デトックス効果も期待できます」

「マヒナファーマシー」でも人気なのは、岡山・笠岡市に工房を構える「あるでばらん」のボディロール。浄血作用や血行促進に効果があるあかね、排毒・免疫力強化に効くびわなど、薬草を染料に用い、温めつつ植物のエネルギーや効能も身にまとうことができるのです。

「ロングサイズは、胸から腰下までしっかり守ってくれます。頭に血が上って気忙しいときにも、巻いているとお腹にどっしりとした落ち着きを取り戻せて、こころが安定する気がします」

5 コーヒーや紅茶の代わりにコーディアルを飲む

コーヒーは飲んでも、薄めたものを1日1杯。疲れたときは、飲むと余計にだるくなるので、カフェインはとらないという晶子さん。その代わり常飲しているのは、ハーブティーやコーディアル（ハーブやフルーツ、薬草などをはちみつや砂糖などに漬け込んだ滋養強壮作用のあるシロップ）。「マヒナファーマシー」でも、オリジナルのコーディアルは人気アイテムですが、これは晶子さん自身が「飲みたい」と思ったものを商品化したもの。「月とカモミール」は出雲地方で、「太陽とゆず」は宮崎・奥日向で育った植物を配合。お湯だけでなく、ソーダやワインで割ったり、牛乳や豆乳と割ってオーレにして飲むなど、幅広い楽しみ方ができます。

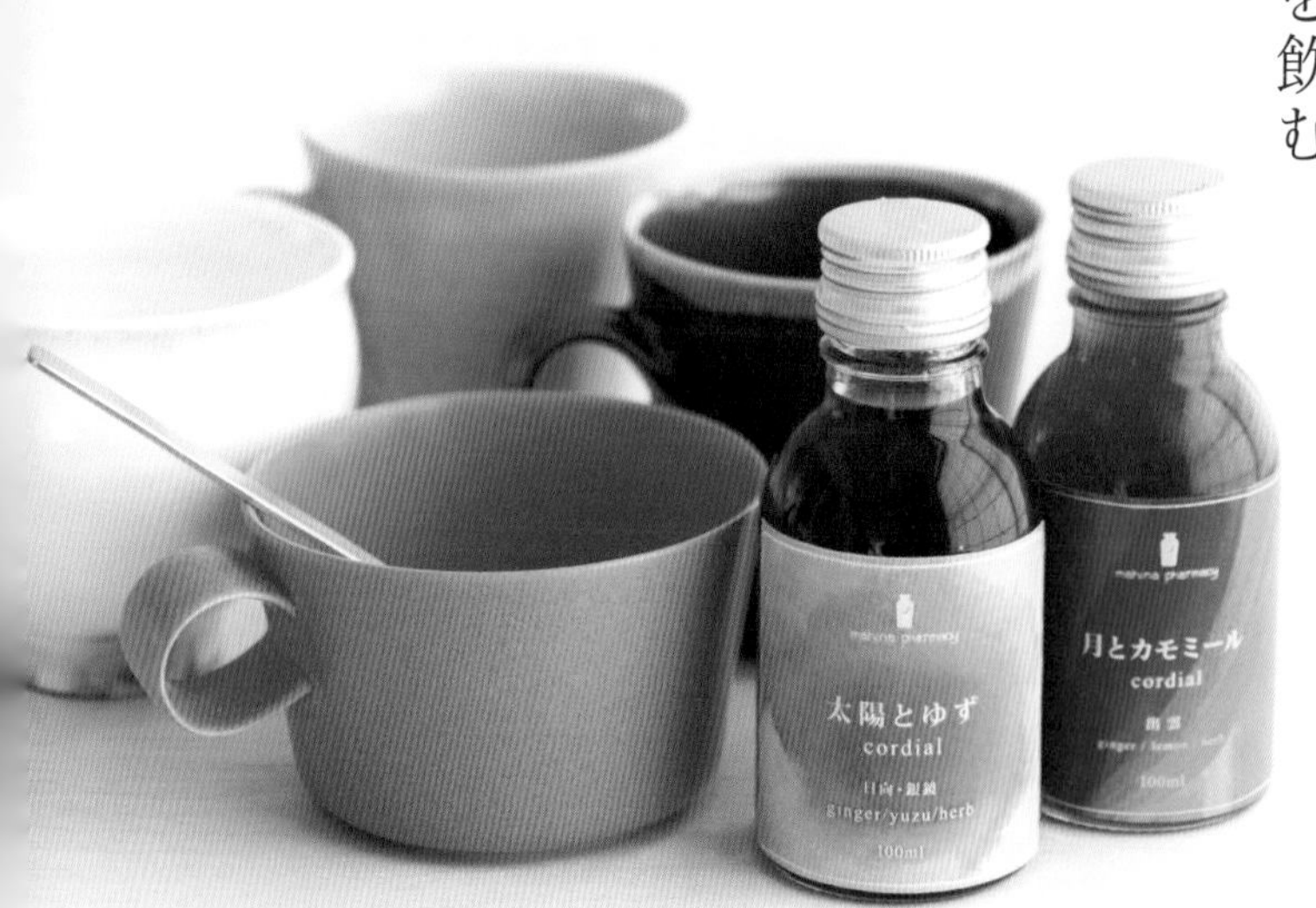

「月とカモミール」にはカモミールやしょうが、レモン、「太陽とゆず」にはゆず、びわの葉、よもぎなどが配合されている。それぞれ無農薬の元気な植物から抽出しており、季節の変わり目などにおすすめ。

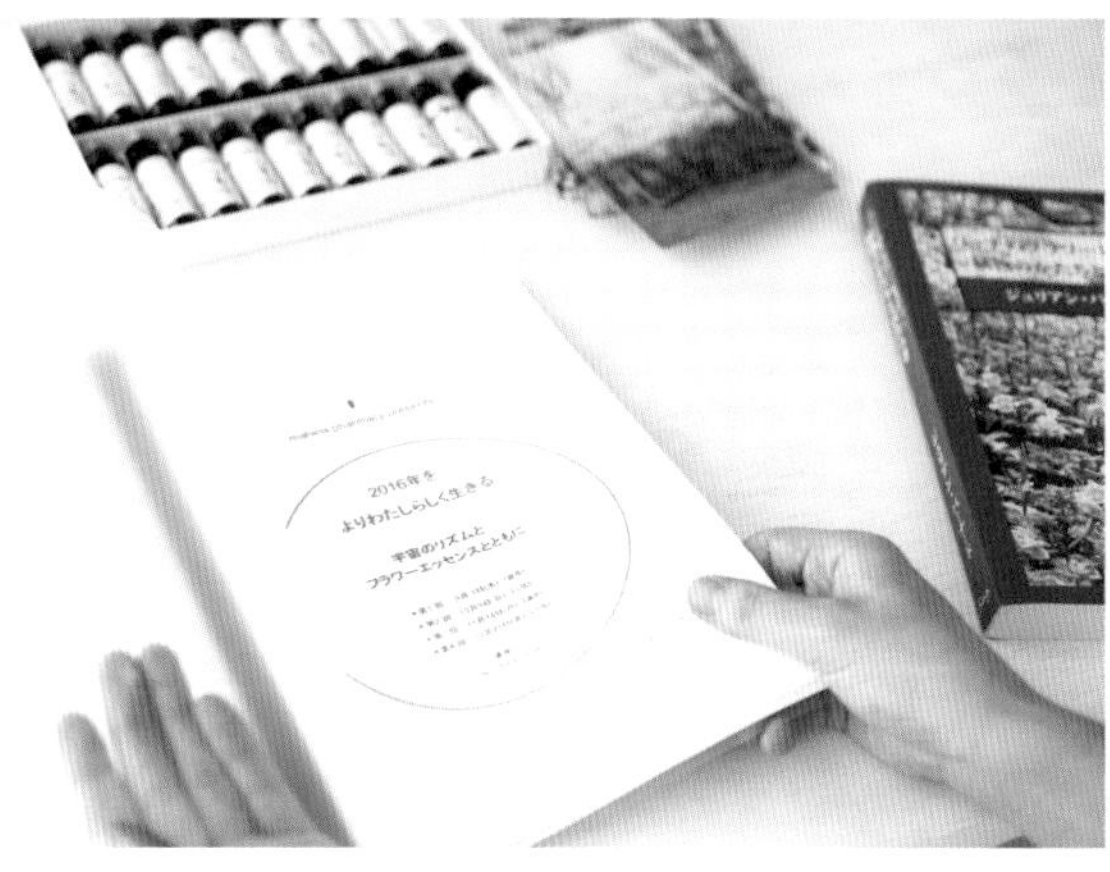

翻訳者でフラワーエッセンスのプラクティショナー、谷口みよ子さんの講座やワークショップはマヒナでも人気。

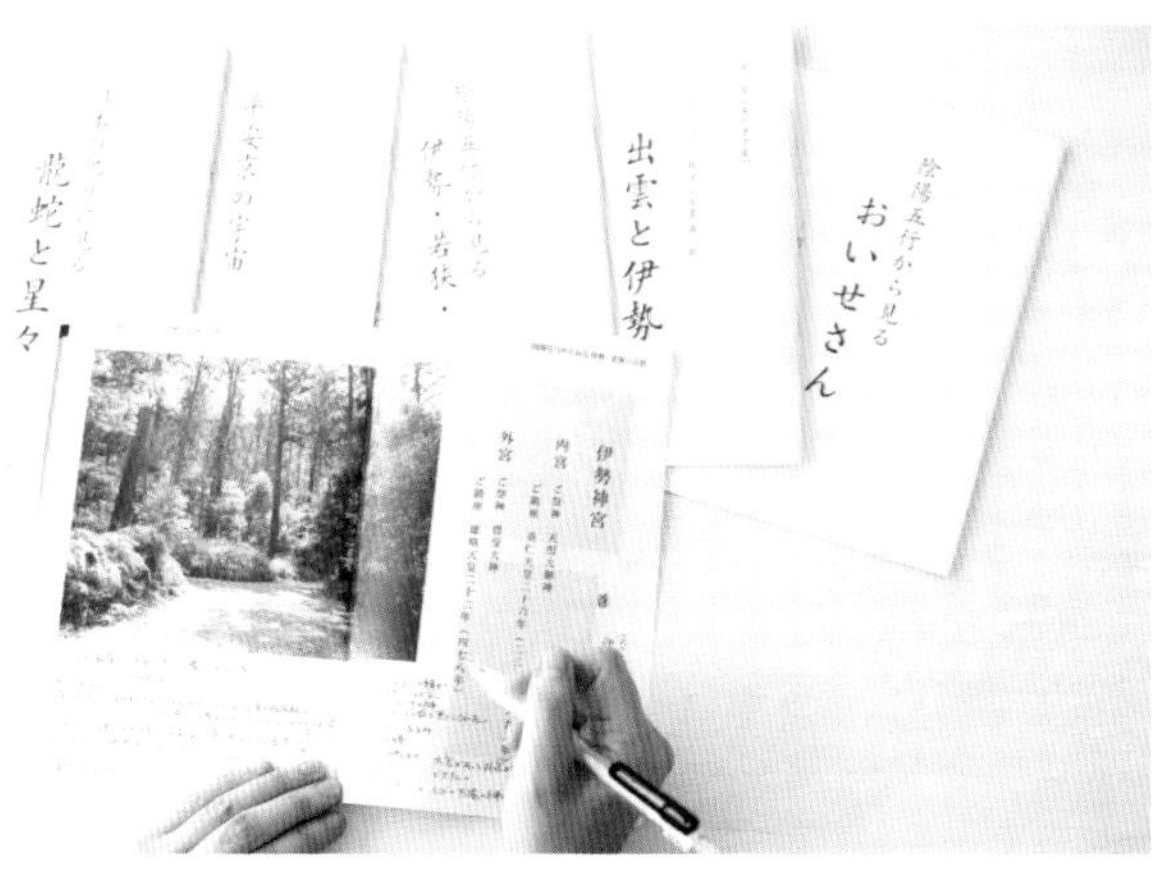

仲間たちと一緒に、月や天体を道しるべに、聖地や神話などについて学ぶ「あ。わ。の月プロジェクト」の開催も。

6 知恵や体験を いろんな人とシェアする

「自分の体験や気づきは、そのままだと小さくささやかなものに感じられがちですが、ワークショップやお話し会で人とシェアしてみると、不思議と確かな手ごたえに変わり、まわりからさらに新しい視点をもらえるきっかけになるんです」

いいこと、楽しいこと、ワクワクすることも人と分かち合うことで、その価値が何倍にも広がると考える晶子さん。

「人は誰でも、どこかで孤独を感じるものですけれど、何かを共有することで癒されたり、浄化されることってあると思うんです。こころの健やかさを保ちたいと思ったときに、この『知恵や体験をシェアする』という視点があるかどうかが、とても大切なのではと考えています」

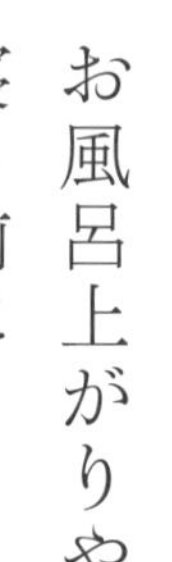

お風呂上がりや寝る前にセルフ・ロミロミ

血海のマッサージ

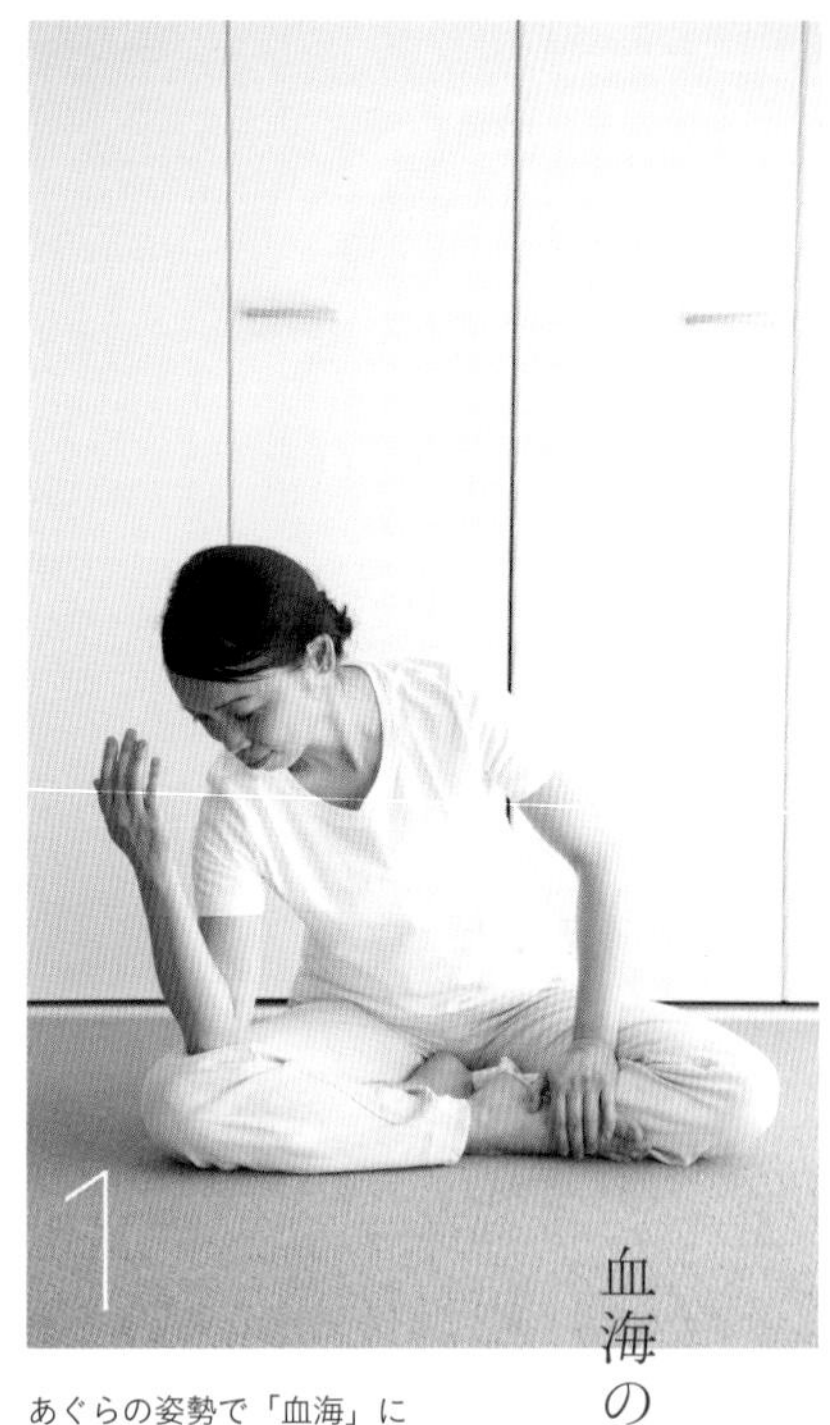

あぐらの姿勢で「血海」にひじをのせ、そのままからだをかたむけるようにして体重をかけ、ひじを軽く動かしながらツボを刺激する。

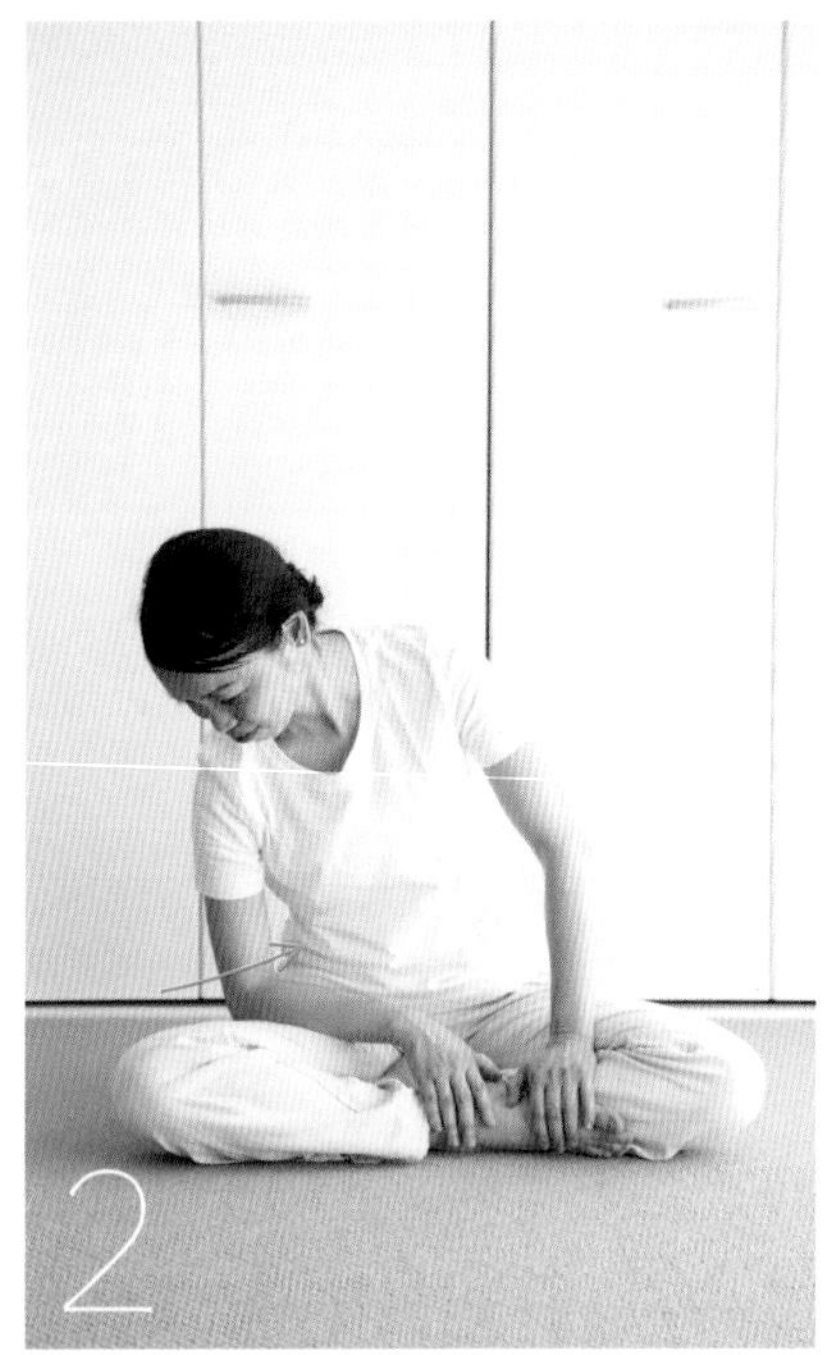

「血海」からそのまま太ももに沿って、鼠蹊部の方向に向けてひじでほぐすようにしながら押していく。それを何回かくり返す。

の意味がある「ロミロミ」は、ハワイの伝統的な癒しの文化。風や波のようなリズミカルな動きが特徴的で、こった筋肉をほぐし、リンパの流れをよくします。ロミロミのセラピストでもある晶子さんは、お風呂上がりなどほっとひと息つくときに、自分で自分をマッサージする「セルフ・ロミロミ」が日課です。

「よく行うのは、血海のマッサージとお腹のマッサージ。血海とは、ひざの内側のお皿から指3本くらい上にあるツボで、月経痛や腰まわりがもやもやするときによく効きます。お腹は悲しみや不安、心配ごとなどの感情がたまりやすい部分なので、それをやさしくリリースしてあげます」

お腹のマッサージ

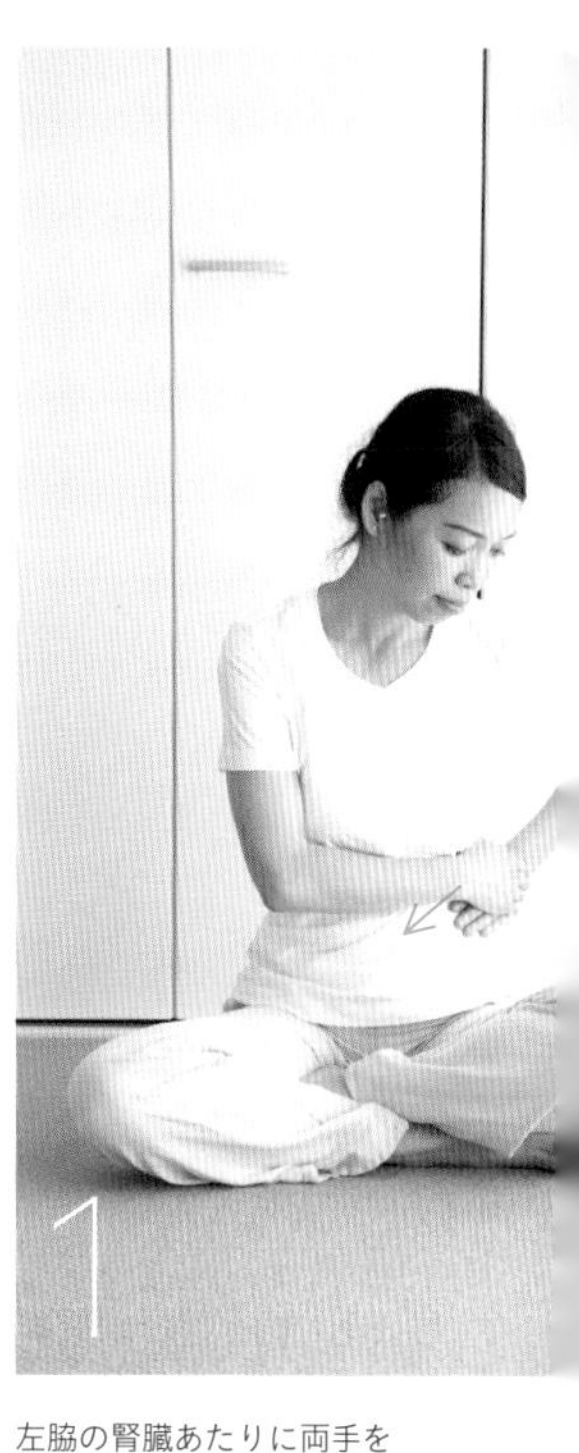

1
左脇の腎臓あたりに両手を置き、手の腹を使って下腹部にひっぱるようにして下ろしていく。
※実際はTシャツの上からではなく、オイルを塗って、直接皮膚の上で行う。

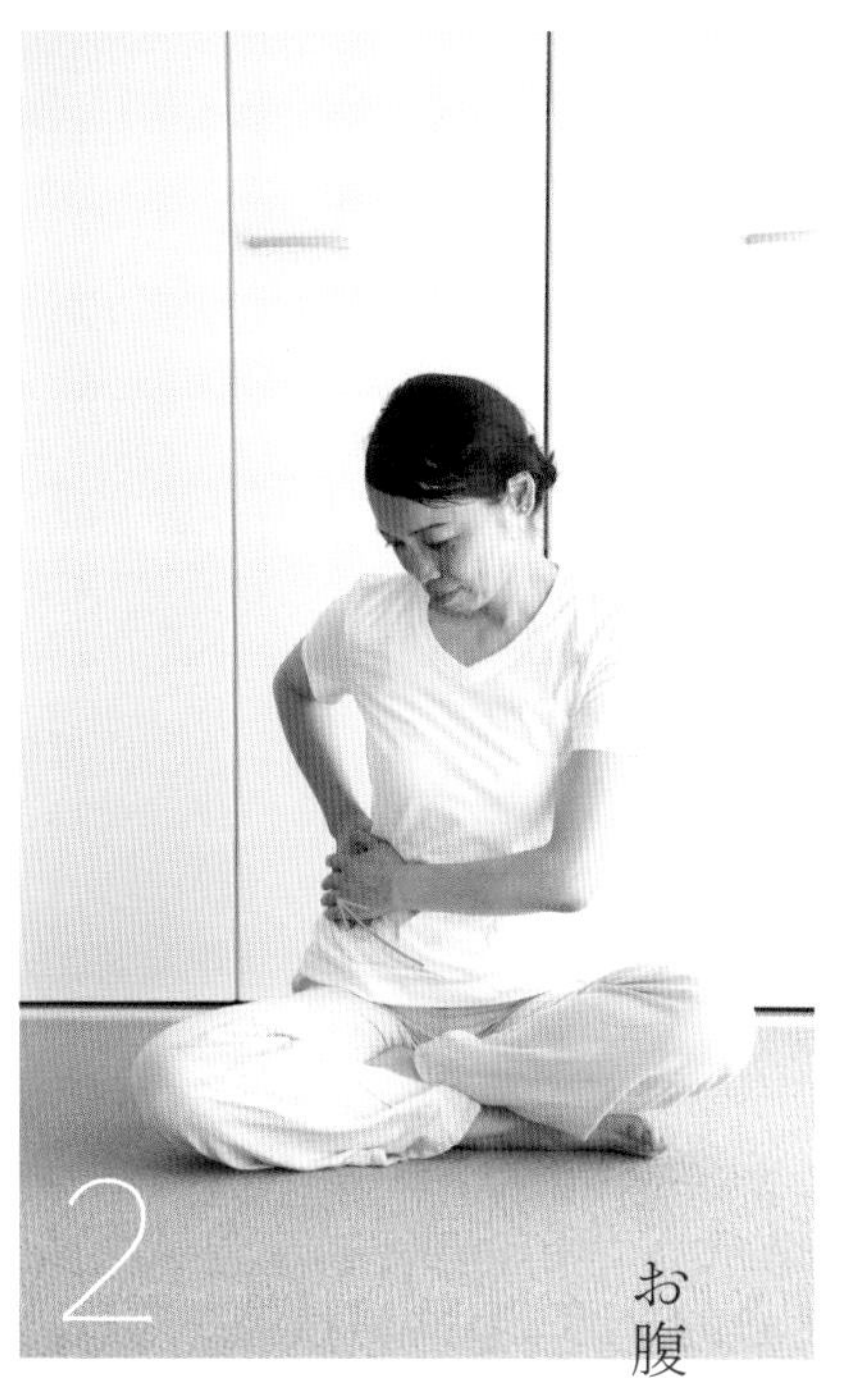

2
下腹部からさらに持ち上げるようにして、右脇に抜ける。

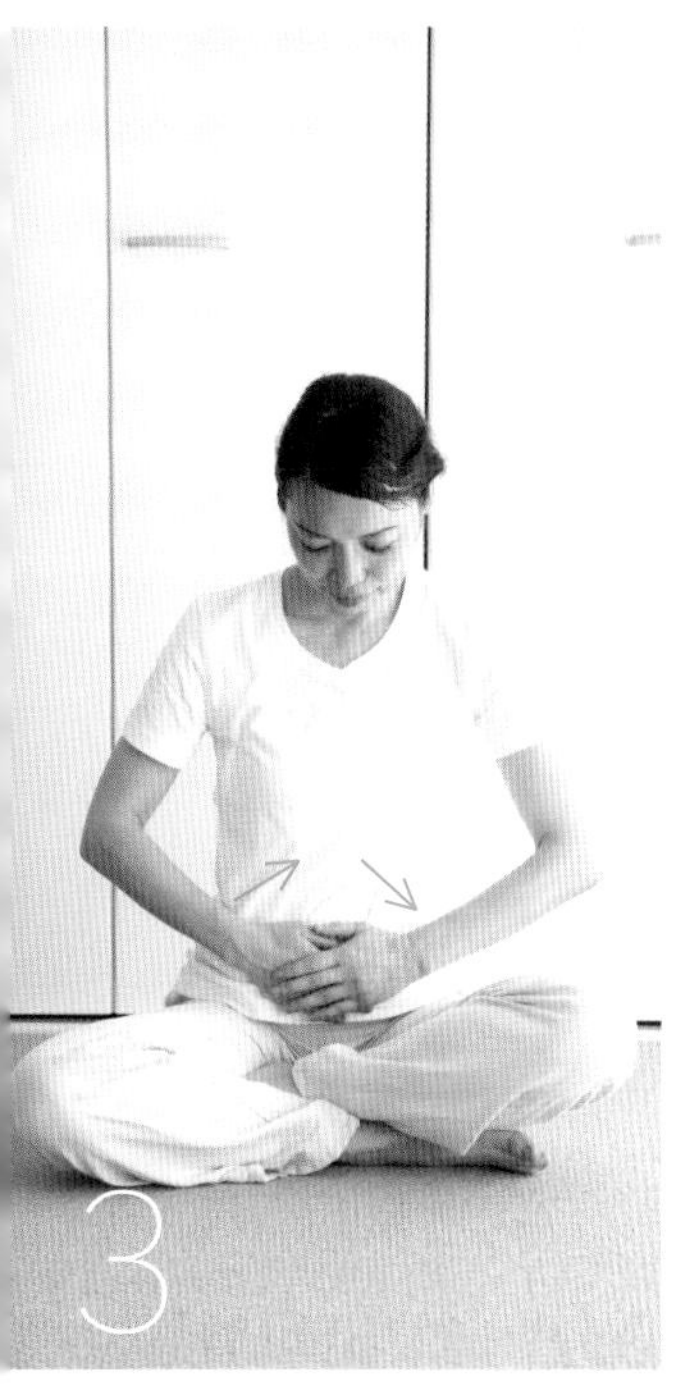

3
右脇から今度はみぞおちに向かって引き上げ、左脇に下ろす。ちょうど下腹部を中心にひし形を描くように、時計まわりで何回かマッサージする。

8 こころの状態に合わせ、フラワーエッセンスをとる

フラワーエッセンスとは、花や植物のエネルギーを転写した液体で、人の感情やこころのパターンと共鳴し、バランスの乱れを調整してくれるもの。20世紀初頭にイギリスの医師、エドワード・バッチ博士により療法として提唱され、今ではヨーロッパ諸国やアメリカなど数多くの国々で活用されています。

晶子さんは「今この時期、このテーマ」と決めて、3日・5日・7日など、短期間で集中的に飲むタイプだとか。自分自身で筋反射テストを行って確認しながら「今は、これ！」と選ぶそう。特に愛用しているのは、「ヒーリングハーブス」社と「ハワイアンレインフォレストナチュラルズ」社のものだそうです。

ハワイ島に育つ野生植物から生まれた「ハワイアンレインフォレストナチュラルズ」のエッセンス。9本のエッセンスが、それぞれ9つのチャクラ（アーユルヴェーダの概念で、からだにあるエネルギーの出入り口）に対応。日々直面する感情のゆらぎをサポートしてくれる。

ナチュラルブリスフォーミュラ

第5チャクラ（喉）に対応。考えすぎて、大切なことを上手く言葉で表現できなくなっている人に。「ワークショップなど、人前で積極的に動かねばいけないときに飲んでます」

キネへ

第4チャクラ（心臓）に対応。環境の変化にとまどいを感じたり、新しいスタートが踏み切れなかったりするときに。「やる気やモチベーションを高めたいときに活用します」

レファ

第1チャクラ（尾骨）に対応。他人の意見に左右されたり、固定観念などにとらわれたりして、自分の気持ちが分からなくなっているときにおすすめのエッセンス。

フラワーエッセンスの生みの親、エドワード・バッチ博士の開発した伝統的手法でエッセンスを手掛ける「ヒーリングハーブス」。イギリスのカントリーサイドで育った主に野生種の植物を使用しており、38種類のシングルエッセンスほか、ブレンドのエッセンスも人気。

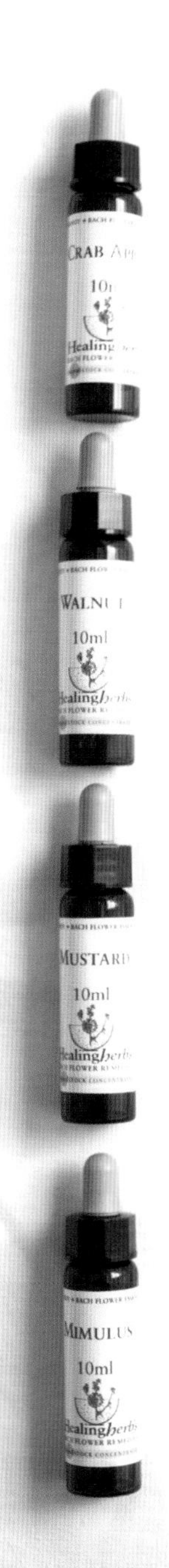

クラブアップル

浄化と解放のエッセンスとして愛用者も多い。「個人的には、炎症ではなく喉が詰まったような感じがするとき、これは浄化が必要なサインと受け取って、飲むようにしています」

ウォールナット

状況や環境が変化するときに、心身ともにプロテクトしてくれるエッセンス。「大勢の人と会うときや気が進まない場所に行かなくてはいけないときに、お守りのような存在」

マスタード

理由なく憂鬱になる、晴れていたこころが急に真っ暗になるようなときに。「頭の中をおおっていた雲がすーっと途切れ、もともと自分が持っている活力が戻ってくる気がします」

ミムラス

具体的なものごとに対して不安や心配があるときに。「小さな恐れがあって、やる気がなくなったり、おっくうになったりするときに、不思議とこころが落ち着き、力がわいてきます」

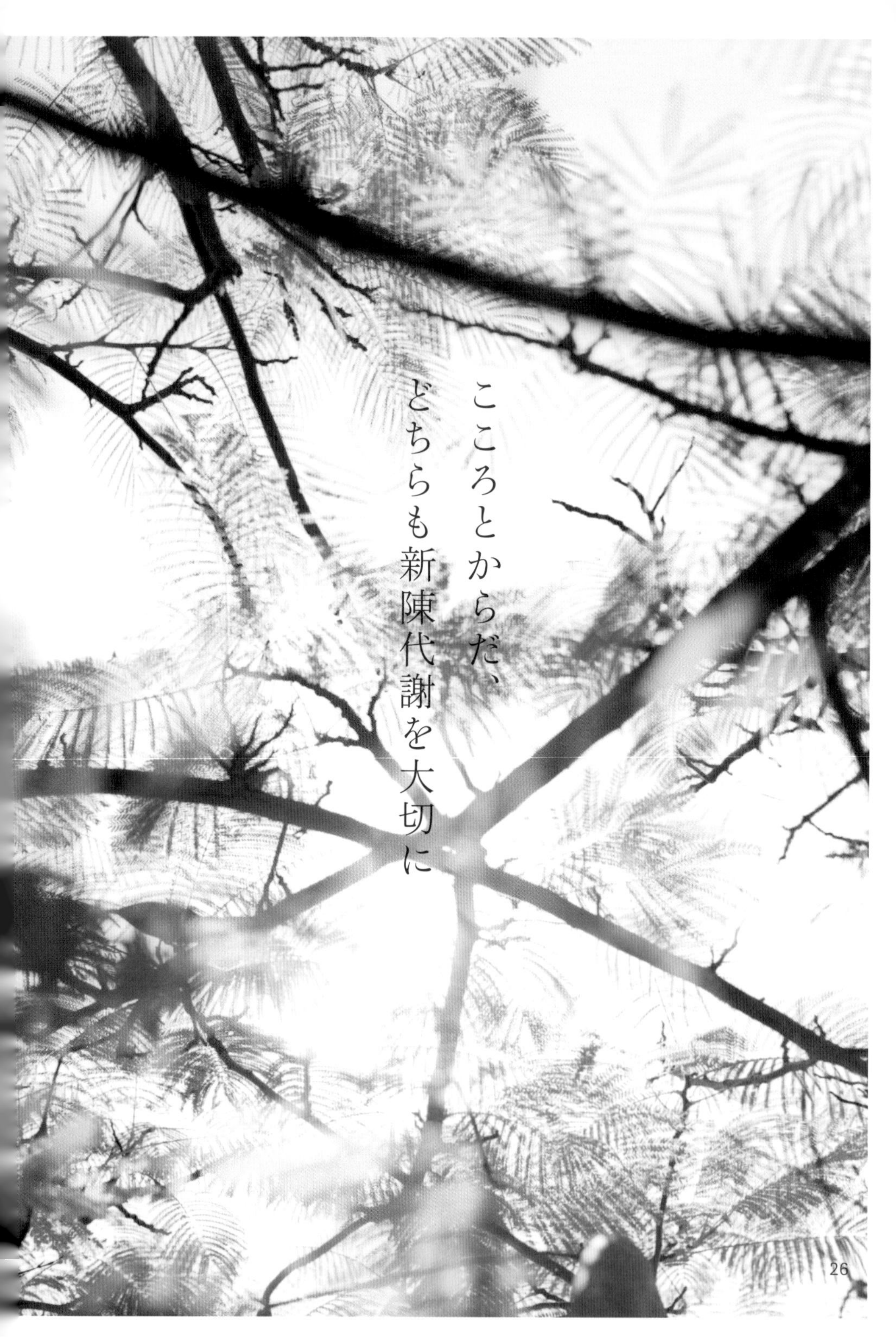

こころとからだ、どちらも新陳代謝を大切に

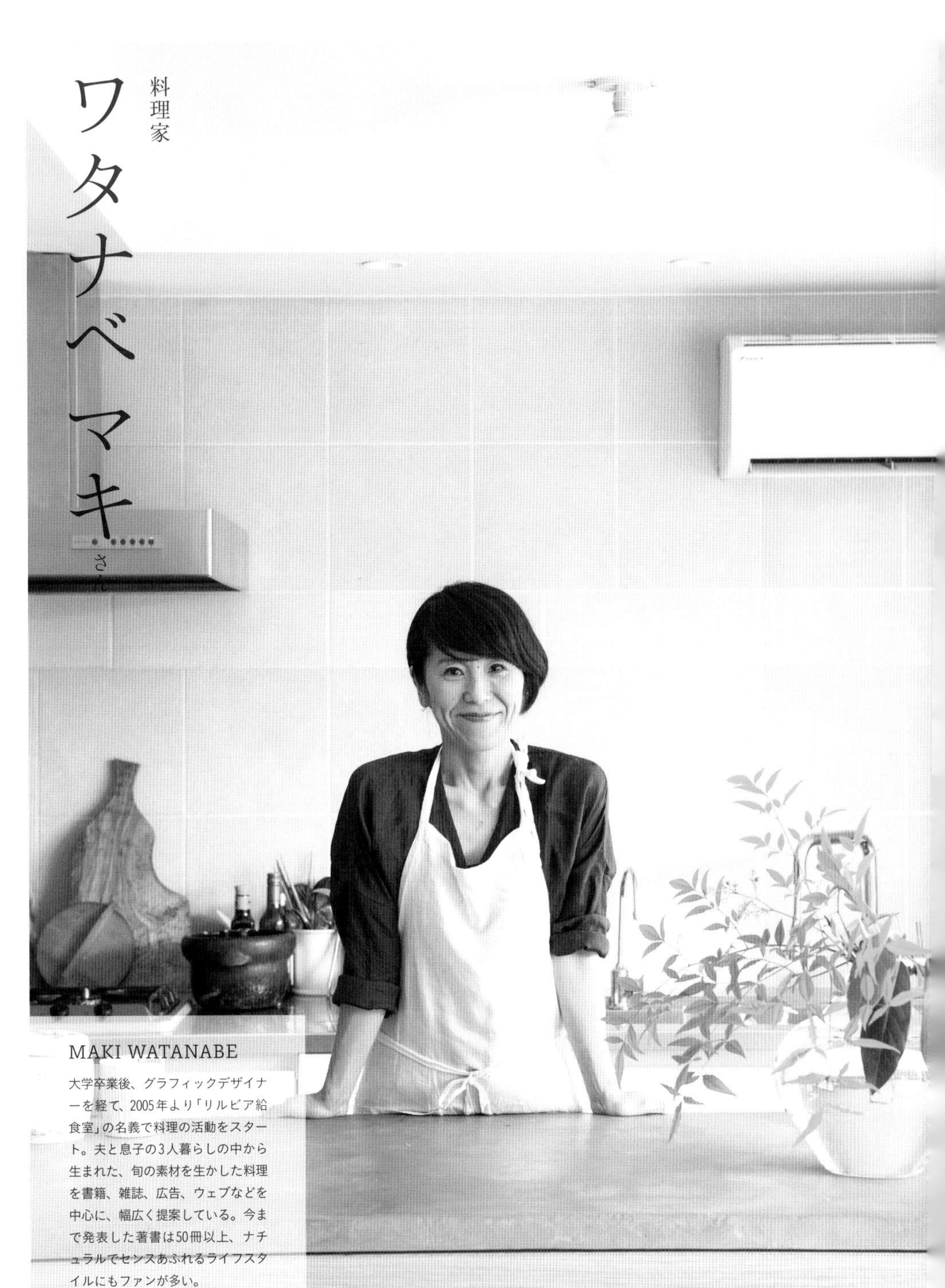

料理家

ワタナベマキさん

MAKI WATANABE

大学卒業後、グラフィックデザイナーを経て、2005年より「リルピア給食室」の名義で料理の活動をスタート。夫と息子の3人暮らしの中から生まれた、旬の素材を生かした料理を書籍、雑誌、広告、ウェブなどを中心に、幅広く提案している。今まで発表した著書は50冊以上、ナチュラルでセンスあふれるライフスタイルにもファンが多い。

苦手なことは
無理にしない。
得意なこと、
好きなことは、
存分にパワーが出せる

　私が「元気な人」をイメージするときに、真っ先に思いつくのが、料理家として多方面で大活躍しているワタナベマキさん。今までに10数冊の本作りに参加させていただいていますが、そのパワフルさには、いつも頭が下がるばかりです。たとえば1日に30品以上のおかずを作るようなハードな撮影でも、最後まで疲れを感じさせず、美しくおいしいひと皿を作り続けられる。どんなスタッフにも分け隔てなく、気さくに接してくれる。人間だから、機嫌や体調が悪い日や、女性ならではのからだのバイオリズムだってあるはずなのに、仕事でそれを出すことがまったくない。かといって、「私、強いんです」というオーラをむんむんに漂わせているわけではなく、いたって本人は風通しよくて、ふわりと軽やか。

　達人級に段取り上手だから、いつも準備は速やかで、なごやかにおしゃべりしたり、お茶を飲んだりしているのに、気づいたらスルスルと撮影が進んでいくのです。まるで自分たちが仕事ができると勘違いしたくなりますが、「違う違う！ワタナベさんが漕いでくれる船に、私たちが乗っているだけだから！」と、撮影終わりにスタッフと大笑いしたこともありました。パワフルだけど、しなやかでおだやかな元気。まさに私が憧れてやまないものです。

　そういうワタナベさんの「元気」は、持って生まれた天賦のものなのだろうなあ、もとから強いんじゃ、くらべても仕方ないや……と長年思い込んでいました

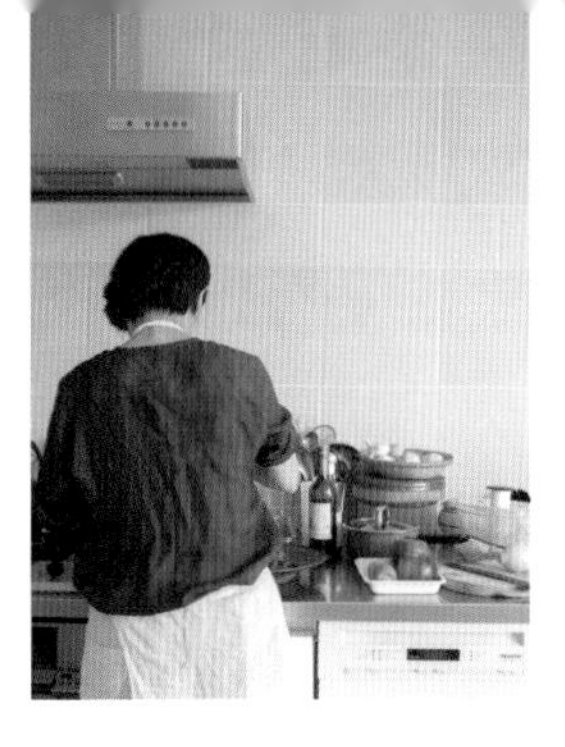

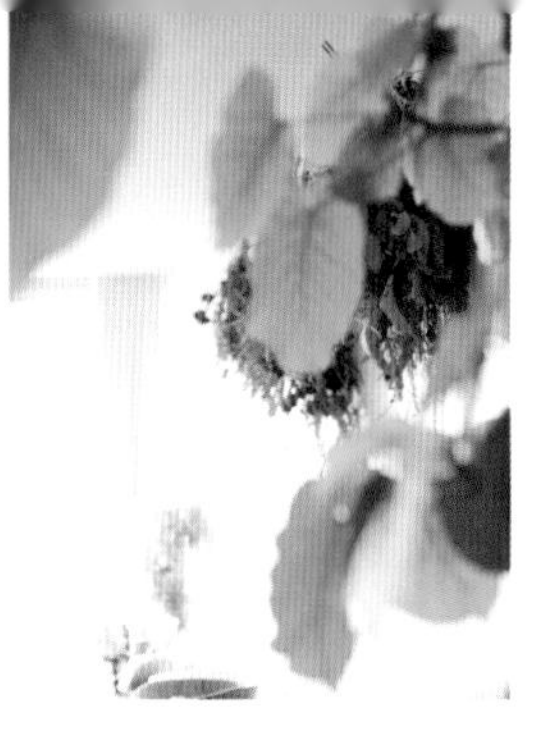

観葉植物や野菜、くだものなどが並び、いつも生き生きした空気が流れているご自宅。「たまると面倒になるから、掃除は毎日。毎日やっていれば、さっとやるだけでも、きれいが保てるんですよね」

が（もちろんそういう面もありますが）、数年前にとある仕事で彼女の食生活や健康法などを取材したとき、私は自分の考えの甘さに愕然としたのでした。

「献立でいちばん意識しているのは栄養」「ビタミンや酵素をとるために、朝は必ずフレッシュジュース」「体幹を鍛えるためのサンダルを愛用」「人間ドックは毎年必ず受ける（そして不調が判明すれば、食生活で改善を目指す）」「早寝、早起き（10時には寝て、4時か5時起き）」などなど。すでに十分元気で健康な人が、さらに健康になるよう、日々ものすごく努力している！　私は口ではいつも「健康になりたいなあ」とボヤいていたものの、「果たしてワタナベさんのように、努力をしていただろうか?」とふり返り、ものすごく反省したのです。

料理の腕がある人はグルメ三昧な生活もできますが、ワタナベさんの「好きなもの」は、旬の食材を生かしたヘルシーな料理ばかり。栄養バランスは整っているし、食材選びもできるだけ余計なものが入っていない、安心なものを選ぶようにしていて、「食いしん坊だから」と笑いながらも、楽しくおいしく、健やかでいられるような食べ方、暮らし方をごくごく自然にしているのです。

「無理にしていることってひとつもないんです。無理は楽しくないし、続かない。結果もよくならないから、『何でこんなことに……』と、後悔したり。どんなものごとも、『楽しい』『気持ちいい』から取りかかれるよう心掛けています」

先に健康のための「努力」という言葉を書いてしまいましたが、それは少し違ったかもしれません。ワタナべさんは「努力」だと思っていない。あくまで自分が好きなこと、楽しいことを追求した結果が、健やかさに結びついているのです。料理上手だったお祖母さま、お母さまの背中を見て育ち、小学生の頃にはすでに台所に立つのが普通だったというワタナべさん。大学時代にひとり暮らしをしているときも、当然自炊生活を送り、友人を招いては手料理を振る舞っていたそうです。あまりにもあたり前で身近だったことから、逆に料理を仕事にするという発想がなく、在学中からアルバイトをしていた広告代理店にそのまま就職。しかし「毎日決まりきった場所に通勤するのが苦手だった」「会社員には向いていない」と、1年で退職。グラフィックデザイナーのセキユリヲさんが主宰する「サルビア」で見習いとして働き始め、やがて仕事仲間のお弁当を作ることに。このお弁当作りやケータリングが人気を呼び、やがて料理家として、雑誌や書籍の仕事へとつながっていくのです。

「ワタナべさんにも苦手なものがあるんだ！」と、ちょっと意外でした。普段接しているワタナべさんには、そういうイメージがほとんど浮かばなかったのです。というくらい、今の仕事や暮らし方が、ご本人にとってしっくりくるスタイルで、「弱点的なもの」を感じる機会がありませんでした。

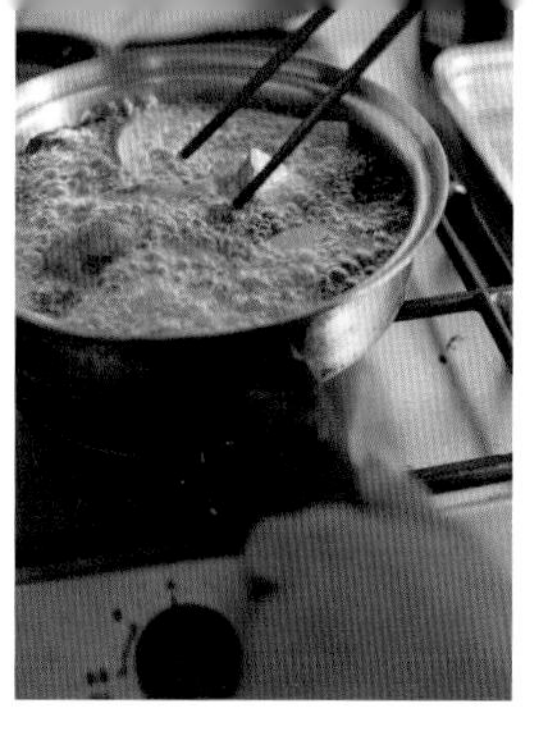

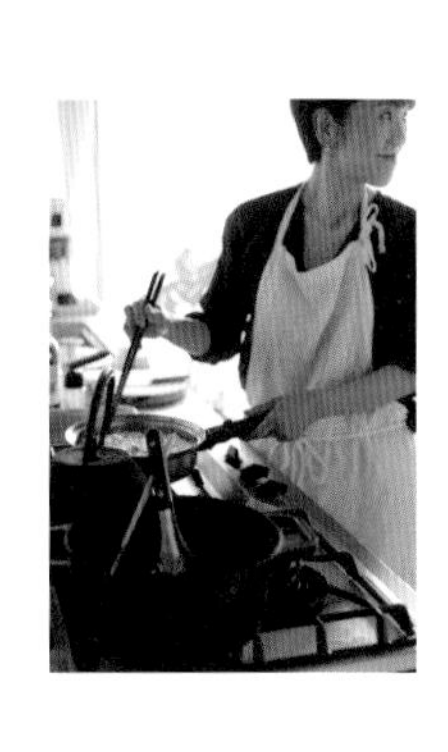

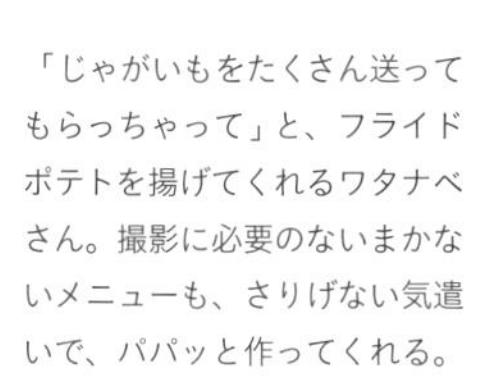

「じゃがいもをたくさん送ってもらっちゃって」と、フライドポテトを揚げてくれるワタナベさん。撮影に必要のないまかないメニューも、さりげない気遣いで、パパッと作ってくれる。

「苦手なもの、いっぱいありますよー（笑）。飽きっぽいから、同じことをくり返すのが苦手。たとえば同じ内容の料理教室を何回も開催する……と想像すると、私は憂鬱な気分になって、それをきちんとできる人をものすごく尊敬します。大変な仕事も、『一時期のもの』と思えば乗り切れるし、おいしいものを食べて寝れば、単純だから忘れてしまうんです。起きれば新しい朝が来る。『今晩は栗の甘露煮を作ろう』とか、『鍋をしっかり磨こうかな』とか、小さなことでも、常に新しい感覚が暮らしに循環していくことが、元気の秘訣かもしれません」

そういえば以前ワタナベさんは、調理器具や器の置き場所もしょっちゅう入れ替えて、「自分にとって心地いい」収納法を常にアップデートしていると話していました。ちょうどこの本の取材時は、キッチンをリフォームしたばかり。さらに広く、使いやすくなったキッチンは、以前よりもよく光が入ります。そういう暮らしの「改革」は、ワタナベさんにとって、こころを健やかに保つ重要なものなのかもしれません。

からだが常に古い細胞から新しい細胞に入れ替わっているように、こころにも暮らしにも新陳代謝が必要。こころがやわらかくなっていると、視野も広まり、いろんな発想や行動力が生まれていく。ワタナベさんの人柄と暮らしは、そんなことをいつも教えてくれるのです。

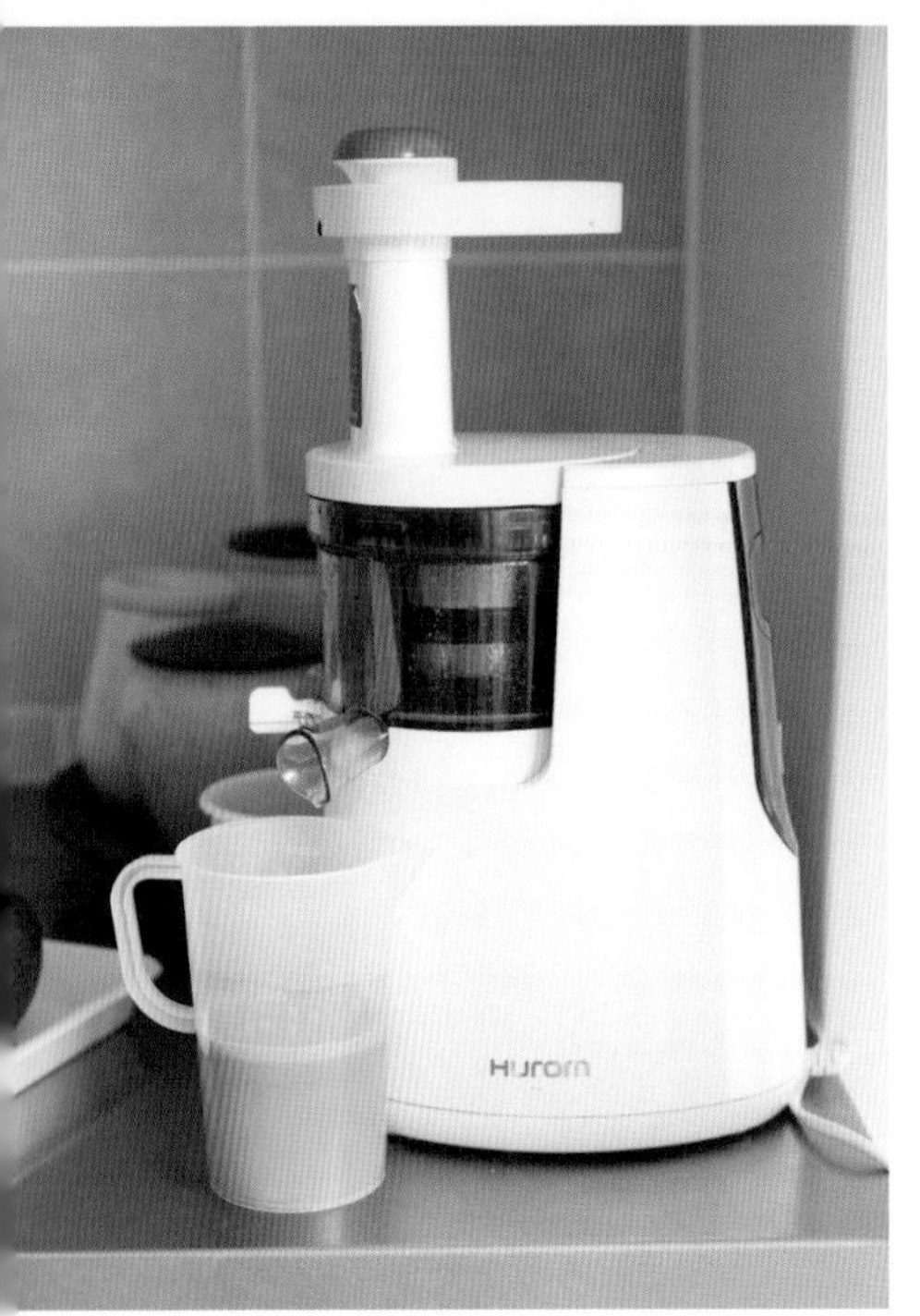

毎朝のジュース作りに欠かせないのが「ヒューロム」のスロージューサー。低速搾汁方式で栄養成分を壊さない。

「飲む」で手軽に栄養補給

「食べたり飲んだりする健康法は、おいしくないと続かない」というのがワタナベさんの持論。だからサプリメント類は飲みたいと思わないし、食べ物よりもさらに手軽な飲み物で……というのがここ数年の習慣に。

「最近は朝ににんじんりんごジュースと、自家製ゴールデンミルク、2種類の飲み物を欠かさず飲んでいます。ジュースはビタミンや酵素の補給に。コールドプレスのジューサーを買ったら、味がものすごくまろやかになってびっくり！　ゴールデンミルクは肝臓ケアや抗酸化作用で知られるターメリックにスパイス類を加えて、ミルクに溶かした飲み物。豆乳で割るとサラリとして飲みやすく、からだもポカポカ温まります」

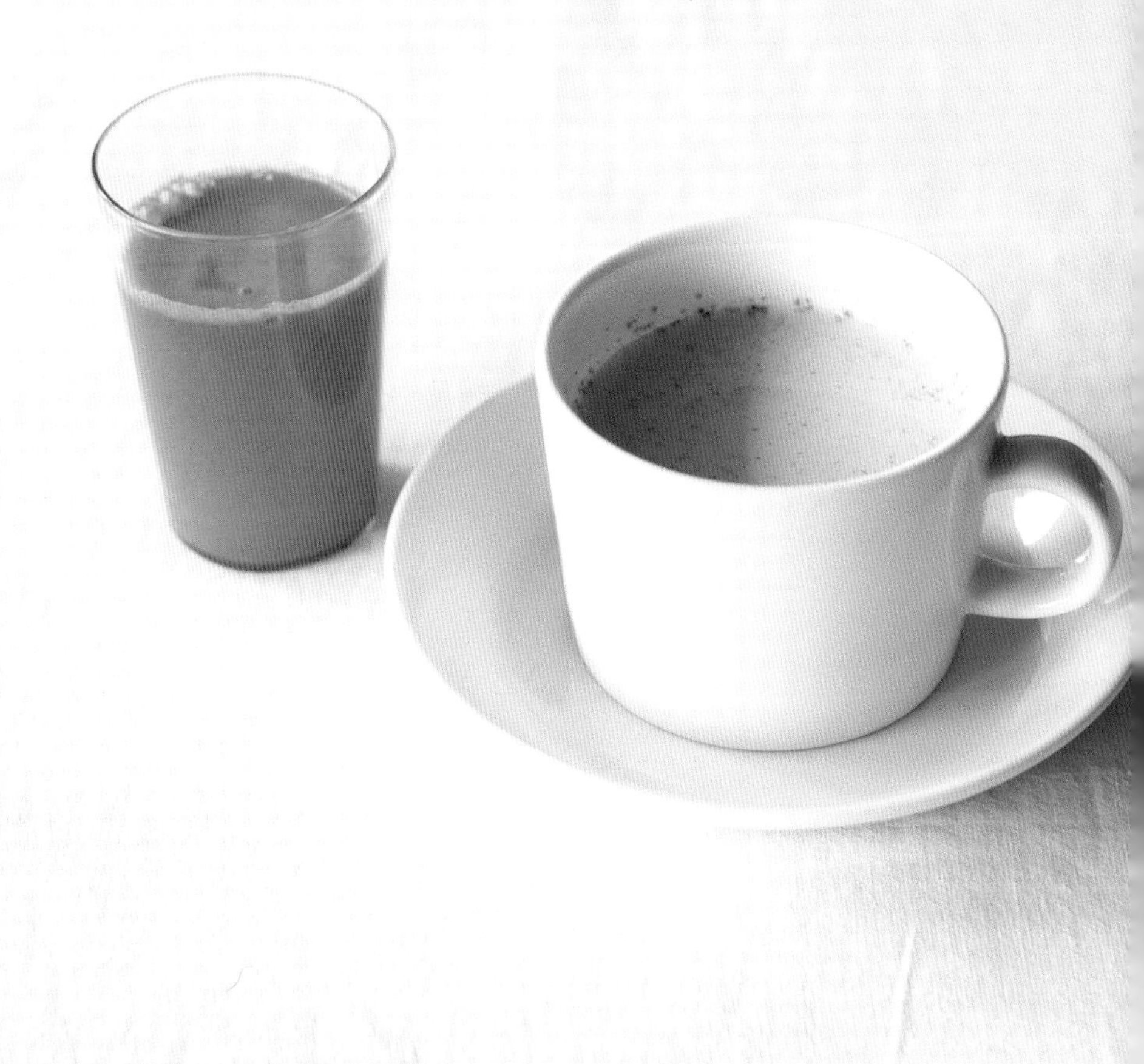

にんじんりんごジュース

材料（1～2人分）
にんじん…1本
りんご…1個
レモン…1個
※できればすべてオーガニックのものを。

作り方

1 にんじんは皮つきのまま縦に4～6等分に切る。りんごは皮をむいて種をのぞき、くし形に切る。レモンは皮をむき、縦4等分に切る。

2 ジューサーににんじん、レモン、りんごの順に入れ、果汁をしぼる。できたてを飲む。

豆乳ゴールデンミルク

材料（1人分）
ゴールデンミルク用パウダー（※下記参照）…小さじ2
豆乳…200㎖

作り方

1 小鍋に豆乳を温め、ゴールデンミルク用パウダーを加え、よく混ぜる。沸騰直前に火を止め、カップに注ぐ。お好みでメープルシロップ適量を加えて、甘くしてもよい。

※ゴールデンミルク用パウダー（ターメリックパウダー30g、シナモンパウダー、カルダモンパウダー、ジンジャーパウダー各15g、クローブ5gを混ぜ、保存容器に入れ、常温で保存）

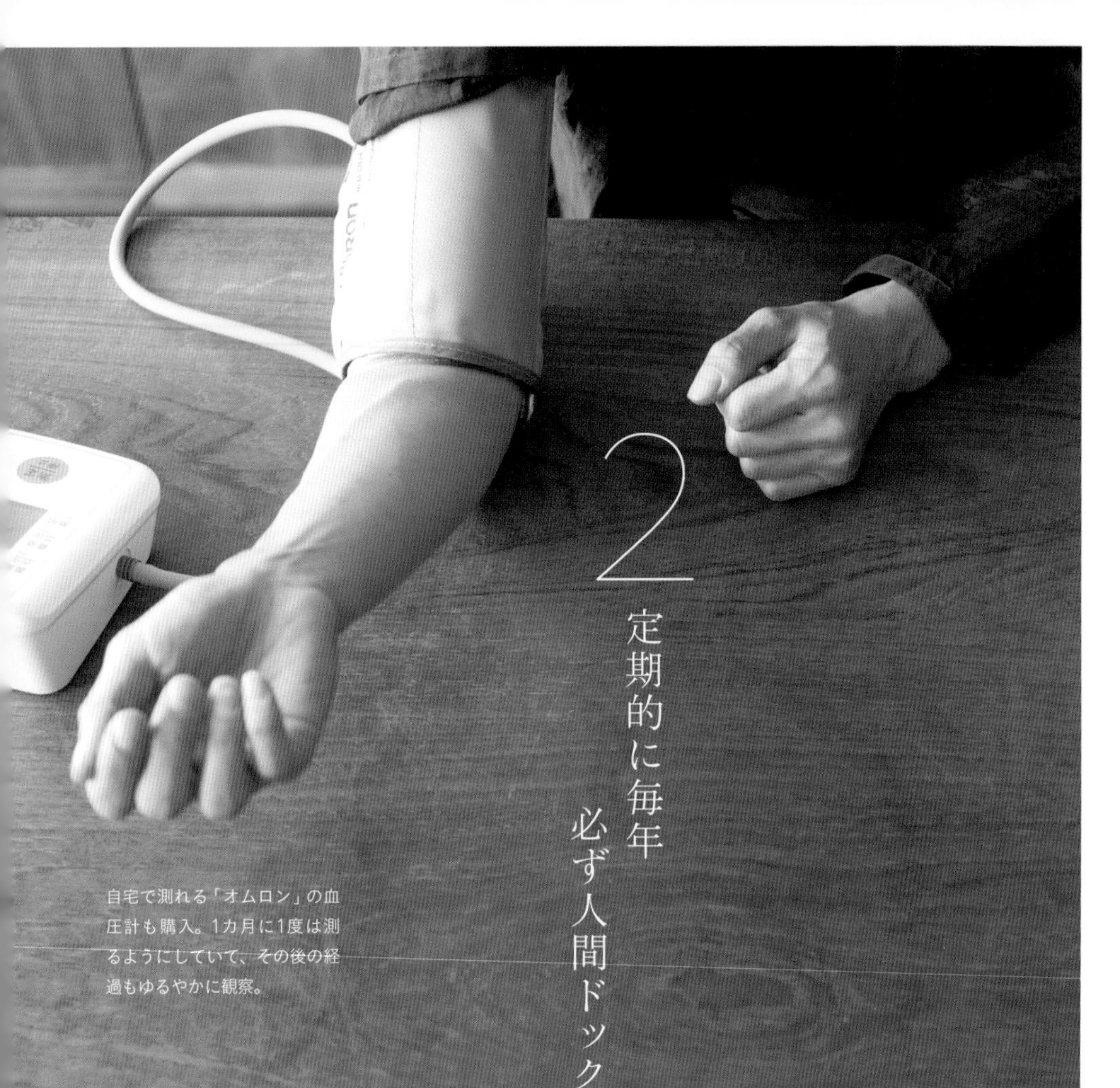

自宅で測れる「オムロン」の血圧計も購入。1カ月に1度は測るようにしていて、その後の経過もゆるやかに観察。

2 定期的に毎年必ず人間ドック

「自分のからだの状態を、客観的な数字で見られるのはおもしろい」と、毎年夏前に必ず人間ドックを受けるのが恒例行事に。鉄分は足りている？ 肺活量は落ちていない？ 視力や聴力はキープできてる？ それらの数値をみて、「気をつけるべきポイント」を把握し、下半期の過ごし方を調整していくそう。

「2年前から急に血圧が高くなってしまって、『何でだろー？』と思っていたら、今年は正常に。理由をいろいろ考えてみたら、どうやら子どもの中学受験で、私も怒ったりイライラしていたりしたことが原因だったようです(笑)。からだを知ることで、逆に自分のメンタルの状態も客観視できるんだな～と気づかされた、いい機会でした」

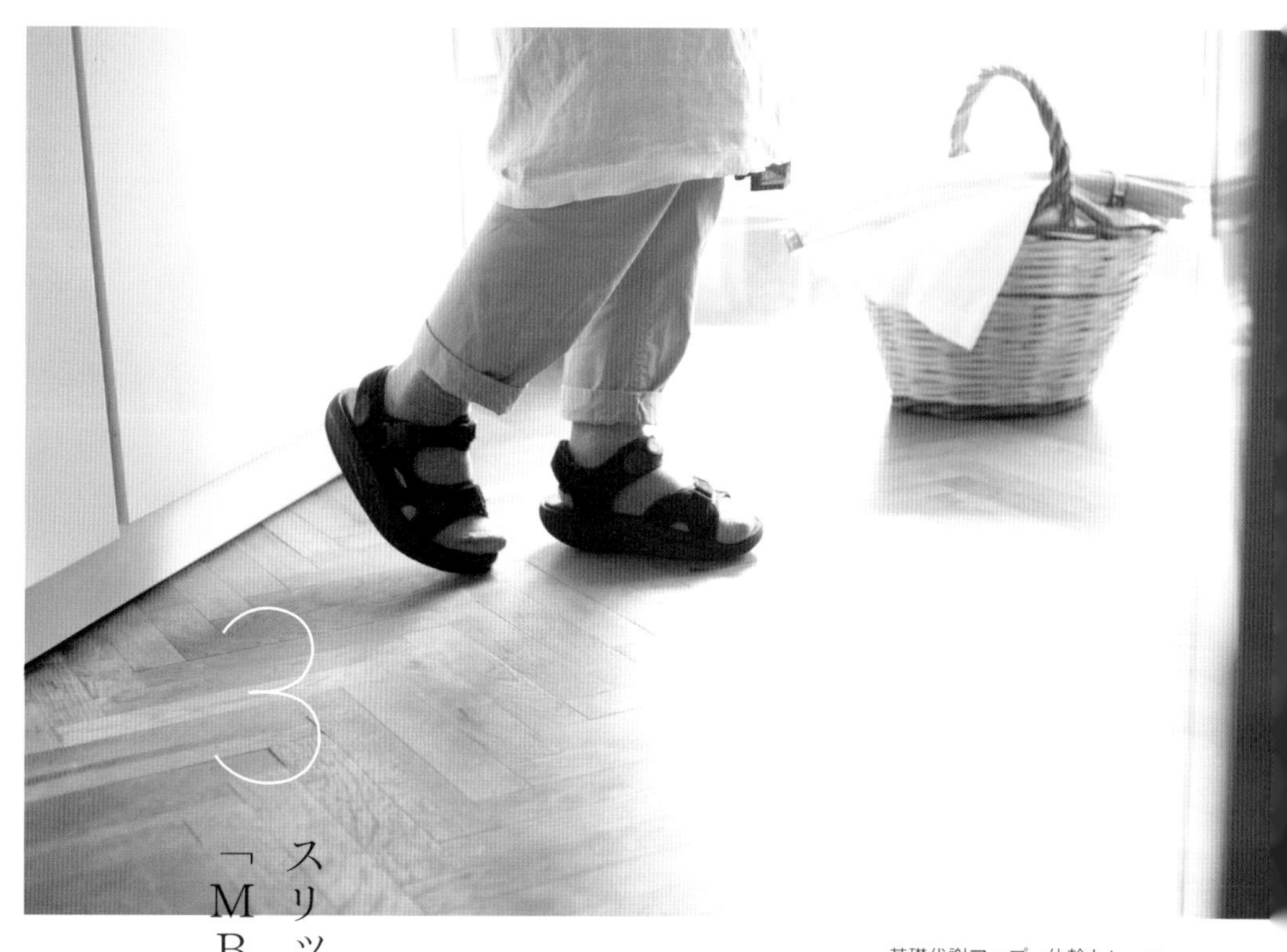

3 スリッパ代わりの「MBT」サンダル

基礎代謝アップ、体幹トレーニングなどが期待でき、「世界最小のスポーツジム」と言われるサンダル。忙しい人ほどおすすめなのだとか。

仕事に家事に、家族の世話に。毎日忙しくて、ジムに通う時間はなかなかとることができません。けれども、からだを鍛えたい。そんな理由からはき始めた「MBT」のサンダル。スイスのエンジニアがアフリカのマサイ族の歩き方からヒントを得て開発したもので、あえて靴底の構造を不安定にすることで、はいているだけで姿勢が改善され、筋肉をバランスよく発達させてくれるトレーニングシューズです。この靴をスリッパ代わりに自宅ではくようにしていて、「ながらエクササイズ」を実行。何と10年にもなるそうです。

「背筋がすっと伸びて、姿勢がよくなり、疲れにくくなりました。ただはくだけで鍛えられる、一石二鳥感もうれしいです」

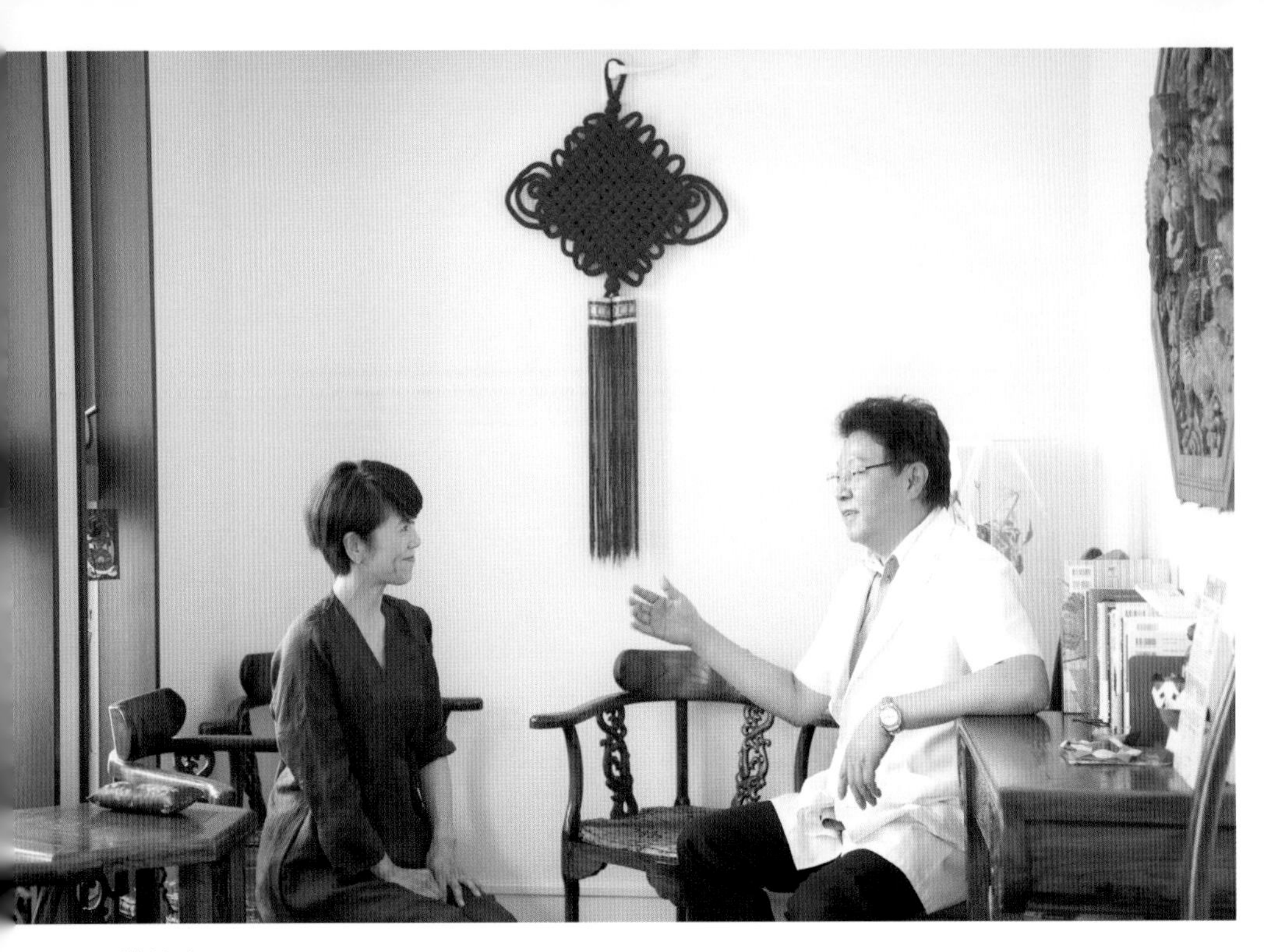

精誠堂 千歳烏山本院
東京都世田谷区南烏山5-9-2
☎03-6802-5937
http://www.seiseido-shinkyu.com

4 ときどき鍼で腰のメンテナンス

1日の長い時間のほとんどを、台所に立って過ごすワタナベさん。書籍の仕事など、まとまった撮影が続いたりして疲れがたまると、腰が重たくなり、痛みを感じることもありました。

「マッサージなどを試したけど、『効いているのかな？』と、実感できる特効薬がなくて。こちらの鍼灸院は、お仕事をご一緒しているカメラマンさんに教えていただいたのですが、その効果に驚きました。院長の賀偉先生は飄々として、打つ鍼の数も少ないのですが、いつもすっきり元気になれるんです」

鍼を打ってもらったあとの待ち時間に熟睡できて、からだもポカポカに。「ここぞ」というときのお助けスポットがあるのが心強いそうです。

今の自分が「ダメだなあ」と感じるのはどんなときかと尋ねると、「やらなきゃ、やらなきゃという義務感でいっぱいになっているとき」と話すワタナベさん。仕事も家事も、本来「好きなもの」。だけどそれが負担に感じるときは、暮らしが上手くまわっていない兆しで、あまりよくない状態なのだそう。

上手くまわすには、少しずつ前倒しをするのが大事。そこで自然と身についたのが朝型生活。夜は9〜10時には就寝し、朝は4〜5時には起床します。

「まだ家族が起きてこず、集中力のある午前中は、午後の倍以上にはかどります。タスクをできるだけ午前中にすませると、あとがラク。何より朝の空気がとても気持ちいいんです」

5 午前中の時間を大切に

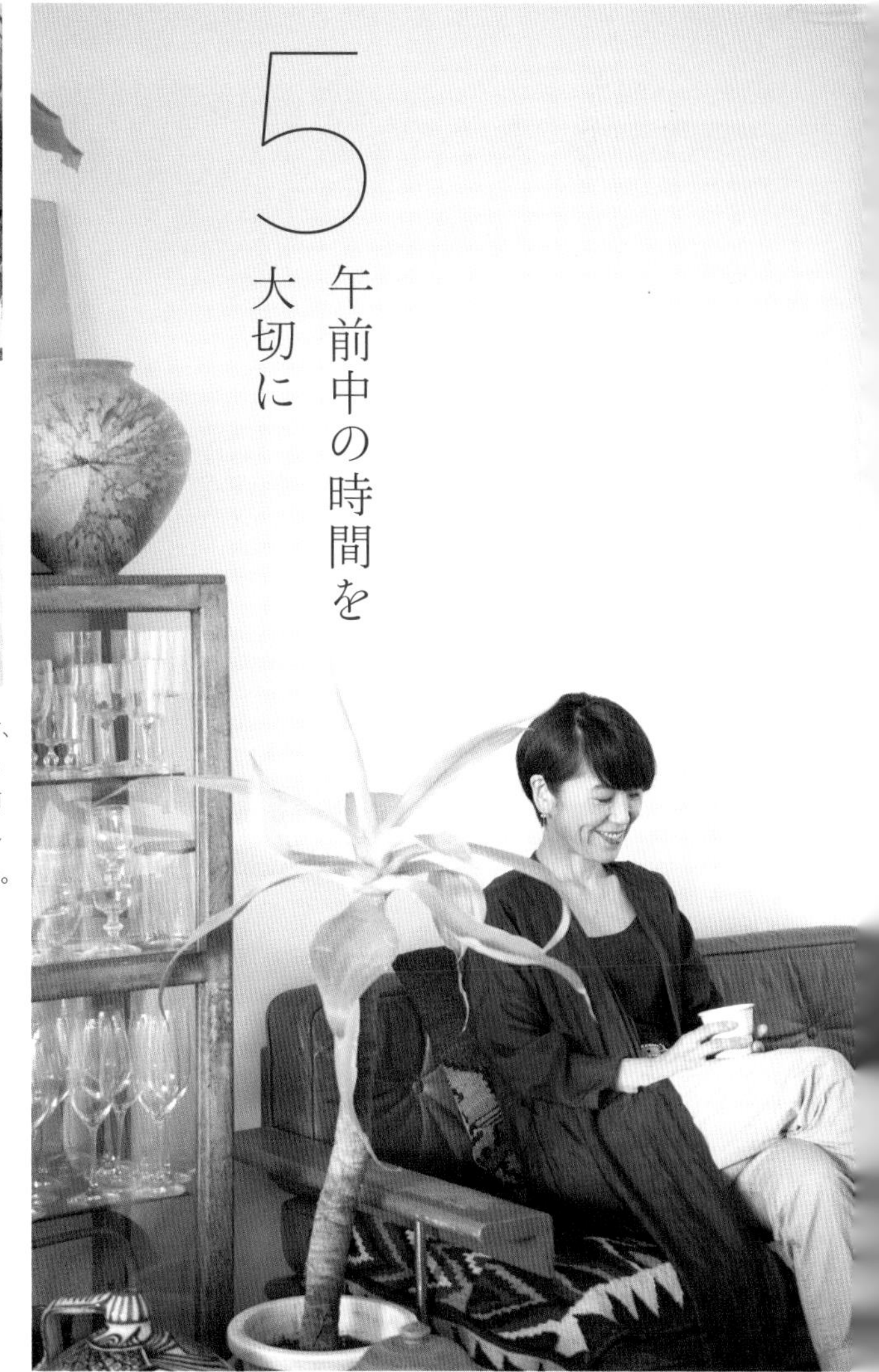

はたき掃除をしてから掃除機をかけ、床の拭き掃除。それをリビングから玄関まで。掃除の一連の作業は、何も考えなくてもからだが動くようルーティンにしてやるのが気持ちいい。

人間ドックを受けると、「やや貧血気味」と診断されるのが多いことから、普段から鉄分が豊富な素材をとるように心掛けているワタナベさん。

「貧血というとめまいをイメージする人が多いようですが、疲れやすくなったり、集中力が欠けたり、目覚めが悪くなったりと、じんわり活力が衰える原因にもなるそう。でもサプリメントや鉄剤は飲みたくないから、毎日のごはんの中で、無理なくおいしくとれる方法を、いつも考えています」

鉄分の吸収をよくするビタミンCや葉酸もバランスよくとりつつ、「ここぞ」というときにはレバーメニューも。香味野菜やハーブと組み合わせると、ぐっと食べやすくなるそうです。

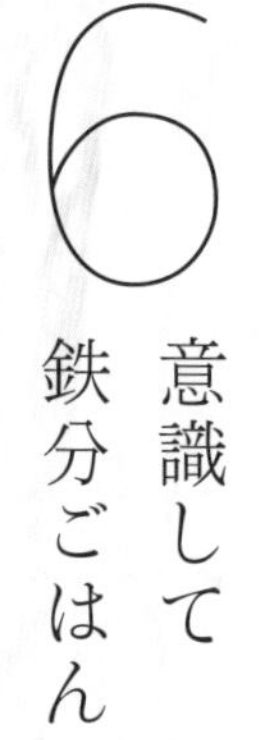

6 意識して鉄分ごはん

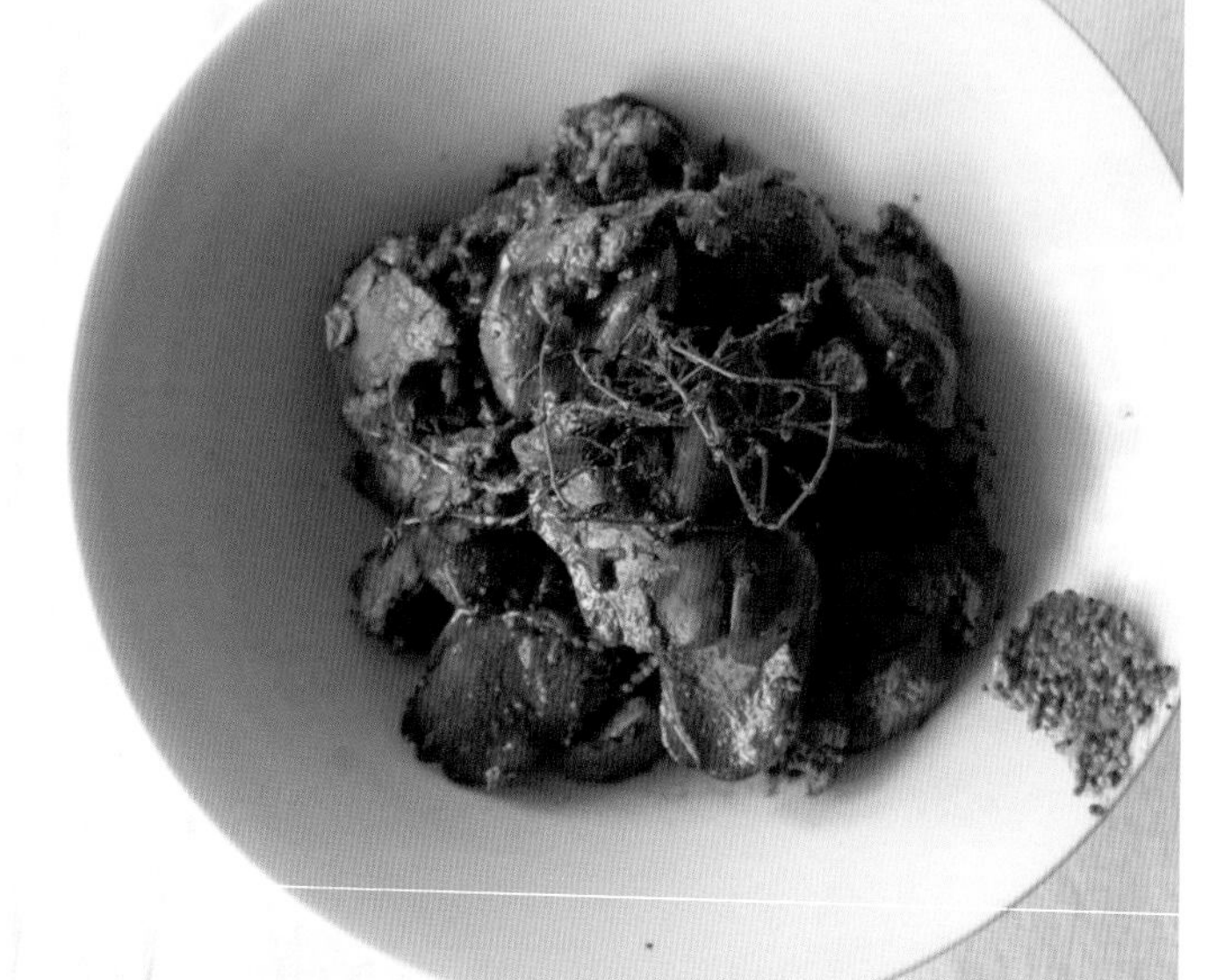

鶏レバーのウスターソース煮

材料（作りやすい分量）
鶏レバー … 400g
牛乳 … 200㎖
にんにく … 1片
オリーブオイル … 小さじ2
玉ねぎ … 1/2個
タイム … 8本
赤ワイン … 400㎖
ウスターソース … 大さじ4
しょうゆ … 大さじ1
塩 … 小さじ1/5〜1/4

作り方
1 レバーは牛乳で洗い、血などの汚れを取り、余分な脂身は包丁で取りのぞく。流水で洗い、水けをしっかりときり、キッチンペーパーで拭く。

2 鍋につぶしたにんにく、オリーブオイルを入れ、中火にかける。香りが立ったら**1**、薄切りにした玉ねぎを入れ、玉ねぎが透き通るまで炒める。

3 タイム、赤ワインを加え、ひと煮立ちさせ、アクを取る。ふたをして弱火にして10分ほど煮る。

4 ウスターソース、しょうゆを加え、さらに10分煮て、塩で味を調える。好みで粒マスタードを添える。

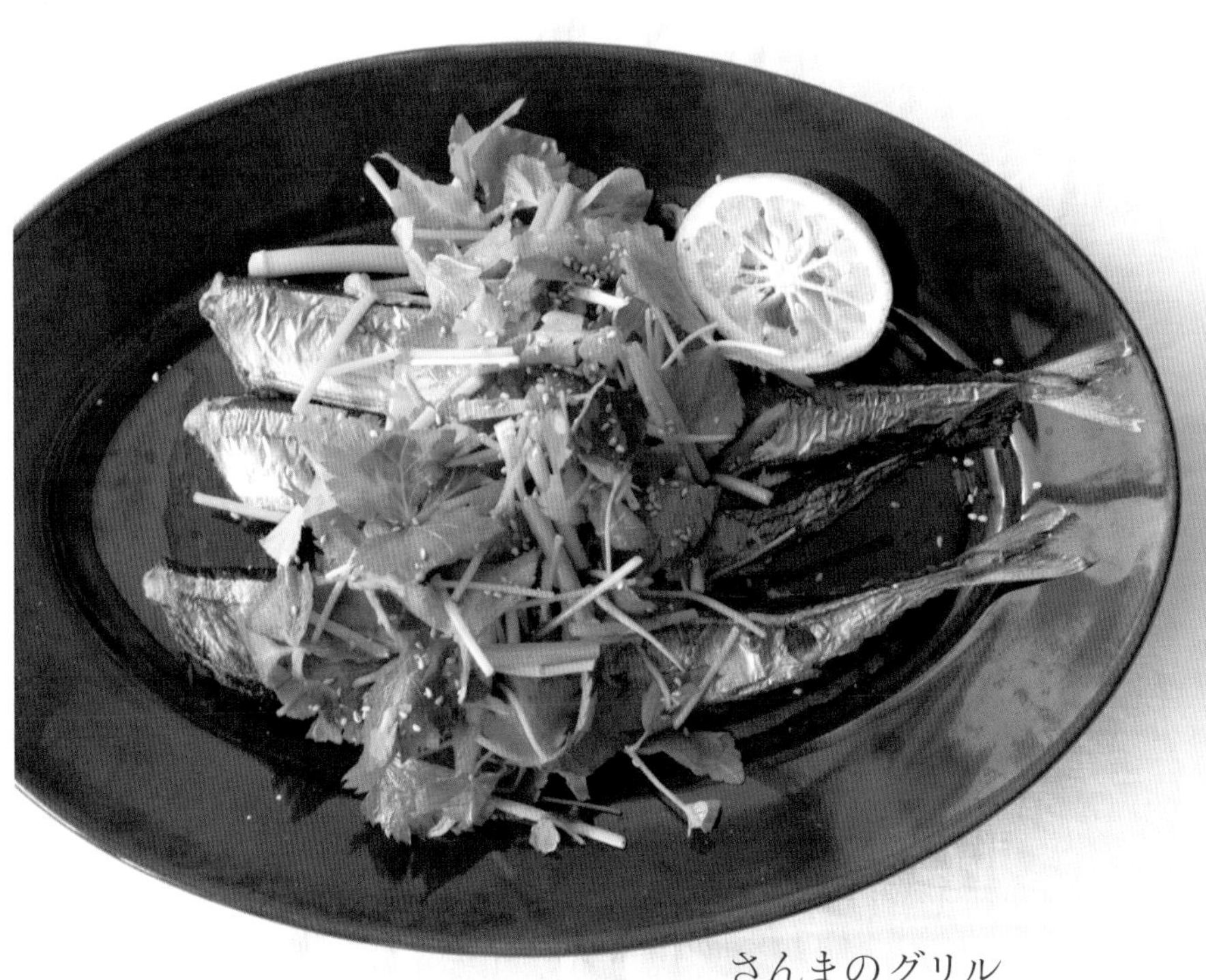

さんまのグリル

材料（2〜3人分）
さんま…3尾
塩…小さじ½
せり…1束
三つ葉…1束

A
しょうが（せん切り）…1片分
しょうゆ…大さじ1
かぼす果汁（すだち、レモンでも可）…大さじ2

作り方

1 さんまは内臓と頭を取りのぞいて水で洗い、塩をふって10分ほどおき、キッチンペーパーで水けを拭く。

2 魚焼きグリルで**1**を、焼き目がつくまで8分ほど焼く。

3 せり、三つ葉はざく切りにし、**A**と合わせてあえる。

4 器に**2**を盛り、**3**をたっぷりとのせ、好みで白ごまをふる。

レバーはていねいに下処理をするとくさみが取れて、食べやすくなる。さんまをはじめとした青魚は、鉄分はもちろん、ビタミン、不飽和脂肪酸などが含まれる優秀素材。

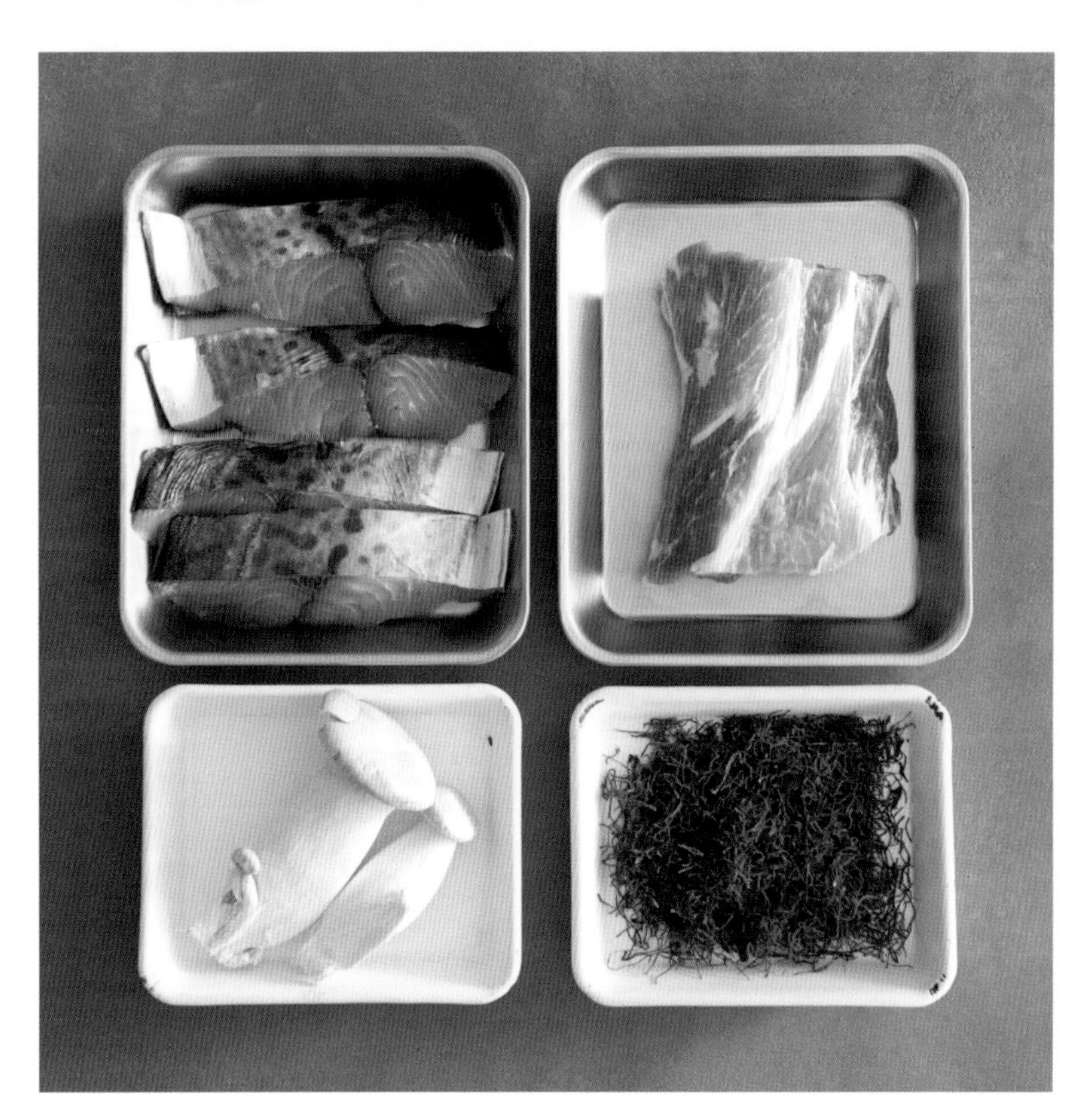

「きのこと海藻を1日1回」も献立ルールのひとつ。野菜類や穀類は3食それぞれ食べているけど、これらの素材は脇役なので、つい忘れがち。からだの調子を整える、ビタミンやミネラルをとるために、意識して食べるように。

7 献立は3日単位のゆるルールで

「主菜は、肉と魚を交代で」。それがワタナベさん宅の、晩ごはんの献立ルール。月曜が肉なら火曜は魚、水曜は肉……というふうに、肉と魚を交互に食べるようにしておけば、献立を決めるときの迷いが減ります。

「さらに献立は3日分くらいを一気に考えて、買い物もまとめてするように。たとえ予定がずれたり、疲れて作れなかった日があったとしても、3日くらいなら何とか食材も傷めずにでき、無駄も防げます」

夫や息子の好みに合わせると、つい肉メニュー続きになりがち。ですが、こういうルールを決めておけば、意識して魚をとれるとともに、幅広い食材を食べることもでき、結果として栄養バランスも整うのだとか。

働くときはとことん働き、休むときは思いっきり休む。1日の過ごし方も、そして年間を通したスケジュールも、メリハリをつけるのが元気の秘訣。子どもの夏休みと冬休みに合わせた、年に2回ほどの海外旅行は、半年前からチケットの確保をするというワタナベさん。

「早めにチケットを手配すれば、慌てて取るよりも安く手に入りますし、仕事のスケジューリングも、それに照準を合わせて前倒しにできます。夏休みや冬休みの前は、たいてい仕事も生活も忙しいから、直前に行こうと思っても、なかなか準備する時間もとれません。『旅の予定があるから、今の仕事や家事を頑張ろう』と、モチベーションアップにもつながります」

8
年間スケジュールで、休日を先に確定

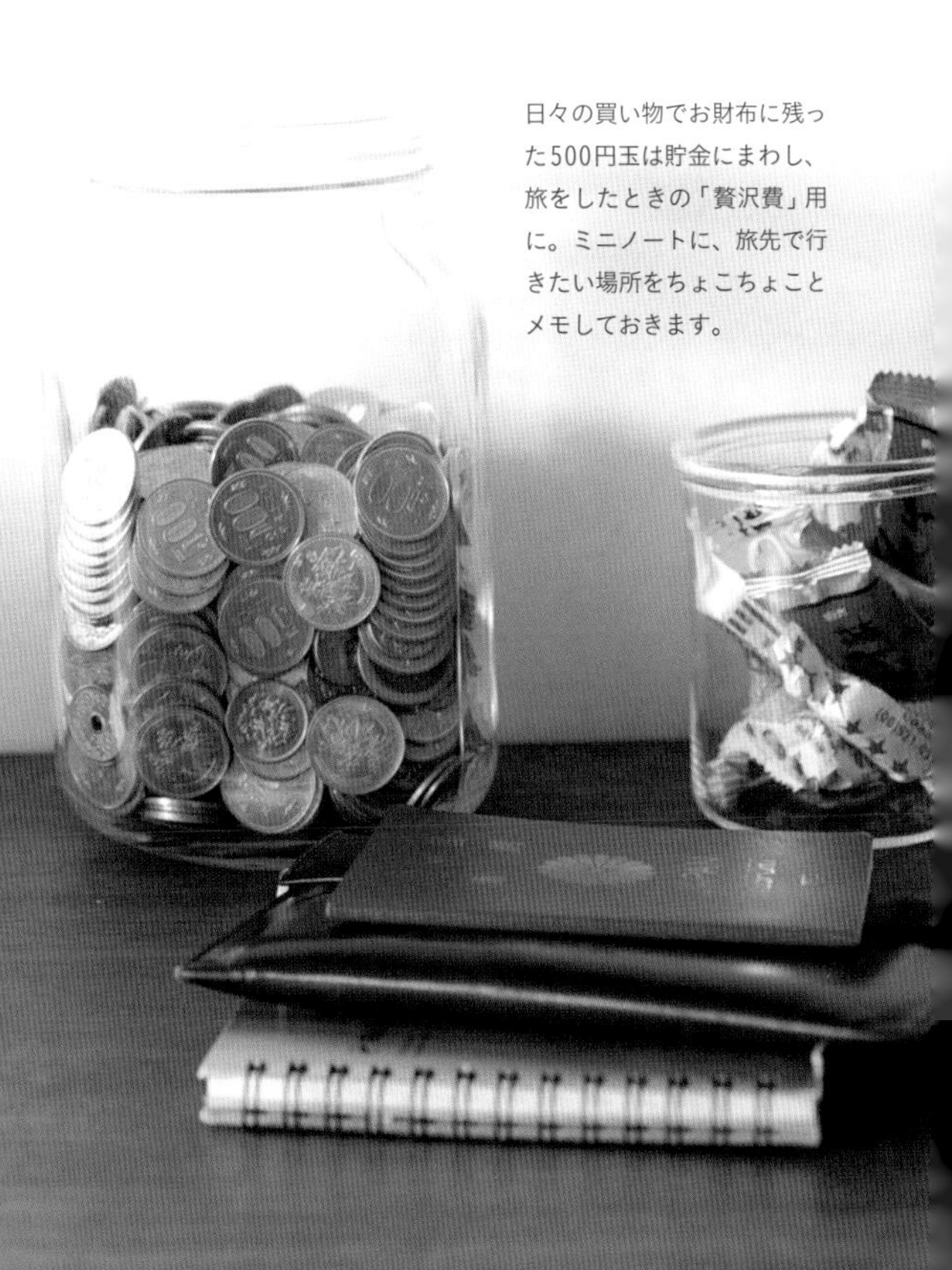

日々の買い物でお財布に残った500円玉は貯金にまわし、旅をしたときの「贅沢費」用に。ミニノートに、旅先で行きたい場所をちょこちょことメモしておきます。

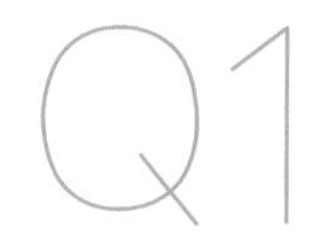

Q1 胃腸の不調は、どうしていますか？

伊藤尚美さん

「無双本舗」有機玄心

胃腸が弱っている時期、風邪などの病み上がりなどに食べるようにしている「玄心スープ」は、玄米を黒くなるまで長時間炒って、さらに煮た上澄みを飲むもの。マクロビオティックでは、排泄と解毒の働きを高める、究極の滋養スープと言われているとか。「弱ったときに、からだにしみ渡るおいしさを感じます。おいしいから続けられます」

丸瀬由香里さん

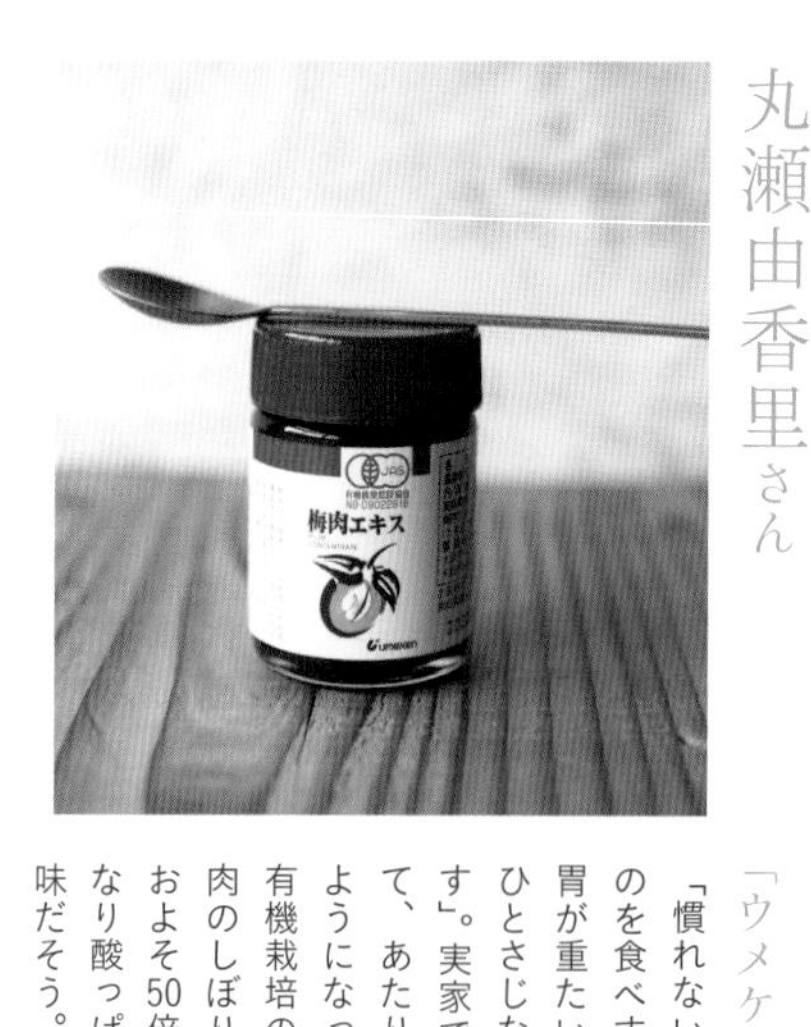

「ウメケン」梅肉エキス

「慣れない外食で、油っぽいものを食べすぎちゃったときや、胃が重たいな〜というときに、ひとさじなめるとすっきりします」。実家でお母さまも使っていて、あたり前のように常備するようになったという梅エキス。有機栽培の大粒で良質な青梅果肉のしぼり汁をじっくり煮詰め、およそ50倍に濃縮したもの。かなり酸っぱいけど、慣れると美味だそう。

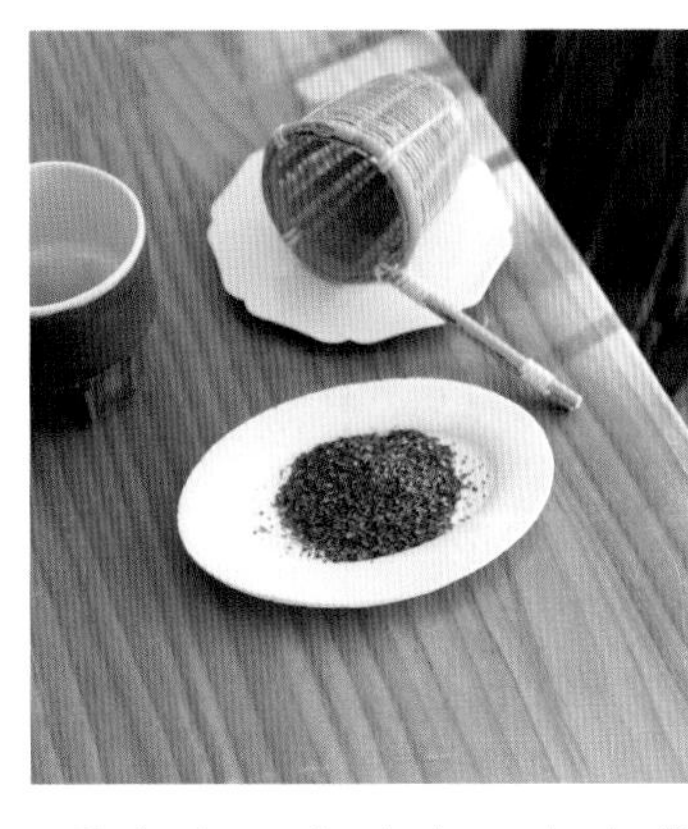

すずきちえこさん

ペパーミントのハーブティー

過敏性腸症候群（IBS）になったことのある旦那さまも、愛飲しているというペパーミントのハーブティー。「天然の胃腸薬とも言われているハーブで、食べすぎて胃が重い、胃があまり動かない、吐き気があるときなどにも効果的だと思います」。ポットにお湯を入れ、5分ほど蒸らして。清涼感のあるさわやかな香りが、不調の憂鬱もやわらげてくれるそう。

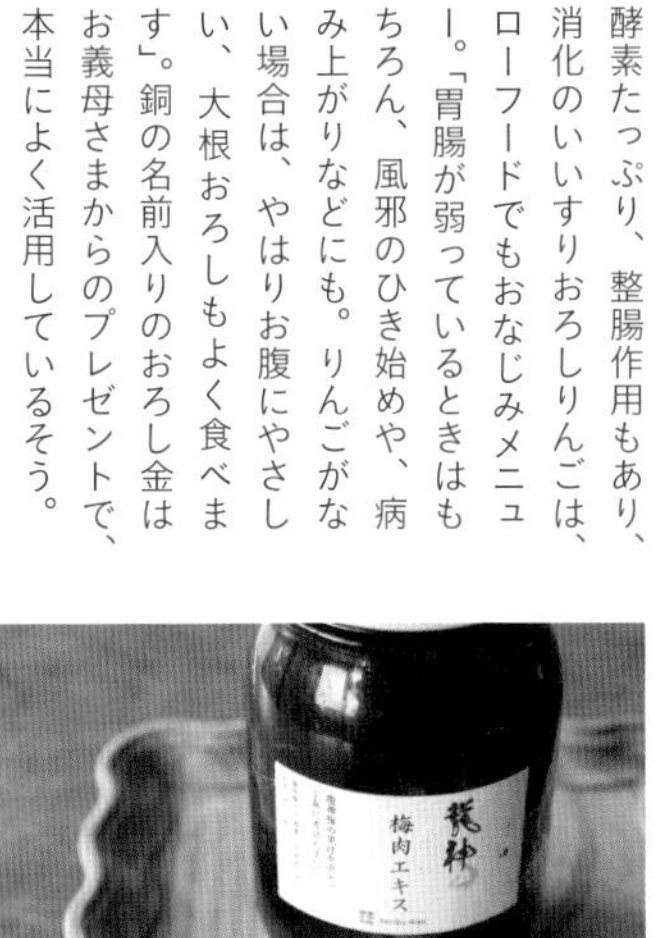

AYUMIさん

りんごのすりおろし

酵素たっぷり、整腸作用もあり、消化のいいすりおろしりんごは、ローフードでもおなじみメニュー。「胃腸が弱っているときはもちろん、風邪のひき始めや、病み上がりなどにも。りんごがない場合は、やはりお腹にやさしい、大根おろしもよく食べます」。銅の名前入りのおろし金はお義母さまからのプレゼントで、本当によく活用しているそう。

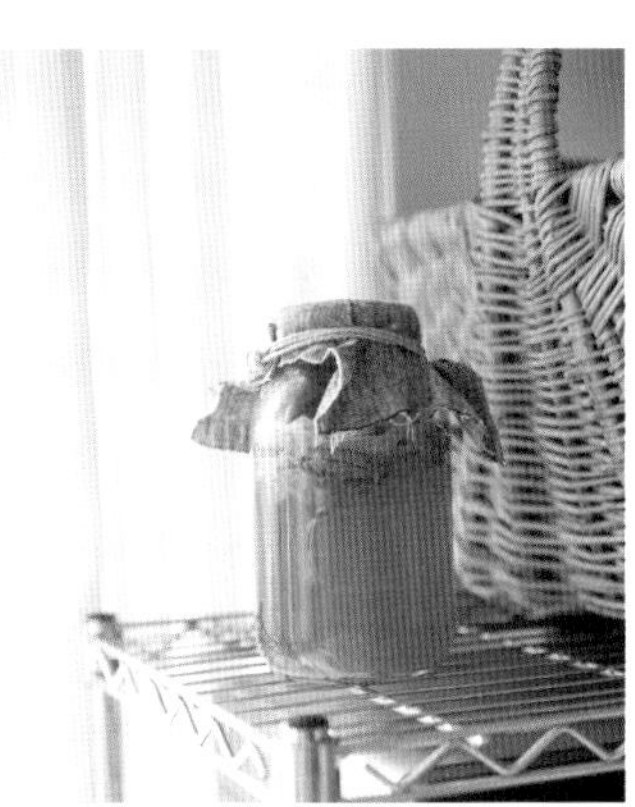

Ginさん

手作りコンブチャ

コンブチャとは、紅茶を発酵させて作る健康ドリンク。「紅茶キノコ」とも呼ばれ、オーガニック紅茶に熱湯と白砂糖を加え、コンブチャ株を加えて1〜3日ほどかけて発酵させたもの。「しゅわっと微発泡して、甘酸っぱい味わい。消化促進と腸内環境を整えるのに欠かせない乳酸菌がたっぷり。私は10年以上愛飲していて、おかげで便秘知らずです」

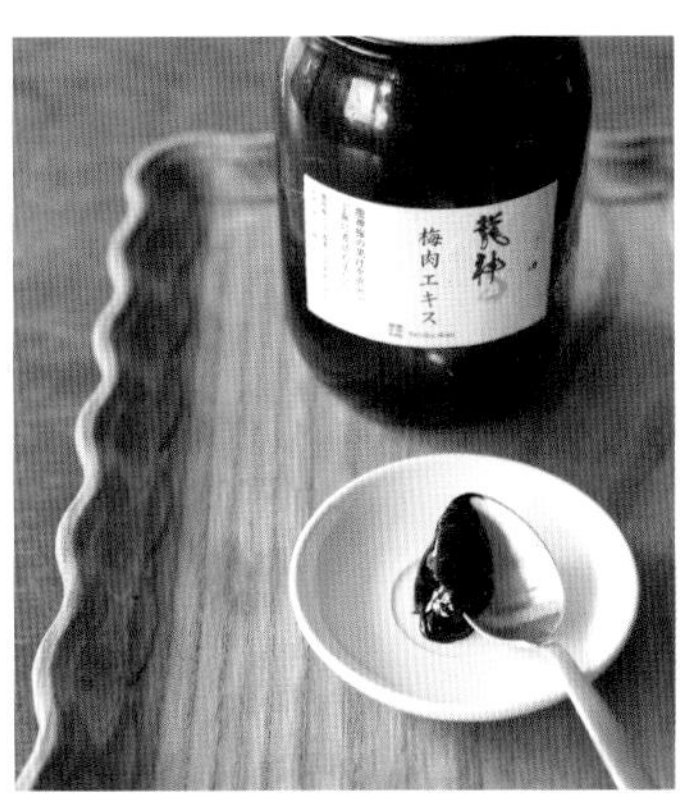

ワタナベマキさん

「龍神自然食品センター」梅肉エキス

無農薬・無化学肥料・無添加に徹底的にこだわった、和歌山県の龍神梅。「数年来こちらの梅エキスを取り寄せています。普段の健康法として、大さじ½ほどをお湯に溶かし、朝起きたときや夜寝る前に飲むことが多いですが、前の日に食べすぎて、調子が今ひとつだなというときは、スプーンですくって、直接ひとなめ。胃がすっきりします」

頑張りすぎるより、
リラックスするほうが
上手くいく

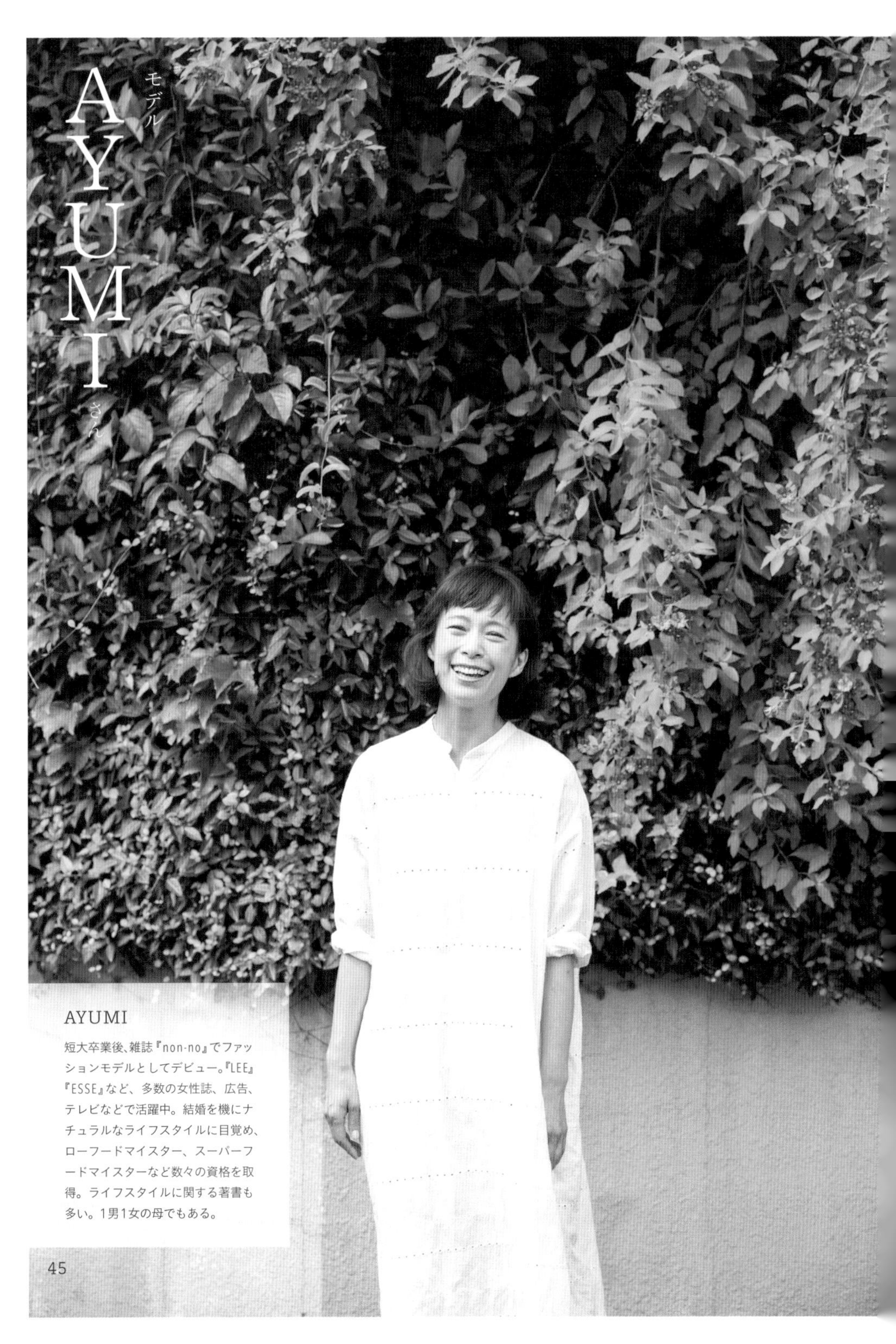

モデル AYUMIさん

AYUMI

短大卒業後、雑誌『non-no』でファッションモデルとしてデビュー。『LEE』『ESSE』など、多数の女性誌、広告、テレビなどで活躍中。結婚を機にナチュラルなライフスタイルに目覚め、ローフードマイスター、スーパーフードマイスターなど数々の資格を取得。ライフスタイルに関する著書も多い。1男1女の母でもある。

ありのままがいいのは
人のこころも
食べ物も
同じことかもしれない

ローフードマイスター1級、スーパーフードマイスター、雑穀スーパーフードマイスター、オーガニックアドバイザー、アロマテラピー検定1級、それに温泉ソムリエ。これらはAYUMIさんが取得した資格の数々。何という勉強熱心！ずらりと並ぶ肩書きだけを見ると、「モデルという職業柄、もしかしてストイックで禁欲的な人なのかも？」と思いがちですが、その予想を裏切り、ご本人はいたっておだやかな雰囲気。以前からファッション誌で見てきた、やわらかでやさしい笑顔そのままのお人柄です。

「資格がほしいから……というより、ただ純粋に、知りたい、勉強してみたいというのが出発点でした。興味があることは、納得するまで知りたいと思うタイプで。ある程度学んでいくと『ここまでで十分、私が生活の中で役立てられるのは、このあたりだな』という手ごたえが分かるので、そこまで知りたいんです」

しっかり学ぶけれど、生活のすべてをそれに染めてしまうわけではありません。たとえばローフード（生の食品を食べることによって、野菜やくだものの酵素や栄養素を効果的に摂取し、美容やダイエットに役立てる食事法のこと）を学んでも、自分が「ここぞ」と思う部分だけを取り入れ、自分や家族の「おいしい！」を最優先に、無理のないかたちで知識を生活に取り入れていきます。「くだものや生野菜のサラダをできるだけ食べるようにしよう」「生のものを先に食べ、加熱し

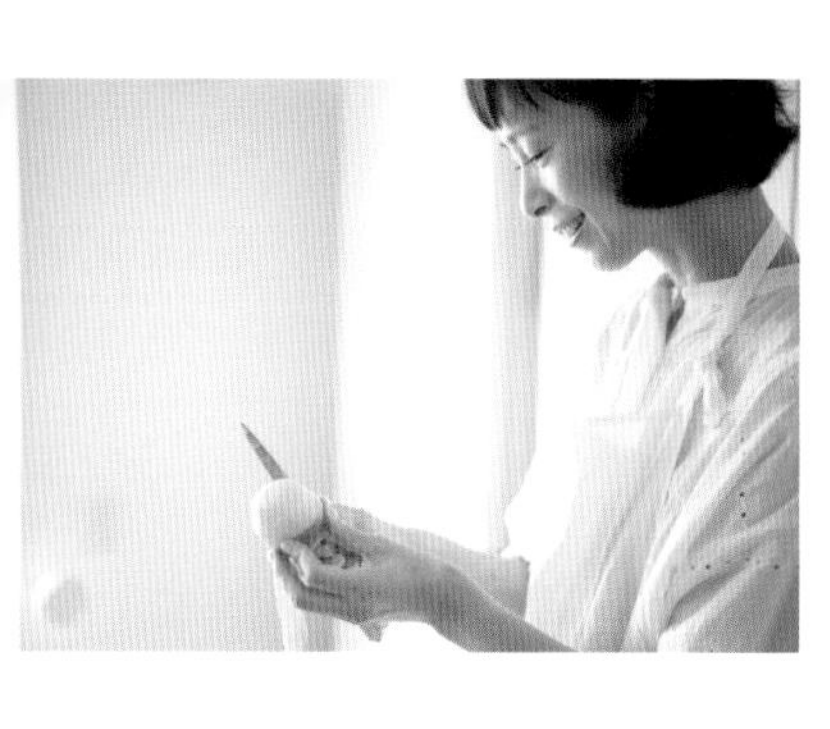
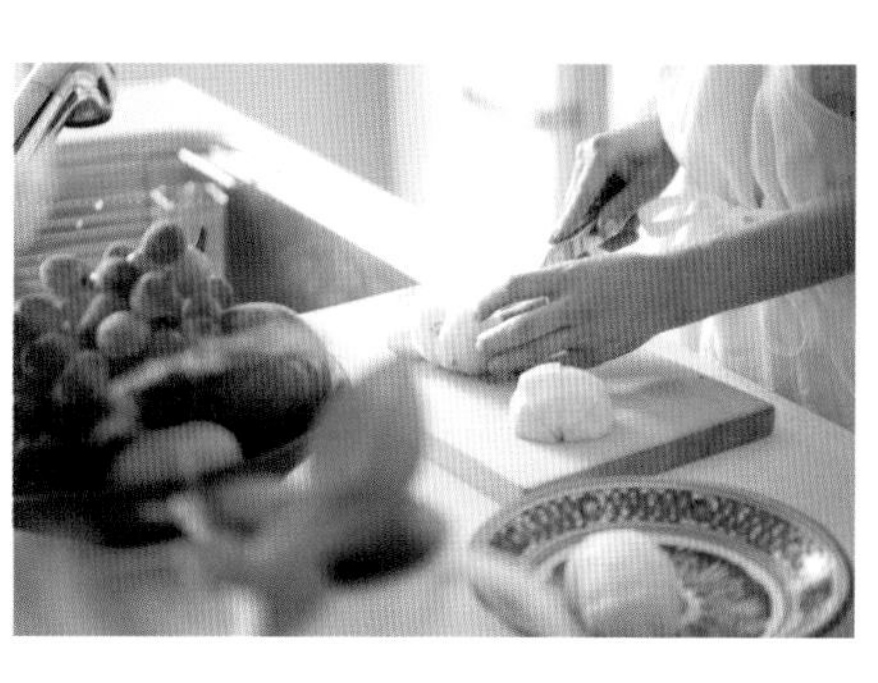

たものをそのあとに」など、ルールにしばられるのではなく、楽しみながらいいところを取り入れていく、そのさじ加減がほどよいのです。

AYUMIさんが料理好きになったのは、お母さまの影響が大きかったそうです。育った北海道・十勝市のご実家の周囲には飲食店があまりなく、AYUMIさんはほとんどお母さまが手作りした料理を食べて育ちました。台所に立つお母さまの横にくっついて、お手伝いすることが何よりの楽しみ。手間と愛情をかけたごはんの温かな記憶は、東京でモデルとして暮らすようになってからも、大切なこころの支えであったようです。

そんなお母さまは、AYUMIさんが25歳のとき、病気で他界されました。闘病中に少しでも力になりたい、からだにいいことについて調べたいと、自然食品店や本屋に足を運び、いろんな情報を集めていたこと。それが今のような暮らしの原点になったとふり返ります。そして2006年に息子さんを、2009年に娘さんを出産し、食への意識がさらに高まったのだそう。

今AYUMIさんが食生活で実践しているのは、資格を取る際に学んだローフード、発酵食品、雑穀やスーパーフードをできるだけ取り入れること。そしてなるべく化学合成された添加物を入れない、シンプルな料理を心掛けること。いざ実践してみると、ローフードは加熱時間がないので時短になるし、味に奥行きが

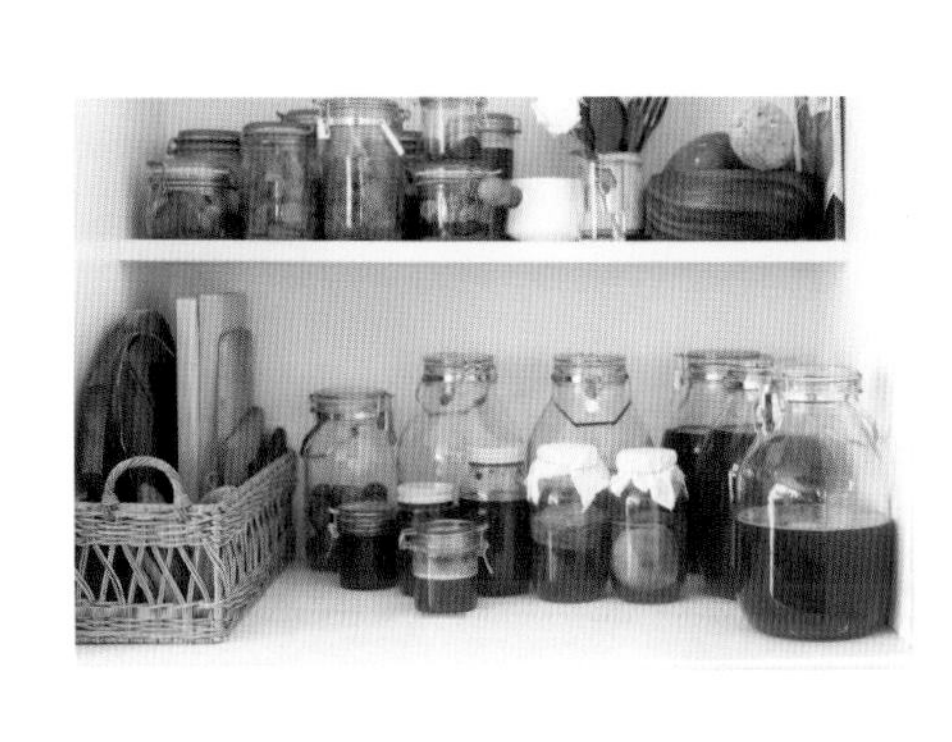

キッチンの棚には梅干しや酵素シロップ、梅シロップ、しょうゆ麹やコンブチャなど、手作り保存食の瓶がずらりと並んでいる。

ある発酵調味料を使えば、さっと味が決まります。パパッと作れて、おいしくて、健康的で。予想外に心身と暮らしにフィットしたようです。ただしこうした食事法も、神経質にやりすぎると、ストレスに転化する可能性も大きいもの。

「私はそこがゆるいんです(笑)。生活圏内で買い物をしていると、すべてをオーガニックにするのは無理ですし、子どもたちのリクエストでスナック菓子を買うこともあります。できることをできる範囲でやるのが、続く秘訣ですね」

食も暮らしも情報にあふれる時代。その取捨選択を、AYUMIさんのようにしなやかに、無理なく行うにはどうすればいいのでしょう。

「20代の頃は、田舎から東京に出てきたばかりで、ものも人も多すぎて。どこを見て歩いたらいいのか分からないような気分で暮らしていたように思います。情報も多くて調べたら果てがないし、モデルをしていると、ありがたいことにまわりには素敵な人が本当にたくさんいるんです。でも『あの人がすすめているから』『あの雑誌に載っていたから』と、自分にとって本当に必要なものかどうかも深く考えないまま、取り入れてしまうことも少なくありませんでした」

それがモデルという仕事の一部だから……と考えたときもあったけれど、ムズムズと小さな違和感が残ります。アンテナを張りすぎると疲れてしまうし、外に正解を求めたらきりがない。むしろ答えは、自分の中にあるのではないか。次第にＡＹＵＭＩさんはそう考えるようになり、自分のこころと対話する時間を増やしていったそうです。

「瞑想というと大げさかもしれませんが、たとえばお風呂の中や、電車の移動中など、ちょっとした時間に、自分に『どうしたいの?』と尋ねることを続けたら、自然にすっと答えが出てくるようになってきたんです。自分の『本当』を聞くと言ったらいいでしょうか。自分の中から答えが出てくるようになると救われるし、いちばん安心するんです」

ＡＹＵＭＩさんの口から「安心」という言葉が出てきて、ドキリとしました。人はつい、「こうすべきだから」「まわりがそうしているから」と、外側の基準で考えたり、行動しがちですが、判断基準を外に委ねているぶん、「本当にこれでいいのだろうか?」という不安と常に隣合わせです。自分のこころをごまかさず、しっかり向き合ってきたからこその安心感は、ＡＹＵＭＩさんのやわらかだけど凛としたたたずまいを支える、柱なのかもしれません。

「私の長所であり短所でもあるんですが、本当に無理をしない。必要以上に頑張りすぎない。過去をふり返っても、頑張りすぎるよりリラックスするほうが上手くいくことのほうが多いんです。『何とかなるさ』という気持ちで、好きなことを楽しくやることが、自分には合っていると思うんです」

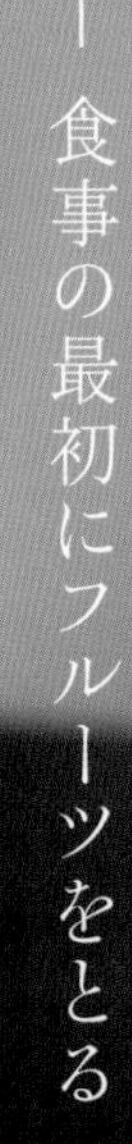

1 食事の最初にフルーツをとる

フルーツといえば「食後のデザート」というイメージが強いですが、AYUMIさんの家では「最初にフルーツ」がお決まりです。

「数年前、ローフードマイスターの資格を取るときに、食べる順番の大切さを学びました。フルーツは食べ物の中でいちばん消化が早いので、最初に食べるのがいいんです」

消化に時間がかかる肉などのあとにフルーツを食べると、肉の消化が終わらないうちにフルーツが来ることで腸内が渋滞。その結果、フルーツが先に進めず、きちんと栄養が吸収できなくなるのだそう。

「消化が早いものから食べる習慣がついて以来、お腹の調子もよくなり、便秘体質だったのがすっかり解消されました」

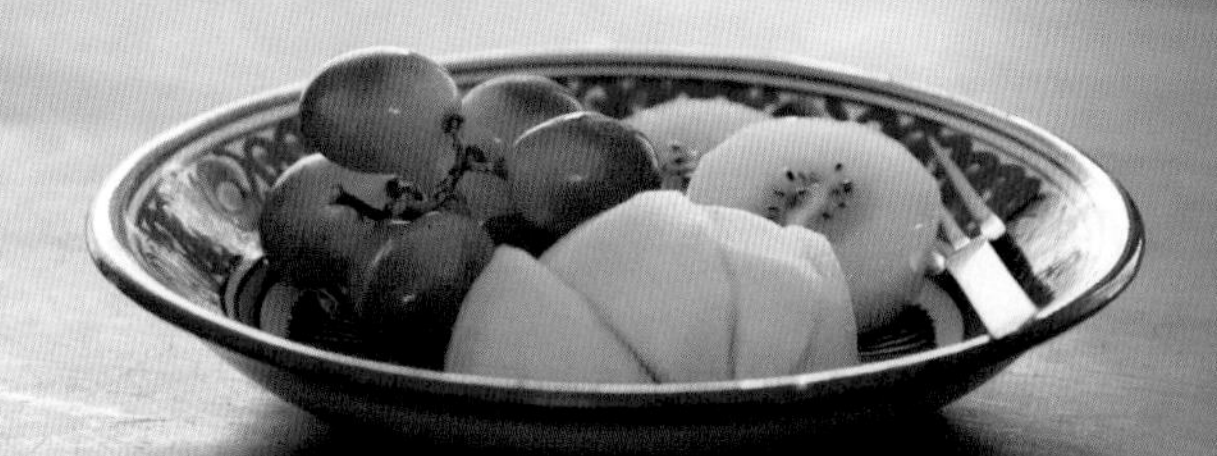

朝食のいちばん最初に、夕食前のおやつ代わりに。フルーツは、各種ビタミンやミネラル、食物繊維などの栄養素ほか、消化や代謝をうながす酵素も豊富。

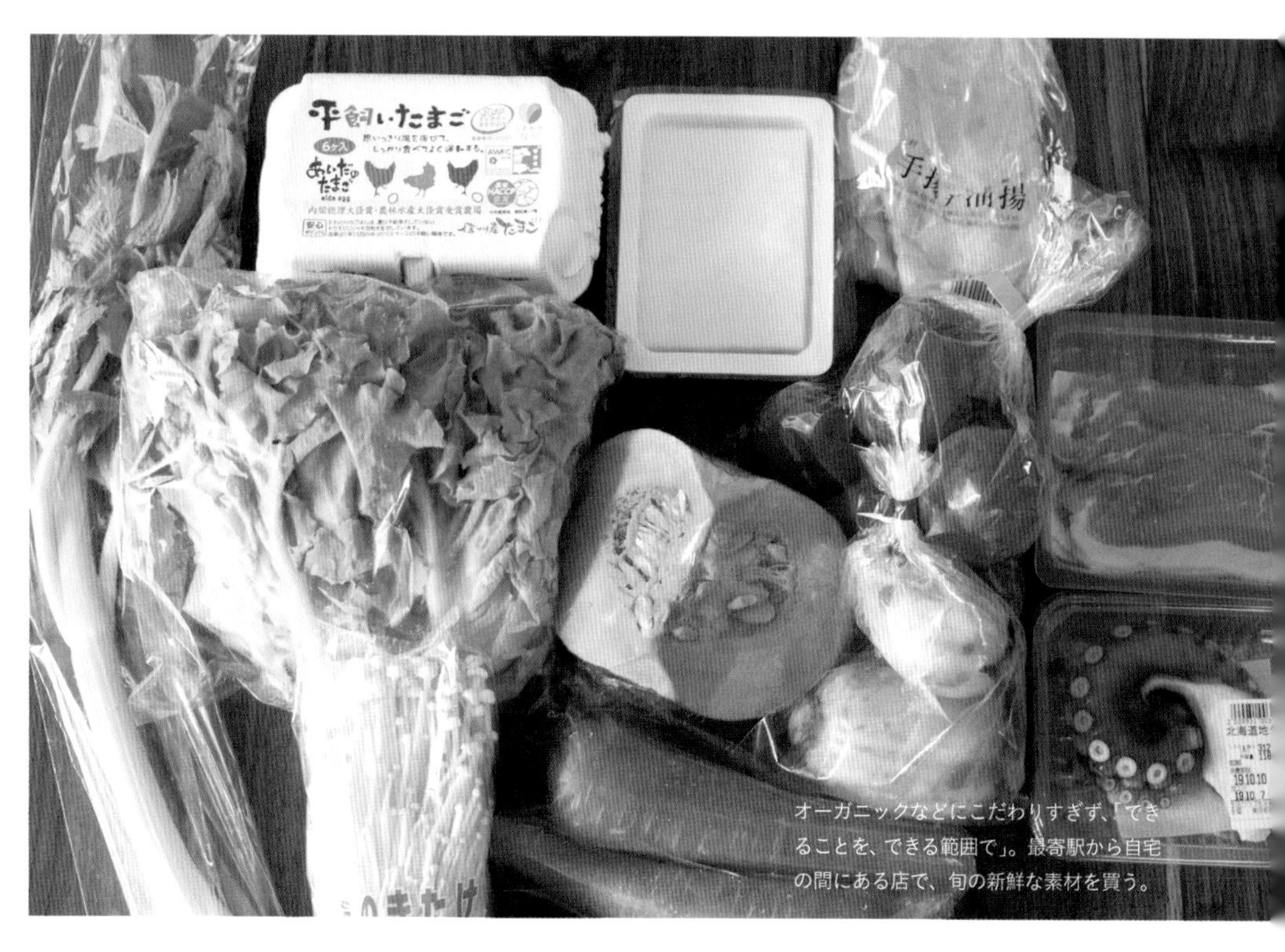

オーガニックなどにこだわりすぎず、「できることを、できる範囲で」。最寄駅から自宅の間にある店で、旬の新鮮な素材を買う。

2 迷ったときは「素材」を買う

仕事に出かけるときも、必ずかばんにエコバッグを入れておくように。「モンベル」の大容量バッグと、台湾で買ってきたボーダー柄のバッグ。

ストイックにしすぎるつもりはないけれど、できるだけシンプルな食生活を送りたいと考えているAYUMIさん。たとえば調味料を買うときも、裏の原材料表を見て、なるべく余計な添加物が入ってない、昔ながらの製法で作られているものを選ぶようにしています。

「もちろんときには、既製品を食べることもありますが、普段買い物をするときはレトルトや冷凍食品などは避け、加工されていない『素材』を選んで買うように心掛けています。食べていて安心ですし、買い物の迷いも減ります。シンプルな料理に味覚が慣れていると、さっと焼いたり煮たりするだけの料理でも満足でき、素材そのもののおいしさをしっかり味わえるようになる気がします」

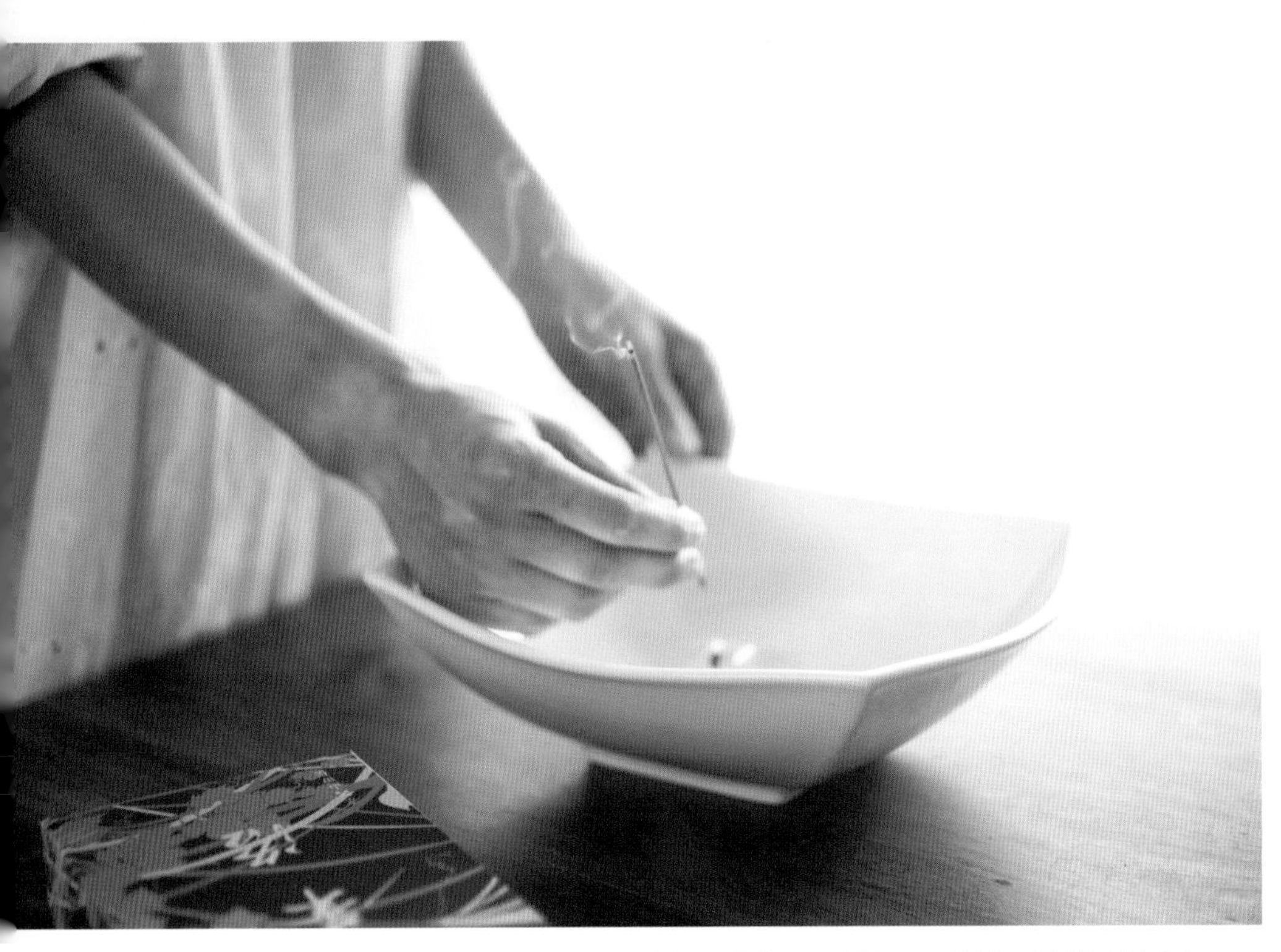

ご両親のことを思いながらお香をたくのは、毎朝の日課。「こころが静まり、おだやかに1日が始められます」

3 日常のふとした時間に、自分と対話する

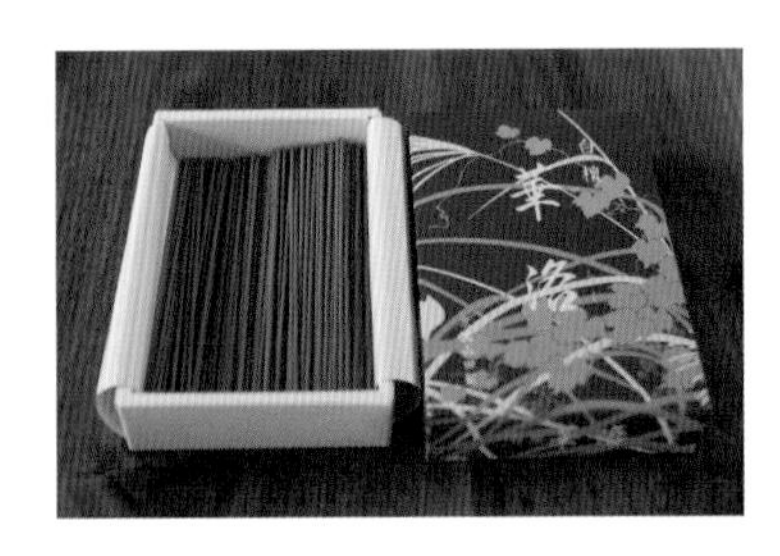

最近のお気に入り、「山田松香木店」の「白檀華洛」。「匂いは記憶に残るので、子どもたちにも、生活の記憶として残ってくれるといいなと思っています」

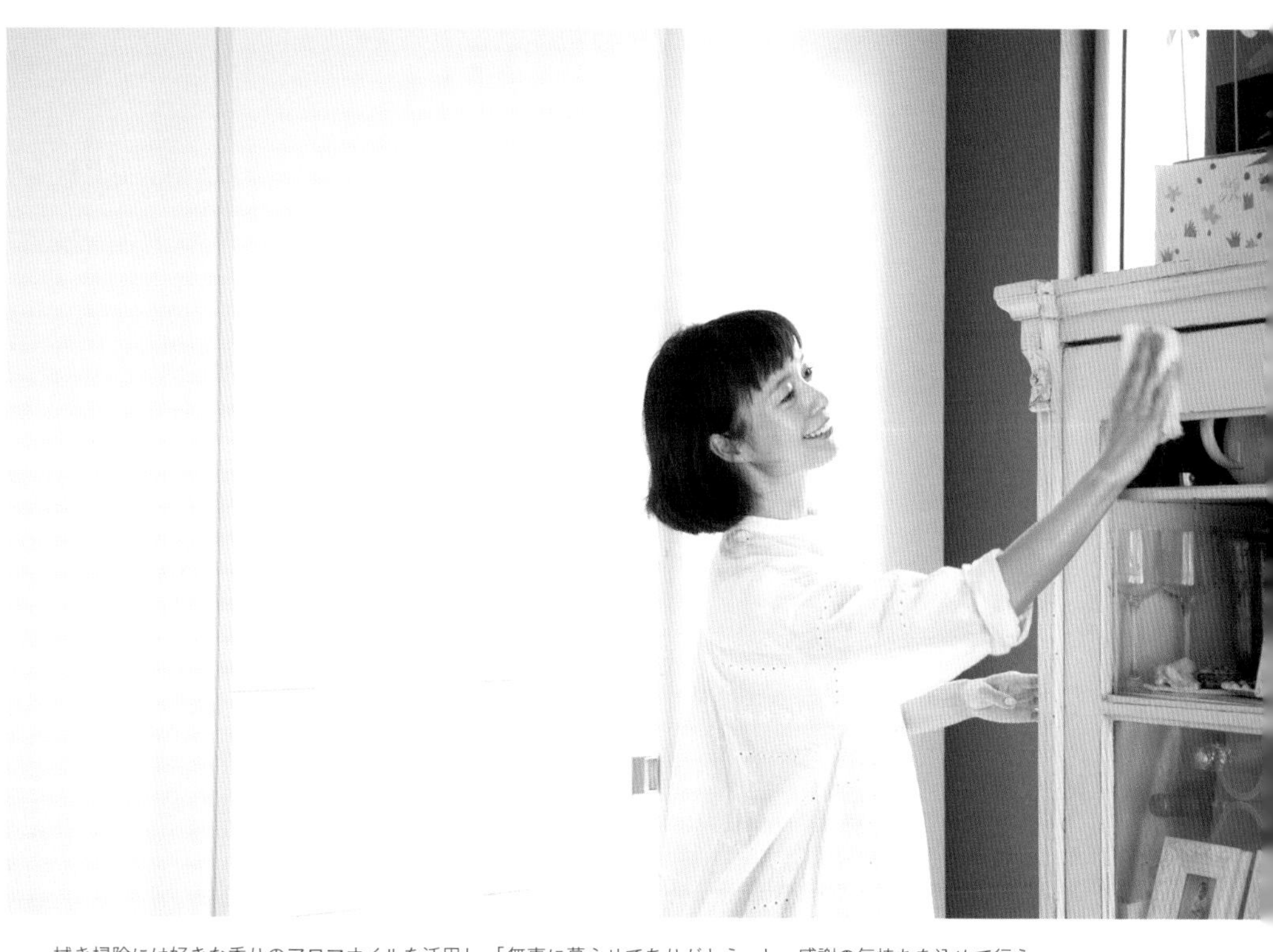
拭き掃除には好きな香りのアロマオイルを活用し、「無事に暮らせてありがとう」と、感謝の気持ちを込めて行う。

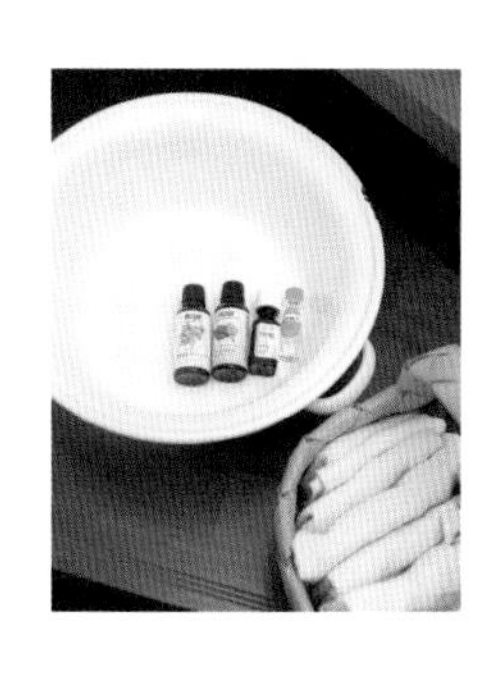
古くなったTシャツなどを切ってウエスにし、いつでもさっと取り出せるように。掃除に使うアロマオイルは、ミントやハッカ油などさわやかなものを。

瞑想をしたり、ヨガをしたり。自分自身と対話する時間をしっかり持てるといいけれど、育児や家事、仕事に追われている毎日だと、なかなかその時間をとるのが難しい。けれど朝起きてストレッチをするとき、部屋の掃除をしているときなど、意識さえしていれば、そういう時間を持つことができると、AYUMIさんは考えています。

「ヨガで簡単な呼吸法を学んだとき、これはお風呂の中や電車の移動中、掃除の時間などでもできることだな～と気づいたんです。自分自身の本当の声に、耳をかたむける。忙しい中でも、静かな時間を少しでも持つ。それができれば、ストレスもたまりにくくなりますし、リセットできると思うんです」

4 ナイトウエアはシルクで快眠

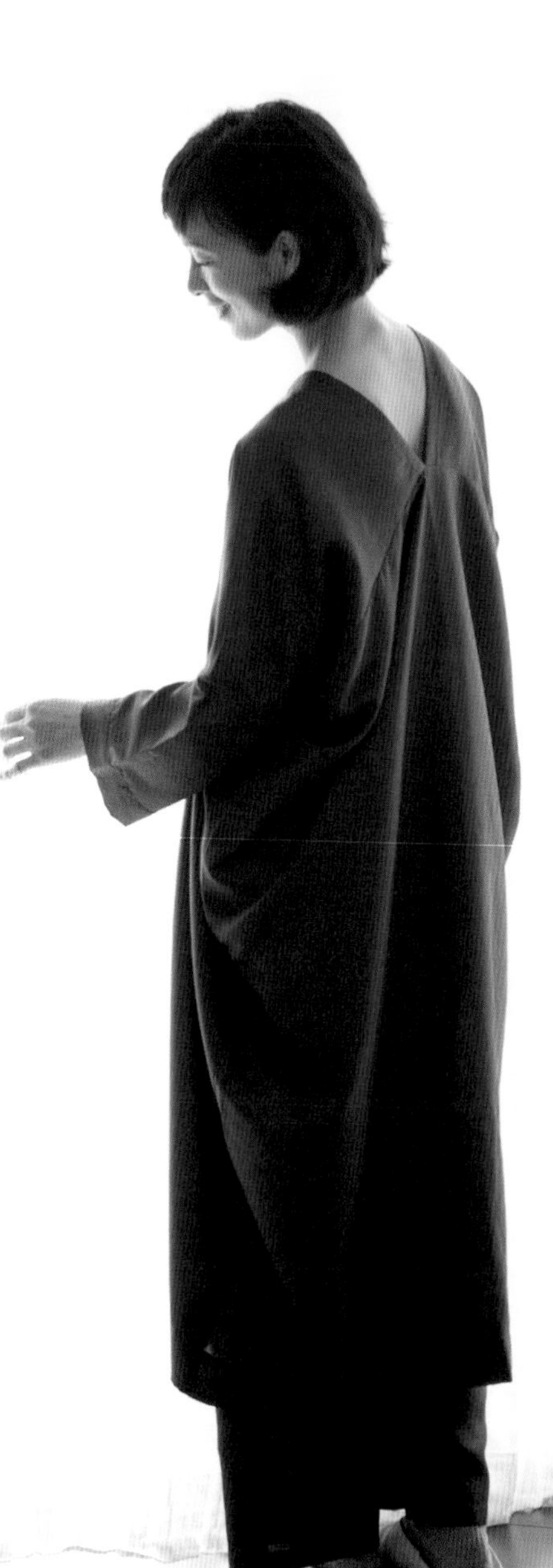

前後ともボタンなしで、頭からすっぽりかぶれるかたち。ロング丈でボディラインが出にくく、リラックスして着られるのがうれしい。

冷え取りへの興味から始まって、シルク素材の腹巻きやソックス、キャミソールやショーツを愛用していたAYUMIさん。そうするうちに雑誌『リンネル』からお声がかかり、「シルクふぁみりぃ」とのコラボアイテムまで誕生。ますますシルクが手放せない暮らしになりました。特に睡眠の質を高めたいときに、シルク素材のナイトウエアはかなり有効だそうです。

「シルクは吸湿性や保温性があるので、暑い時期、涼しい時期もそれぞれ快適ですし、肌にもやさしいから気持ちよく眠れます。きれいなネイビーで、ワンピース感覚でそのまま外にも着ていけるデザインなのと、たたむとコンパクトなので、旅先に持っていくのにも便利です」

シルクの腹巻きつきレギンスとショーツは、ネイビーのステッチがポイント。ナイトウエアとともに宝島社の通販サイト「クラリネ」で販売中。

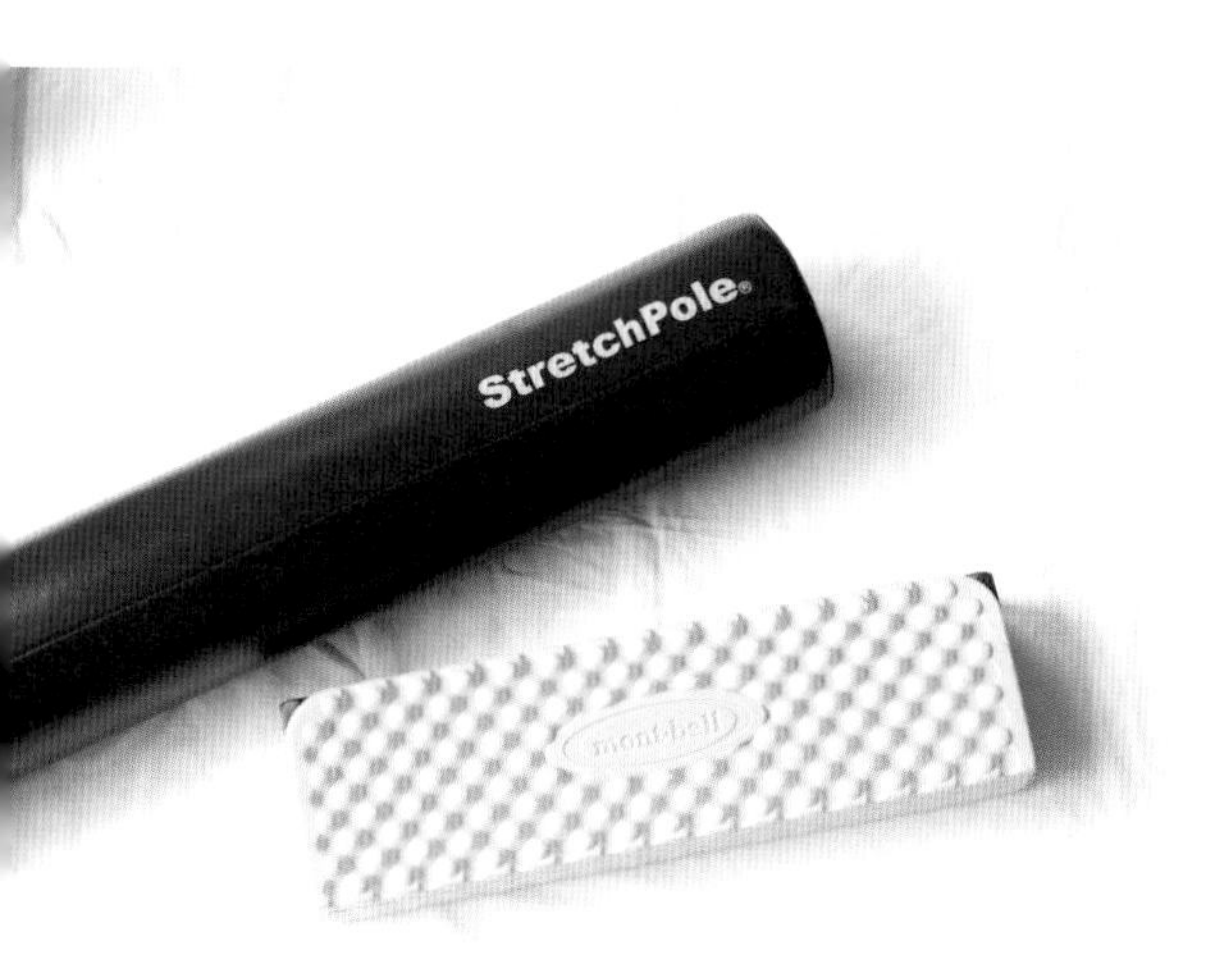

5
からだのコリをグッズでゆるめる

背中や肩、腰を伸ばしてほぐすのに重宝している「ストレッチポール」と、ヨガマット感覚で使っている「モンベル」のキャンプ用マット。

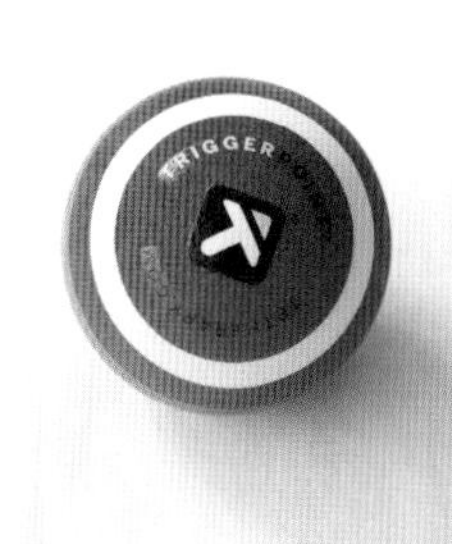

「トリガーポイント」のマッサージボールは、お尻や足のつけ根のコリほぐしに便利。「新幹線や飛行機などの移動時には欠かせません」

頑張るよりも、ゆるんだほうが上手くいく。それは精神面だけでなく、からだも同じ。激しいトレーニングをするよりも、ストレッチなどでゆるめたり、コリをほぐすことに重点を置いているというAYUMIさん。ころころ転がしてほぐすローラーに、ストレッチ用サンダルなど、ご自宅には「ほぐしアイテム」がずらり。日々こまめにほぐし続けることで、コリをためず、大きな不調が起こらないよう心掛けています。

「いろんなアイテムを活用しながら、『気持ちいい〜』『効く〜』と、楽しみながらゆるめるのがポイント。いつでも取り出しやすい場所にしまって、テレビを見ながらや家族団らんの時間にさっとやるようにしています」

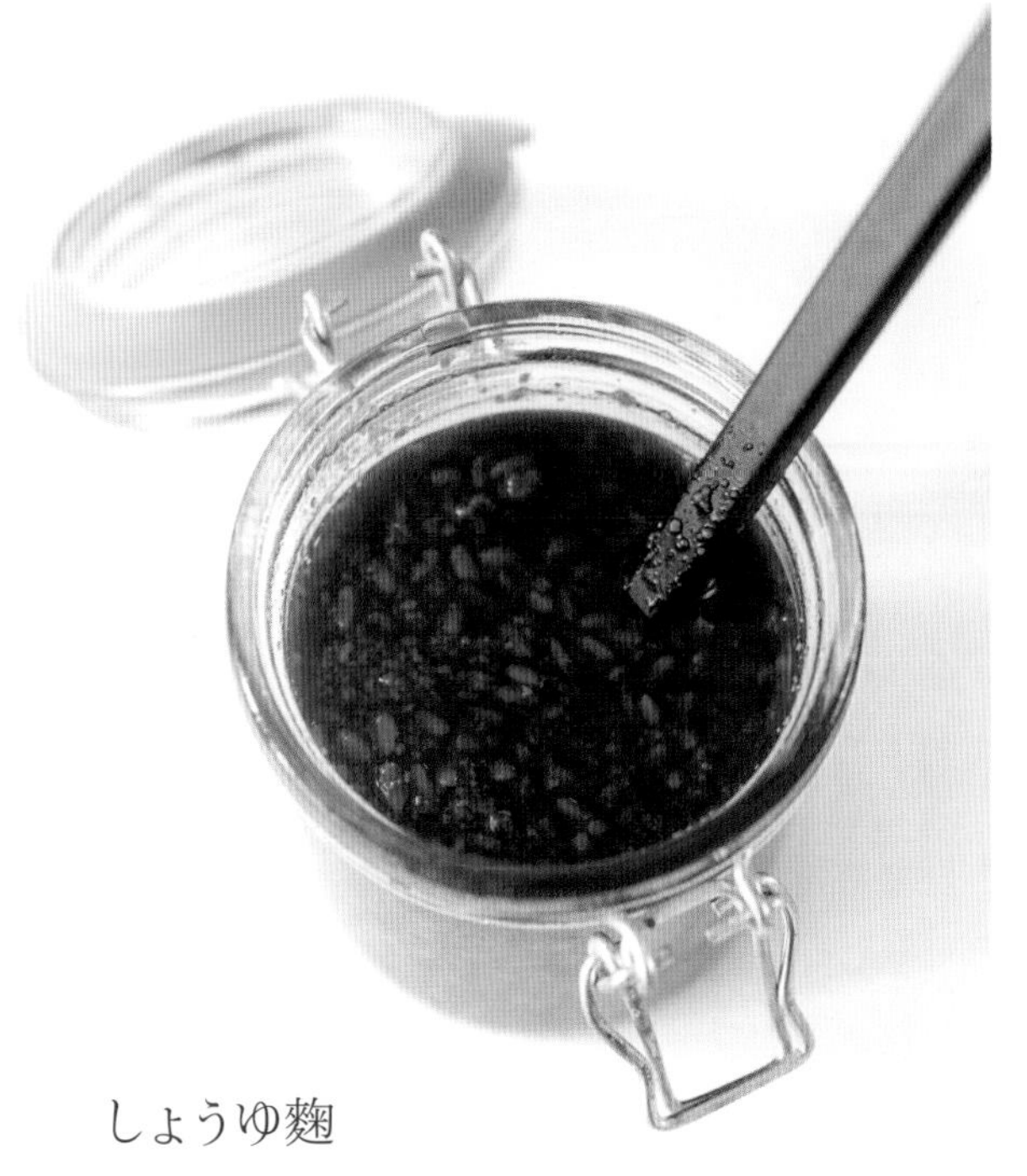

6 日々のごはんでしょうゆ麹を活用

しょうゆ麹

材料（作りやすい分量）
米麹…300g
しょうゆ…500mℓ

作り方
1 米麹を手でほぐす。
2 清潔な保存容器に**1**を入れ、ひたひたになるまでしょうゆを入れ（しょうゆが足りない場合は、さらに足す）、よく混ぜる。
3 ときどき混ぜながら、常温で2週間ほどおく。夏は10日、冬は2週間ほどで完成。

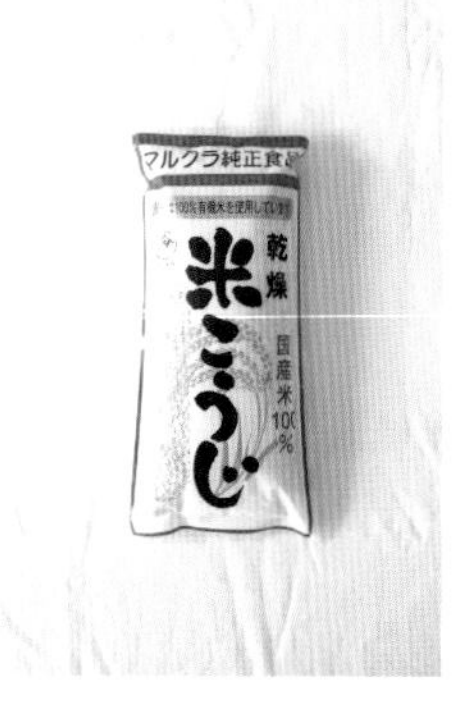

市販の合わせ調味料は使わず、シンプルな味つけを心掛けた食生活。その中で活躍するのが、塩麹としょうゆ麹。どちらも市販の乾燥麹を買って、自分で手作りしています。

「塩の代わりに塩麹、しょうゆの代わりにしょうゆ麹を使う感覚です。麹そのもののほのかな甘味があって、砂糖やみりんなど甘味調味料を入れなくても、味に奥行きが出るんです」

しょうゆ麹は腸内環境を整えてくれる発酵食品の一種。コンスタントに食べ続けることで、免疫力もアップし、からだの中から元気でいられます。ゆでた青菜とあえたり、ひじきの煮物に加えたり、肉と野菜の炒め物に使ったり。手軽に幅広く活用できる調味料です。

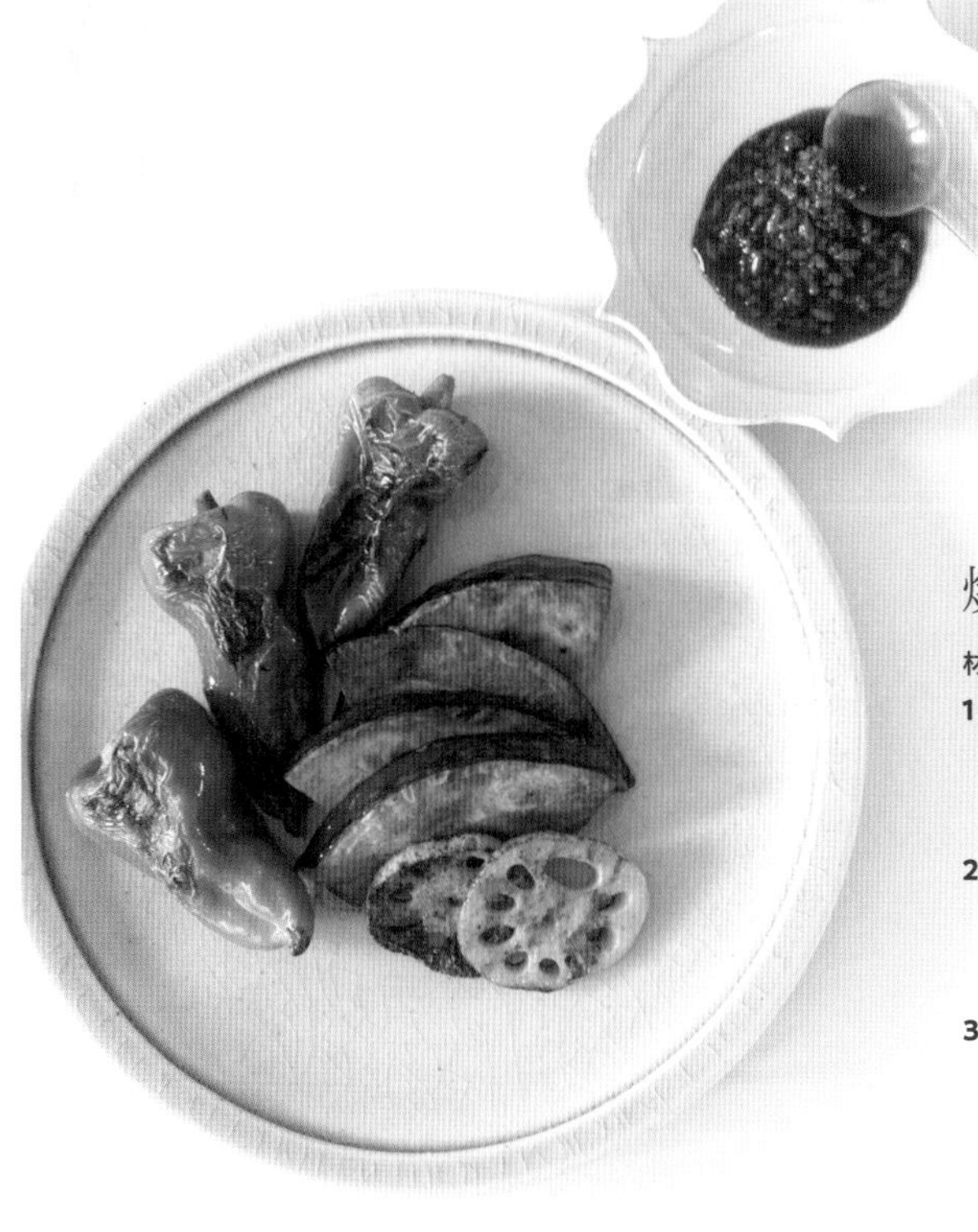

焼き野菜のしょうゆ麹がけ

材料と作り方

1 かぼちゃ適量は種とワタを取り、皮ごと7〜8㎜厚さに切る。れんこん適量も皮ごと7〜8㎜厚さに切る。

2 フライパンに菜種油小さじ½を熱し、丸ごとのピーマン、**1**の野菜を順に、香ばしい焼き色がつくまで焼く。

3 器に盛り、しょうゆ麹適量をかけていただく。

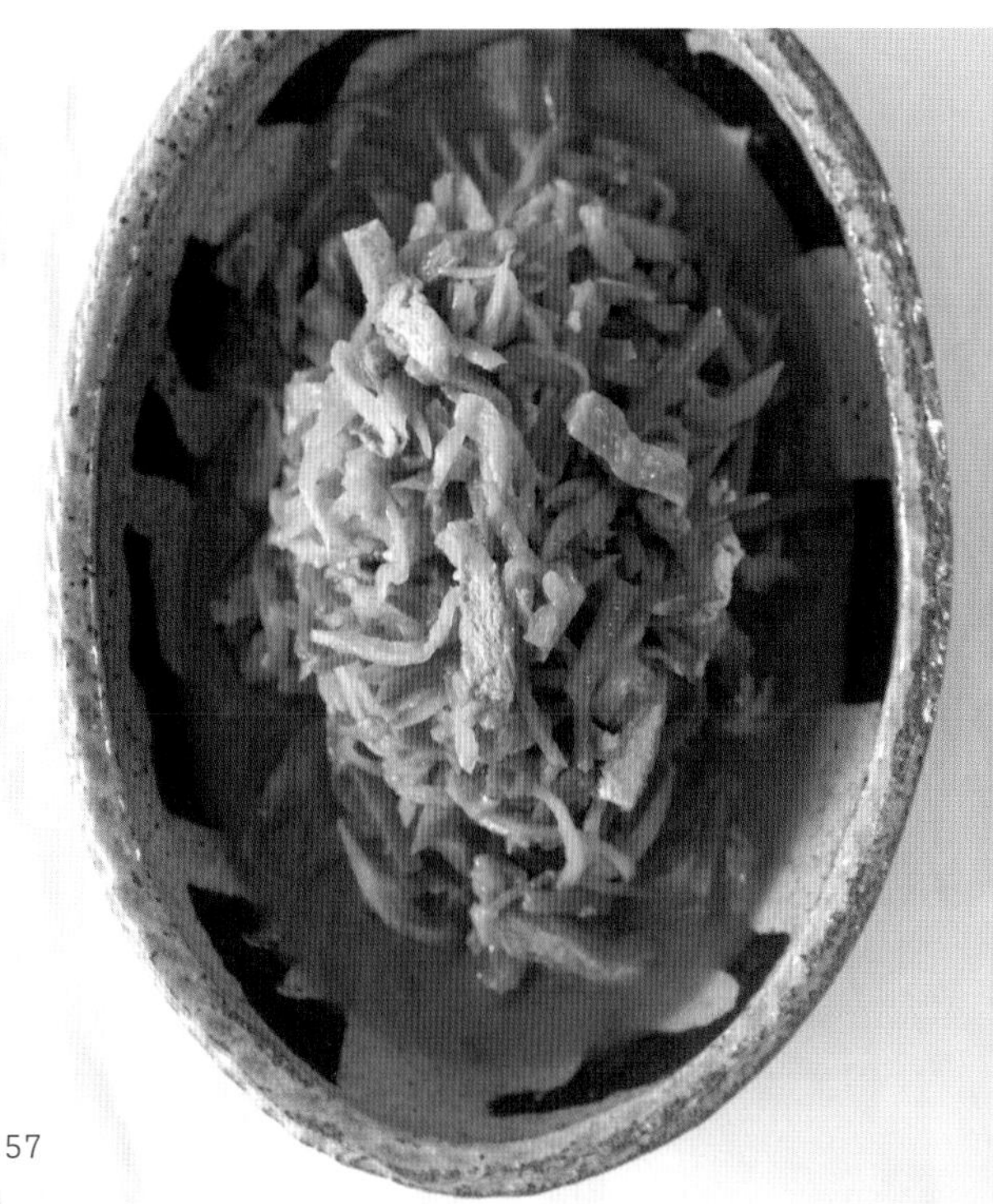

切り干し大根のしょうゆ麹煮

材料（作りやすい分量）

切り干し大根…50g
にんじん…1本
油揚げ…1枚
菜種油…大さじ1
しょうゆ麹…大さじ3

作り方

1 切り干し大根は水につけ、やわらかくなるまで戻す。戻し汁は取っておく。にんじんは細い拍子木切りに、油揚げは細い短冊切りにする。

2 鍋に菜種油を入れて中火にかけ、**1**を炒める。

3 油が全体にまわったら、戻し汁350㎖、しょうゆ麹を入れ、15分ほど煮る。

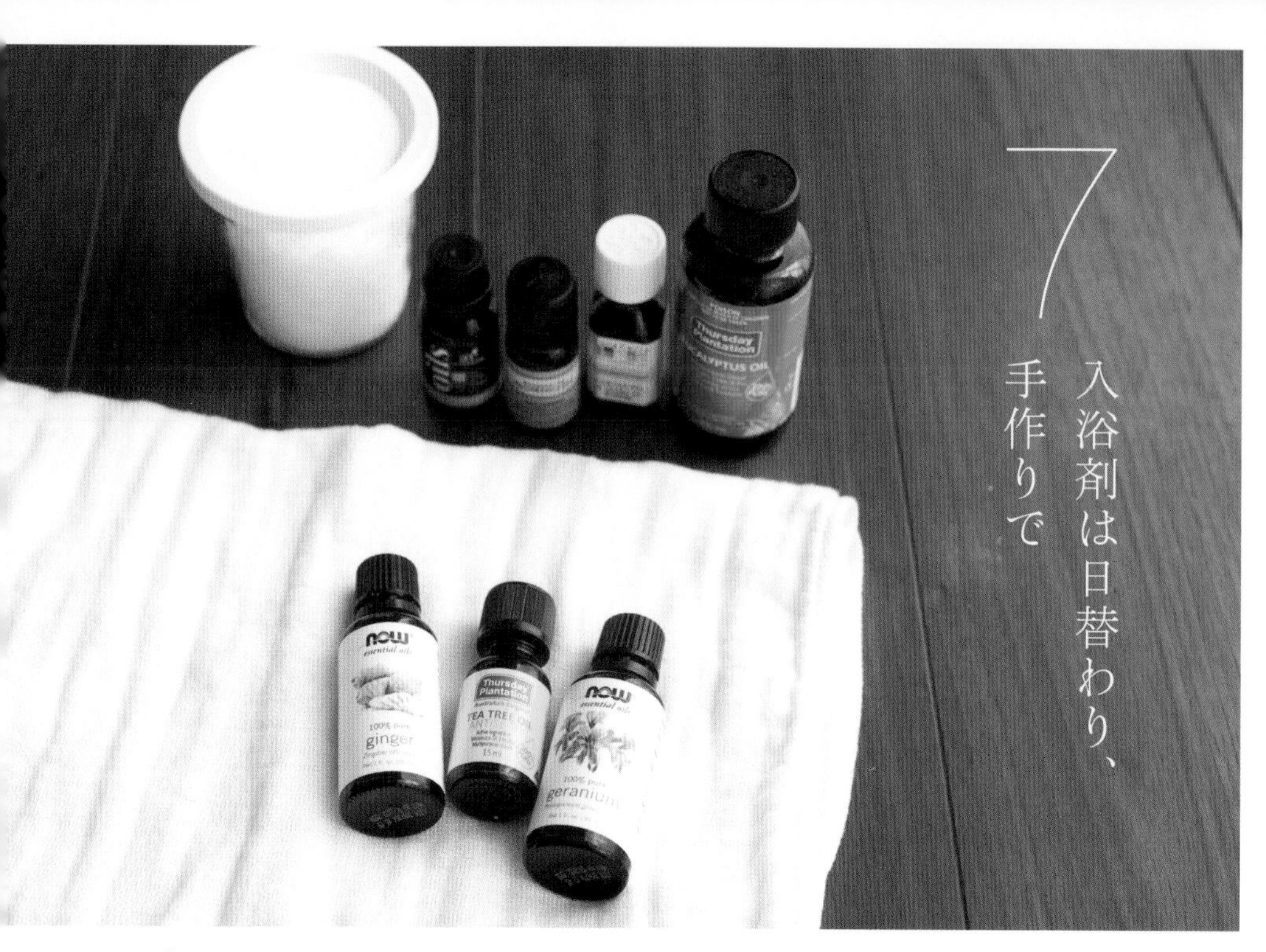

7 入浴剤は日替わり、手作りで

塩1と1/2カップに、精油を5〜6滴ほど加え、よく混ぜからて浴槽へ。入れすぎると肌への刺激になることもあるので、注意を。

毎晩必ず浴槽につかるようにしているというAYUMIさん。そのときに必ず、手作り入浴剤を加えています。自然塩を入れると老廃物が排出されやすくなり、肩こりや腰痛がやわらぐそう。さらにアロマオイルで好きな香りを加えて、リラックス効果をプラスします。

「塩は浄化にもいいそうなので、たっぷりと。その日にほっしている香りが、今の自分に効果があるものだと思うので、『どんな香りにしよう?』と自分に問いかけて選ぶのを楽しみにしています。女子力を高めたいときはゼラニウムやサンダルウッド、風邪っぽくてすっきりしたいときはユーカリやティートゥリーなど。ラベンダーやローズなど、定番の香りをいくつかミックスして使うことも」

季節ごとに仕込んでいる酵素シロップ。料理に使い切れない残りは、洗濯ネットに入れ、入浴剤代わりにお風呂へ入れて活用。

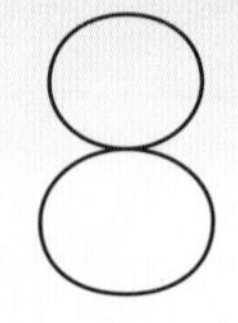

毎日必ず、空を見上げる

気づくといつの間にか習慣のひとつになっていたのが、空を見上げること。朝窓を開けたとき、仕事に出かける日の駅までの道のりや、仕事中の休息のひとときなど、気がついたら視線を上にして、遠くを眺めるようにしているそう。

「東京の空は『狭い』と言われたりしますが、でもどんな都会でも、空は広がっているんですよね。晴れた日だけでなく、曇りの日や雨の日もそれぞれに、単純に『きれいだなあ』『美しいなあ』と思います」

天候や季節によって、同じものは二度と現れない空模様。どんな気分の日も上を向いて、自然の描き出す色を「きれい」と思えるようなら大丈夫。ささやかですが、自分の状態を測るバロメーター的な習慣だそう。

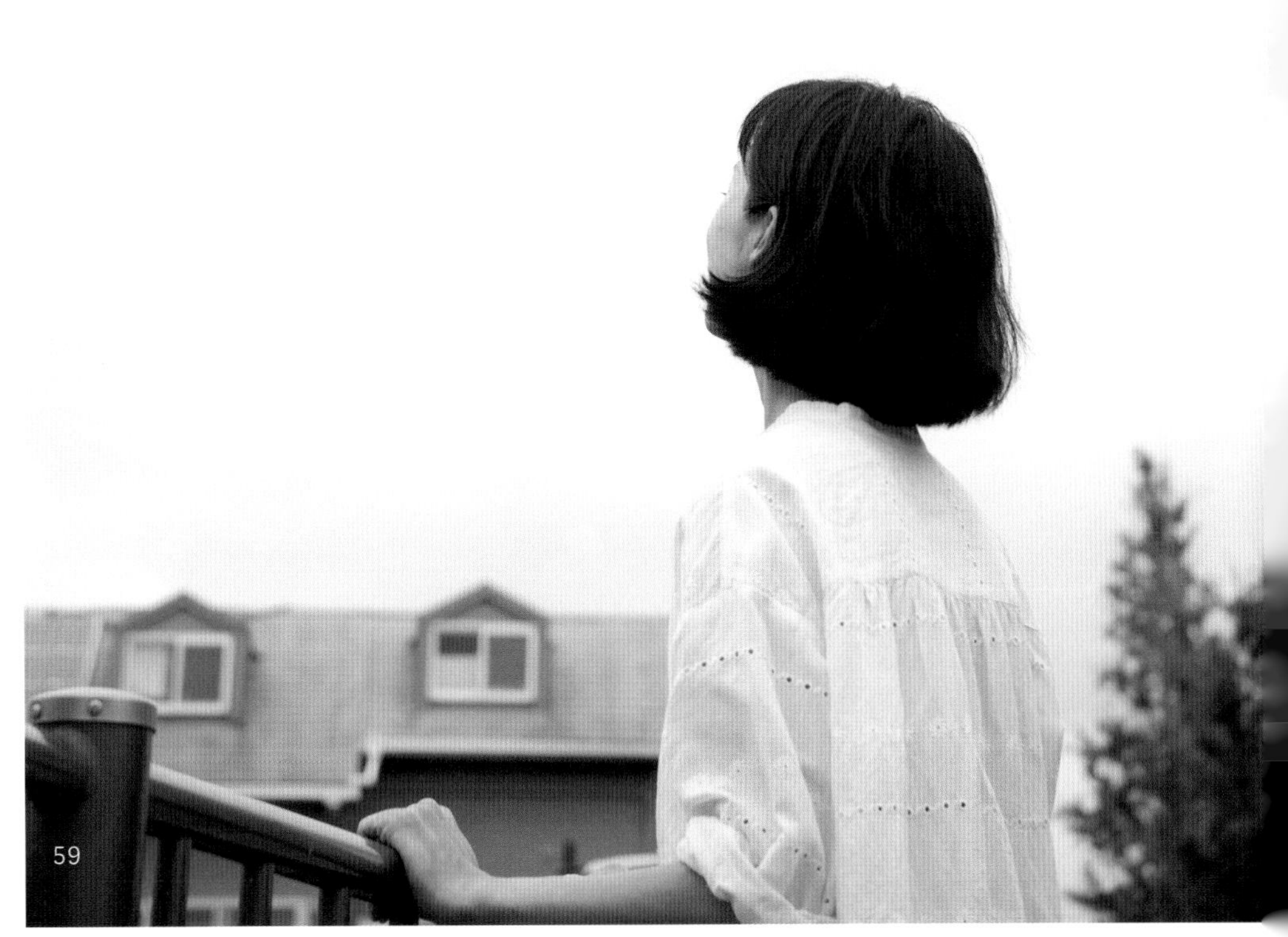

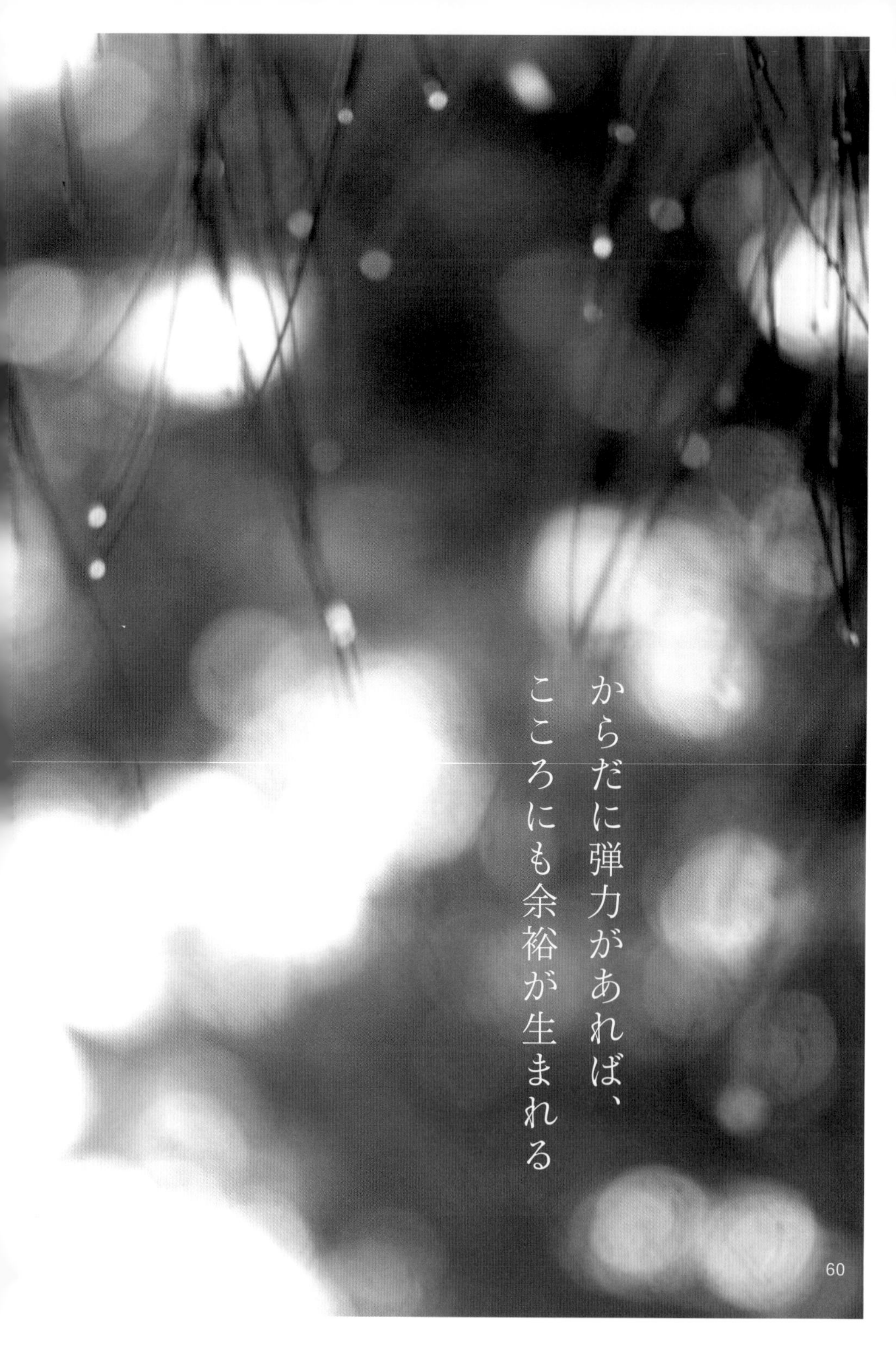
からだに弾力があれば、
こころにも余裕が生まれる

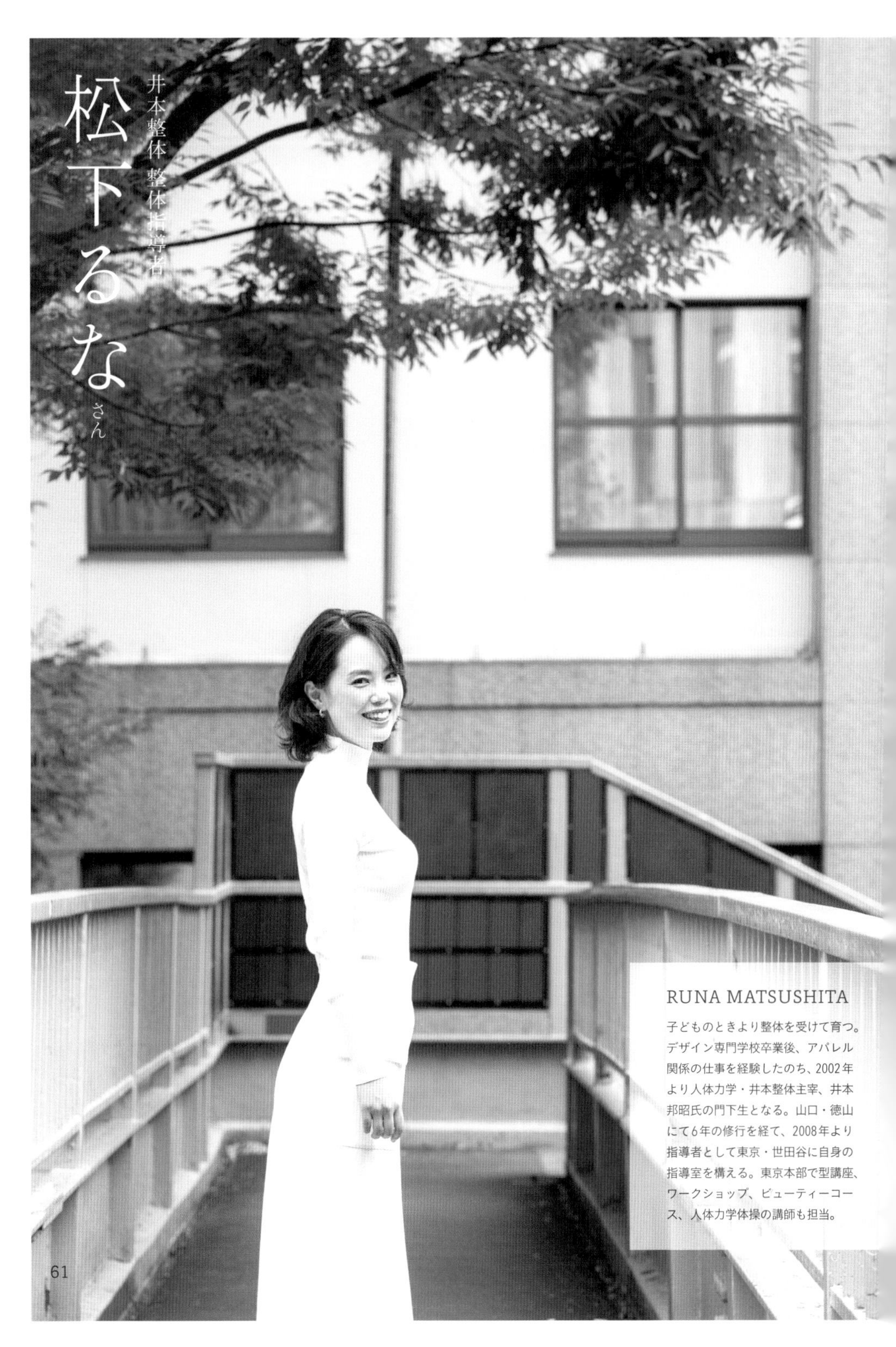

松下るなさん

井本整体 整体指導者

RUNA MATSUSHITA

子どものときより整体を受けて育つ。デザイン専門学校卒業後、アパレル関係の仕事を経験したのち、2002年より人体力学・井本整体主宰、井本邦昭氏の門下生となる。山口・徳山にて6年の修行を経て、2008年より指導者として東京・世田谷に自身の指導室を構える。東京本部で型講座、ワークショップ、ビューティーコース、人体力学体操の講師も担当。

からだにピーンと1本線が通る感じ。整体をしていくと自分の中心が分かっていく

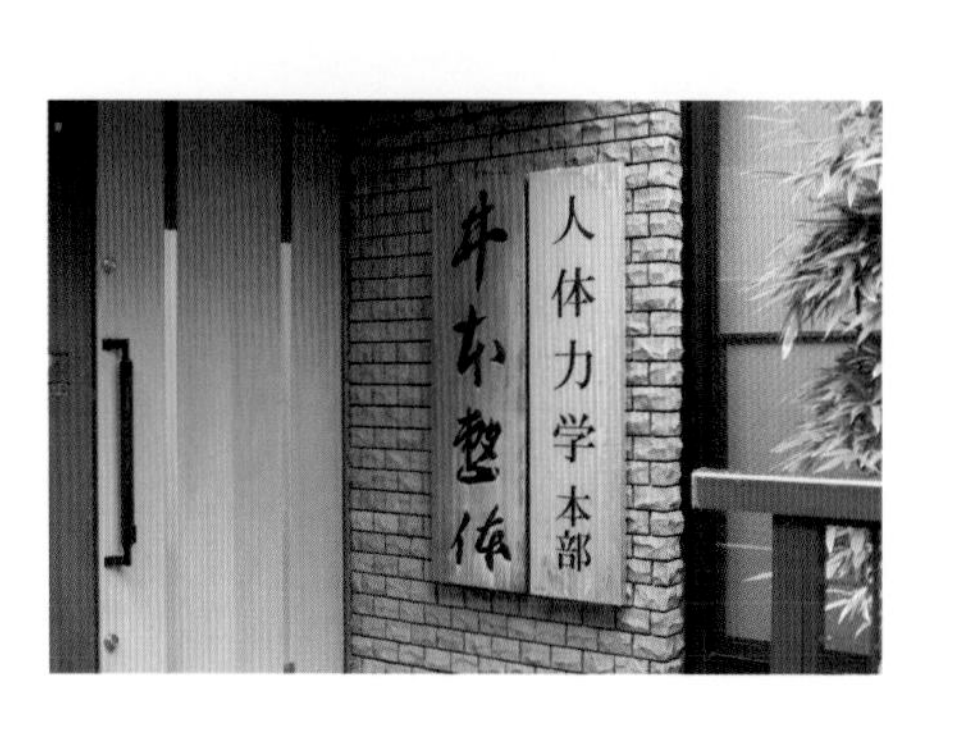

「何という美しいS字カーブ！」。ポートレートを撮影しているとき、フォトグラファーの砂原さんと私は、松下さんのからだのラインを見て、思わず叫んでしまいました。まるで絵に描かれたようなスタイルのよさ。胸が開いて肩がしっかり下がり、お尻がきゅっと上がっていて。これだけ胸が開いているのが「正しい姿勢」なんだと、衝撃を受けた瞬間でした。その後まわりを見わたすと、自分を含めていかに猫背で、あごをつき出している人の多いことか。松下さんの姿をまねて姿勢を正すと、すーっと息がおへそあたりまで落ちてくるのを感じました。そうか、人は本来、ここまで深く息ができるものなんだ……。

「よくみなさん、自分の猫背を『生まれつき』なんておっしゃりますけど、赤ちゃんはピチピチで弾力があって、猫背な子なんていないでしょう？　猫背になってしまうのは体力が足りないから。猫背になると肺活量が減り、元気がなくなって、さらに猫背になる。その悪循環で姿勢は悪くなるのです」

今では見るからに健康な松下さんですが、井本整体の門をたたいた20代の頃はガリガリに痩せ、毎日の食事はほぼ野菜だけ。目つきも悪く、仕事中はタバコが手放せないような、不健康ぶりだったそう。

「昼間は気だるくダラダラしていて、夜になるとようやく元気になってくる。いつもねじれた姿勢で椅子に座って、ものごとを斜めに見ていました。感覚が麻痺

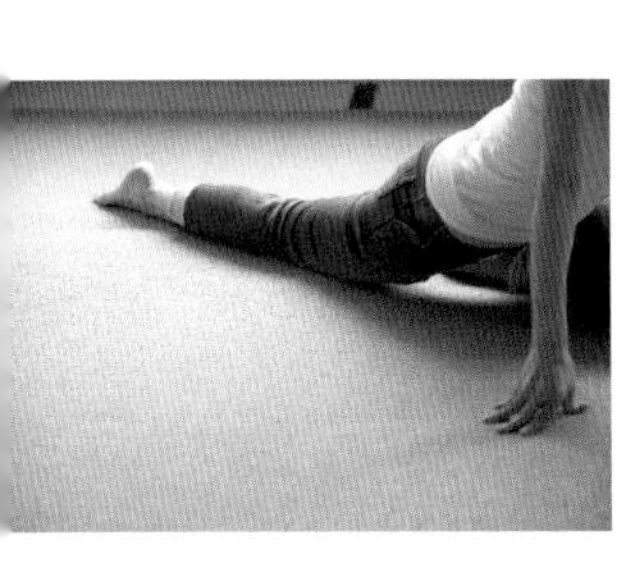

適度な筋肉と女性らしいメリハリのある、松下さんのからだ。「バリバリの筋肉をつけすぎると、内臓を押し固めてしまい、しなやかな生命活動を封じてしまうので、あくまでやわらかな筋肉が理想です」

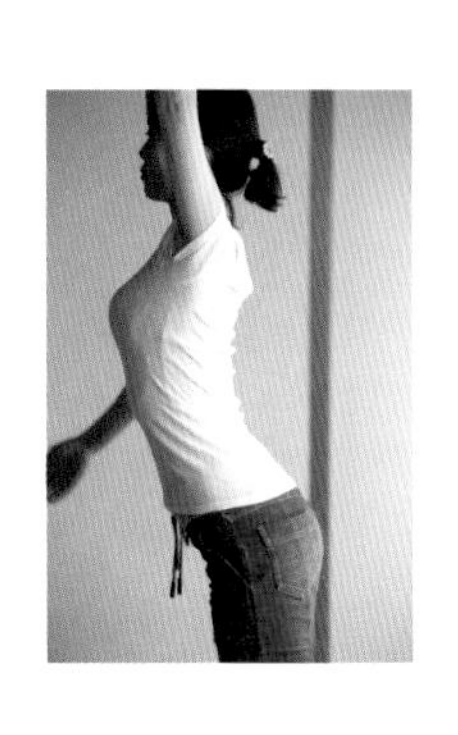

するとそれが普通になって、麻痺しているからこそ、できていたのだと思います。正しい感覚が分かると、とても気持ち悪くて続けられませんから」

若い頃はファッションデザイナーを目指していた松下さん。しかし作りたかったのは、市場に求められるようなシンプルで着回しが利く服ではなく、アートに近い、クリエイティビティのある服。就職活動時期はファストファッションがもてはやされ、アパレル業界は不景気真っ最中。「やりたいことは、日本ではできない」と、深いフラストレーションを感じていたそうです。

ちょうどその時期、お母さまのお知り合いが脳梗塞で倒れ、病院にお見舞いに行く機会がありました。軽くマッサージをしてあげると、なぜかどの場所がこっているかがすぐに分かってしまう。それまで上がらなかった腕がスイッと動くようになり、とても驚かれ、感謝されたそうです。もちろん当時はまったくの素人でしたが、母方のお祖父さまが趣味的に鍼灸を習っていて、幼い松下さんはツボの取り方などをときどき教わったりしていたそう。とはいえ、学んでもなかなか分からない人もいるくらいですから、からだの見立てができる、天性のセンスを持ち合わせていたのでしょう。

「それまで、エゴ全開でファッションの仕事をしたいと思っていた人間が、『人に喜ばれることって、こんなにうれしいことなんだ』と衝撃を受けて。その落差が

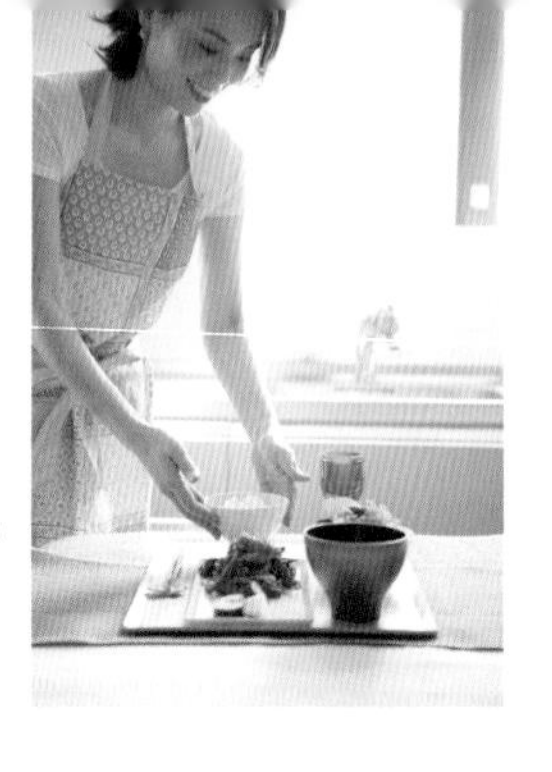

食事はからだが素直に食べたいと感じるタイミングで、こころからおいしいと思うものを食べることが大切。「修行時代、師匠からも『おいしそうに食べるね』と、よく褒められていました（笑）」

強烈だったんでしょうね。『人に喜ばれる仕事がしたい、いろんな人のからだを治してあげたい』と考えるようになったのです」

そもそも松下さんは子ども時代、お母さまに連れられて整体を受けてきた経験がありました。からだの中に1本ピーンと線が通る感じ、自分の中心が分かり、「これがいちばんいい状態」と分かるのがとても気持ちいいことだと、子ども心ながらに感じていたそうです。

いざからだにまつわる仕事をしてみようと思っても、一人前になるには10年以上かかると言われている整体の世界。もっと手っ取り早く仕事になるマッサージ系の学校などもいろいろ見てみましたが、そこであらためて「根本を治すのは、整体しかない」と気づき、井本整体の門をたたくことにしたのです。

「当初は『人のことを治してあげよう』なんて意気ごんでいましたが、入門してみると自分自身のからだがカチコチで、整体的に悪い例の代表みたいな状態であることが分かったんです（笑）。教わる体操もできないことだらけ。あせって『人の3倍こなせば、3倍の速さで治るのでは？』と無理をしたこともありましたが、ものごとにはやはり、順序があるんですよね」

たとえば朝顔の種が発芽し、成長し、花を咲かせる過程は、一足飛びにすることはできません。同じように、何年もかけてゆがんでしまったからだは、段階を経て、少しずつよくなっていくしかないのです。そして治る前段階には、必ず痛みや停滞期があって、「落ちる」経験が必要となります。

代表の井本邦昭先生の門下生になり、毎朝4時起きで、文字通り朝から晩まで患者さんと接し、仕事に明け暮れるハードな日々。そんな生活を数年間過ごし、最中は「極限まで落とされる」経験もしたとふり返る松下さん。からだが少しずつゆるんでいくと、こころにも同じように弾力が生まれて、「待つ時間」が、自分にも必要だと思えるようになっていきました。そういうこころの余裕が持てるようになってきたとき、松下さんのからだは大きく変わっていったそうです。

強いからだというと、筋肉たっぷりの鋼鉄のような姿をイメージするかもしれません。けれど井本整体が考えるのは、ふわふわしたやわらかい筋肉と適度な脂肪、きれいなアーチを描く「しなやかなからだ」。多少のストレスや病原菌がやって来ても、しなやかに対処できるような柔軟なからだです。それはこころのありよう、やわらかさともしっかり結びついています。

「からだが整うとイライラしたり、落ち込んだりということがほとんどなくなって、生きるのが本当にラクになるんです。私は自分自身の経験を経て、それを強く実感しました。そういう生き方があるということを、整体を通じてたくさんの人に知ってほしいと願っています」

1 胸を広げる呼吸で、新鮮な酸素を取り入れる

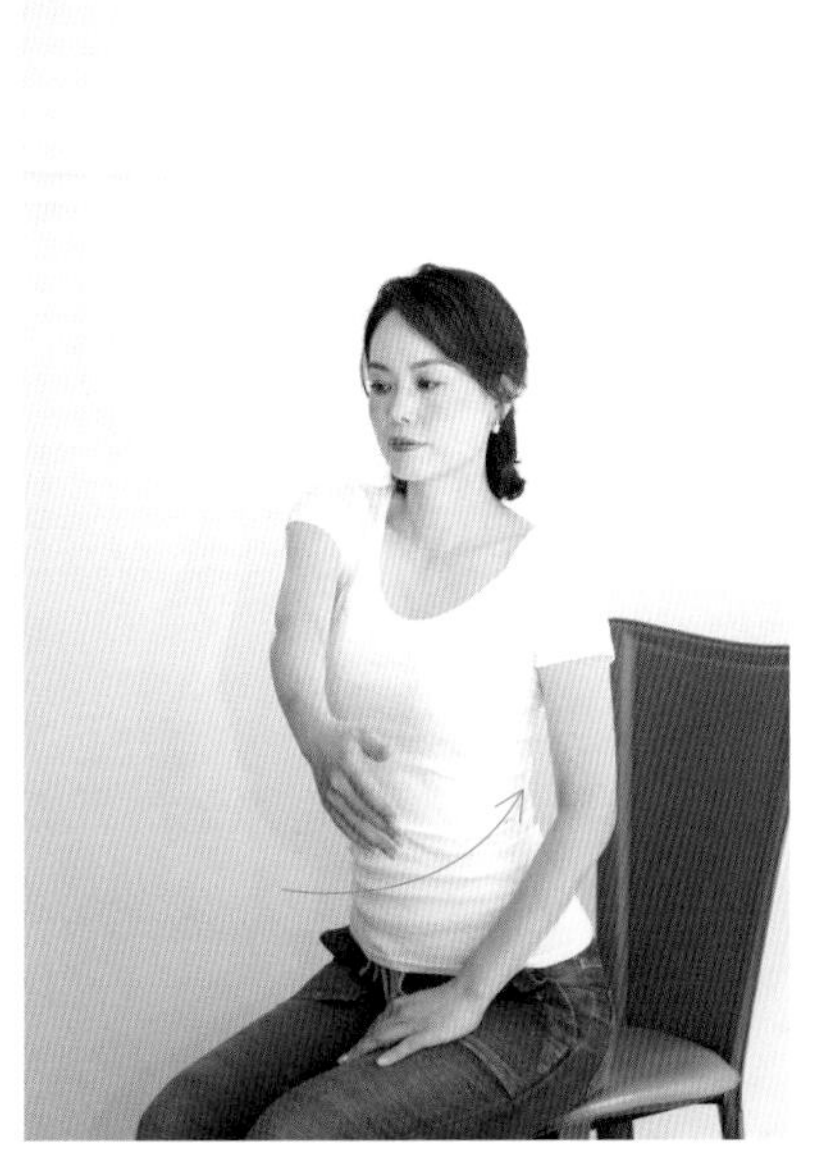

椅子に浅く座って、腰は少し反らせるようにして、背筋を伸ばす。息を吸いながら、右手を下から上に向かって動かす。

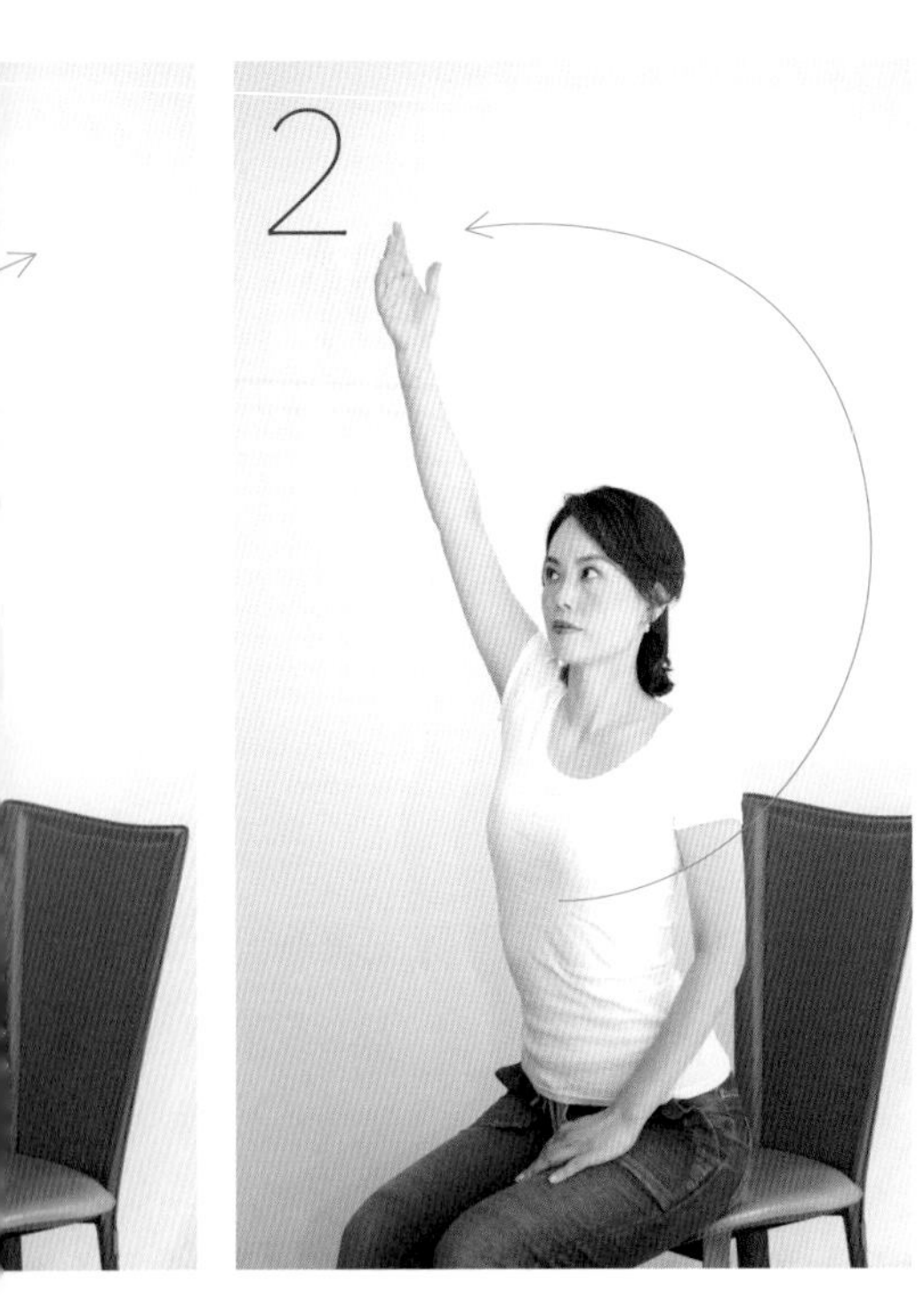

腕が顔の前を通り、ぐるっと回転させるような感じで上に上げる。

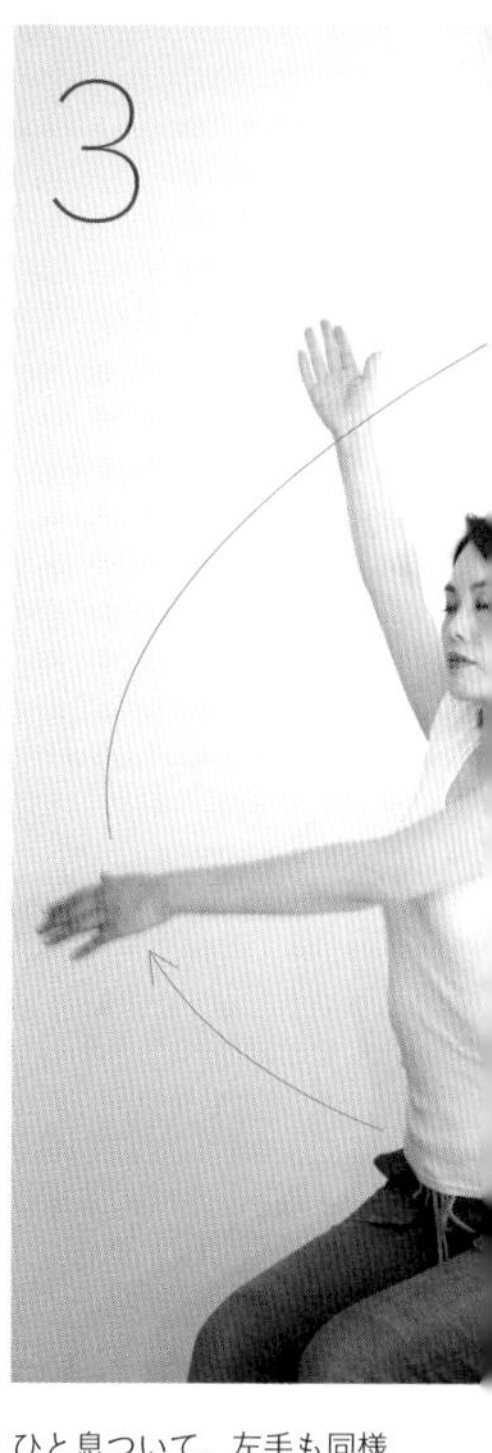

ひと息ついて、左手も同様に、息を吸いながら腕が顔の前を通るように上げる。

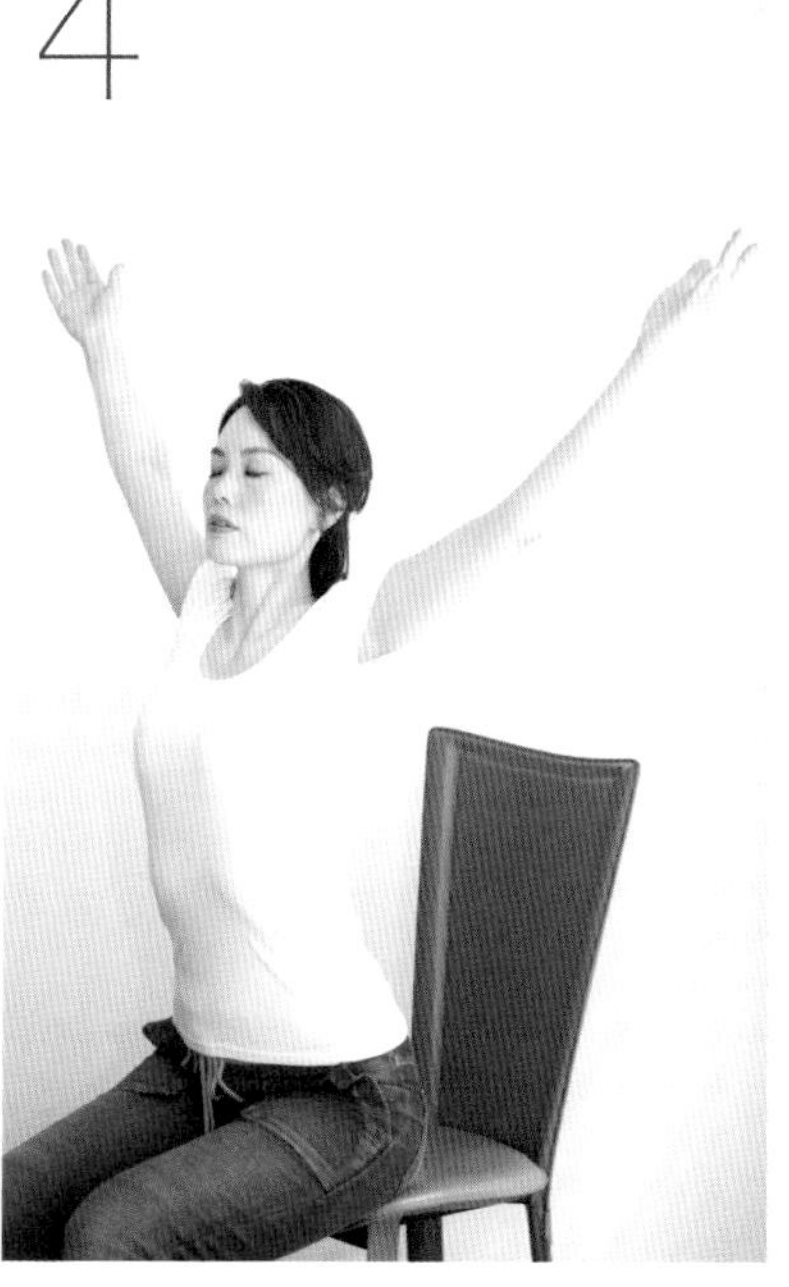

胸が大きく開くように両手を伸ばす。このとき、「胸が広がり、気持ちがいい」ということを感じるように。

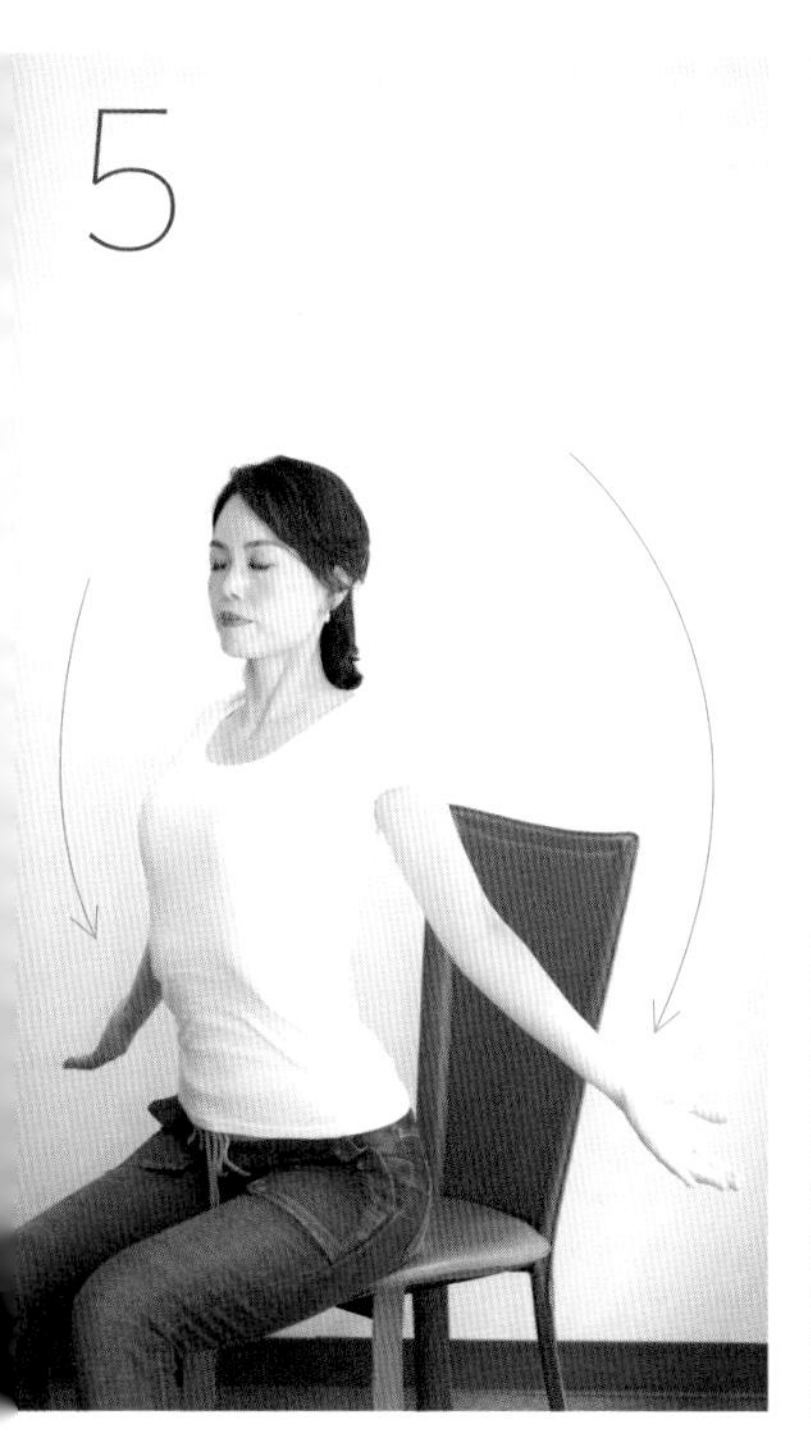

そのまま両手をななめ下に下ろし、下ろしきったところで、ゆっくりと息を吐く。これを2～3回くり返す。

「肩がこる、生理痛が辛い、下半身がむくんで冷えやすい。そんな訴えをする女性は、実は呼吸がきちんとできていない人がほとんど。背中が丸まり、肺が圧迫されて十分に広がらないため、1日のほとんどが、呼吸が浅いまま過ごしているんです」

すべての健康は、正しい呼吸から。けれどもずっと呼吸ばかりを意識することは難しいので、1日2回、朝起きたときと夜寝る前に、鎖骨の中央にある胸鎖（きょうさ）関節を広げる呼吸法をすすめているそうです。

「私は仕事終わりや疲れてあごが出てきたとき、早くやりたくてうずうずしてきます。この呼吸法をしたあとの爽快感を覚えると、自然と『やりたい』と思える状態になってきます」

2 元気を出す日は、牛の赤身肉

松下さんが「元気を出したい」と思うときに食べるのは、牛の赤身肉。脂肪や筋を含まないので、霜降り肉より低カロリー。たんぱく質や鉄分を豊富に含み、脂質の代謝に必要不可欠な「L・カルニチン」というアミノ酸も含まれているため、代謝が落ちてくる中高年にも向いていると言われています。

「牛肉はからだを温める効果があるので、秋冬によく食べます。女性は野菜や穀類だけで食事をすます人がいたりしますが、元気のためには、質のいいたんぱく質をしっかりとることが大事。いろんな人のからだを見ていると、100歳まで元気に生きる人は、お肉や魚をしっかり食べていらっしゃる。私もお手本にしたいと思っています」

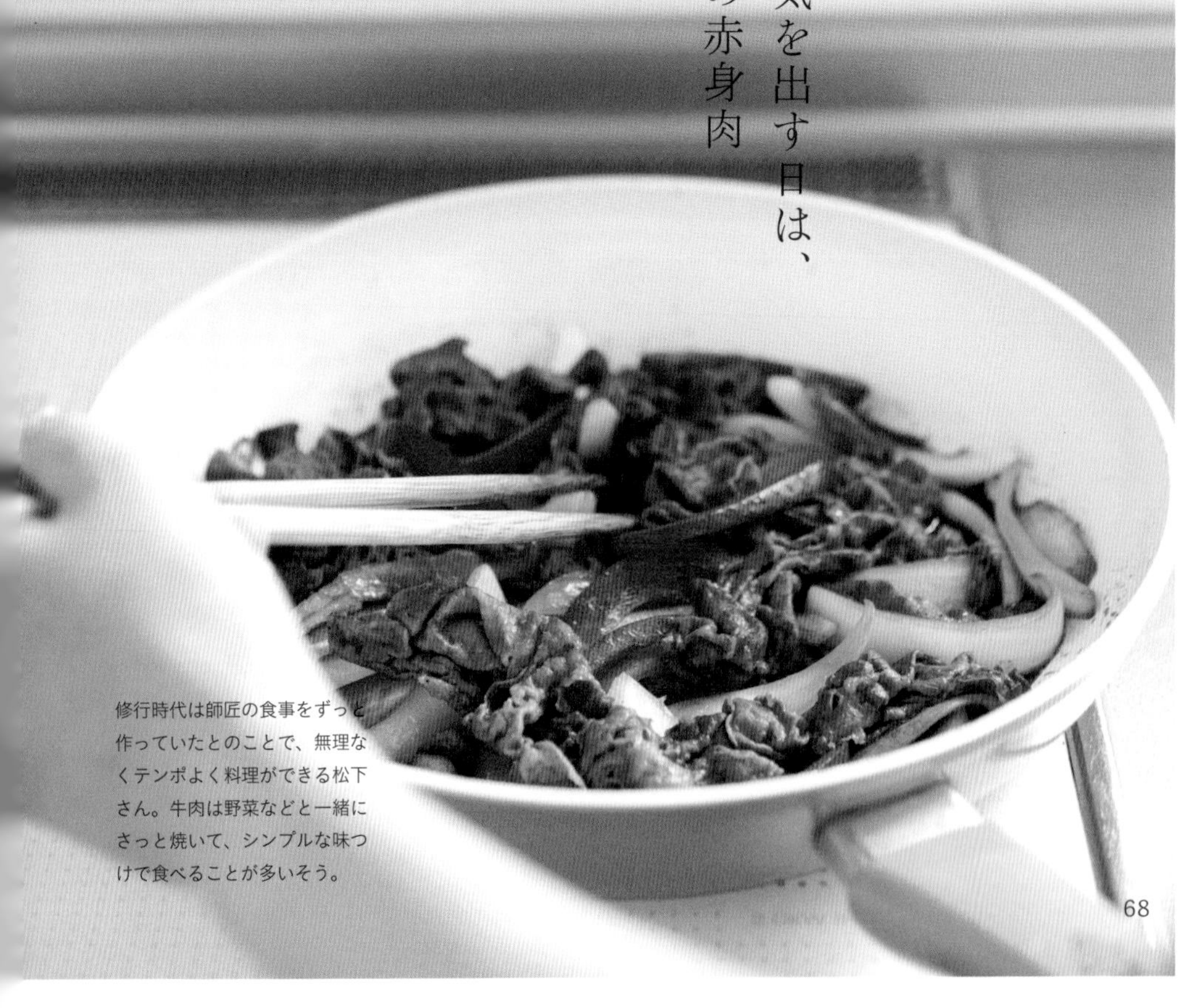

修行時代は師匠の食事をずっと作っていたとのことで、無理なくテンポよく料理ができる松下さん。牛肉は野菜などと一緒にさっと焼いて、シンプルな味つけで食べることが多いそう。

3 間食をせずに、食べたいときに食べる

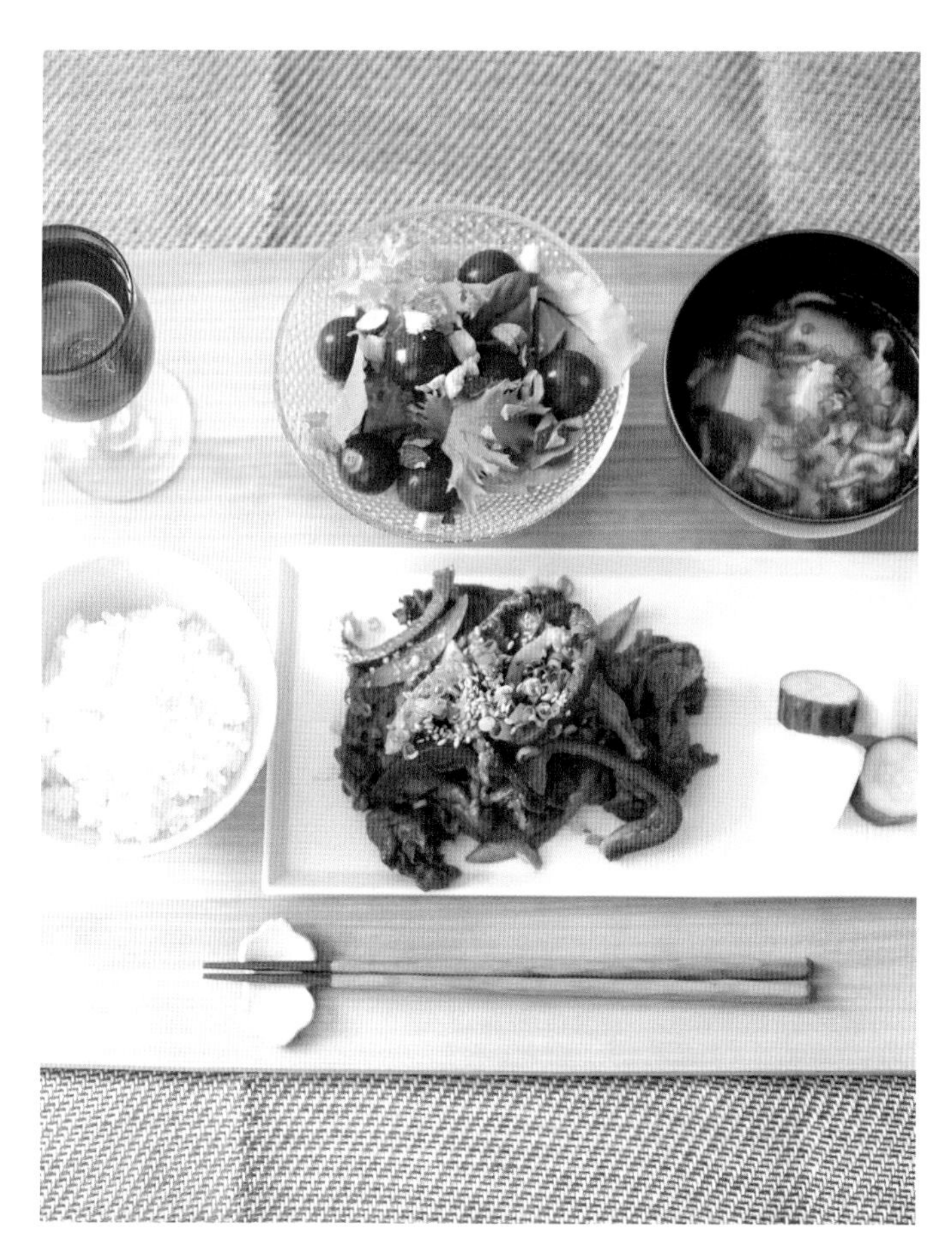

食事でよくないのが、「お腹いっぱいだけど、残すのがもったいない」と余計なひと口をしてしまうこと。「からだからの満腹サインが来たら、その時点でお箸を置いて」

「食べたいときに、食べたいものを、食べたい量だけ食べる」。これは松下さんが師匠から教わった、食べ方についてのルール。脳の欲望や「何となく」で食べるのではなく、からだが本当に必要と感じるものを口にすれば、自ずと健やかでいられるのです。

「そうなるには、胃が正常に働いていることが必須条件。そのためには逆に、胃をしっかり休ませる時間が必要です。だから私は間食を絶対にしません。間食をしない毎日を送っていると、必要な栄養素だけを求める胃に変わっていくのです」

食事の回数も量も決めごとを作らず、ときには抜いたり減らしたり。だからこそ、毎回食事はこころから「おいしい！」と思えるのだそう。

4
パソコン・スマホは時間を区切って使う

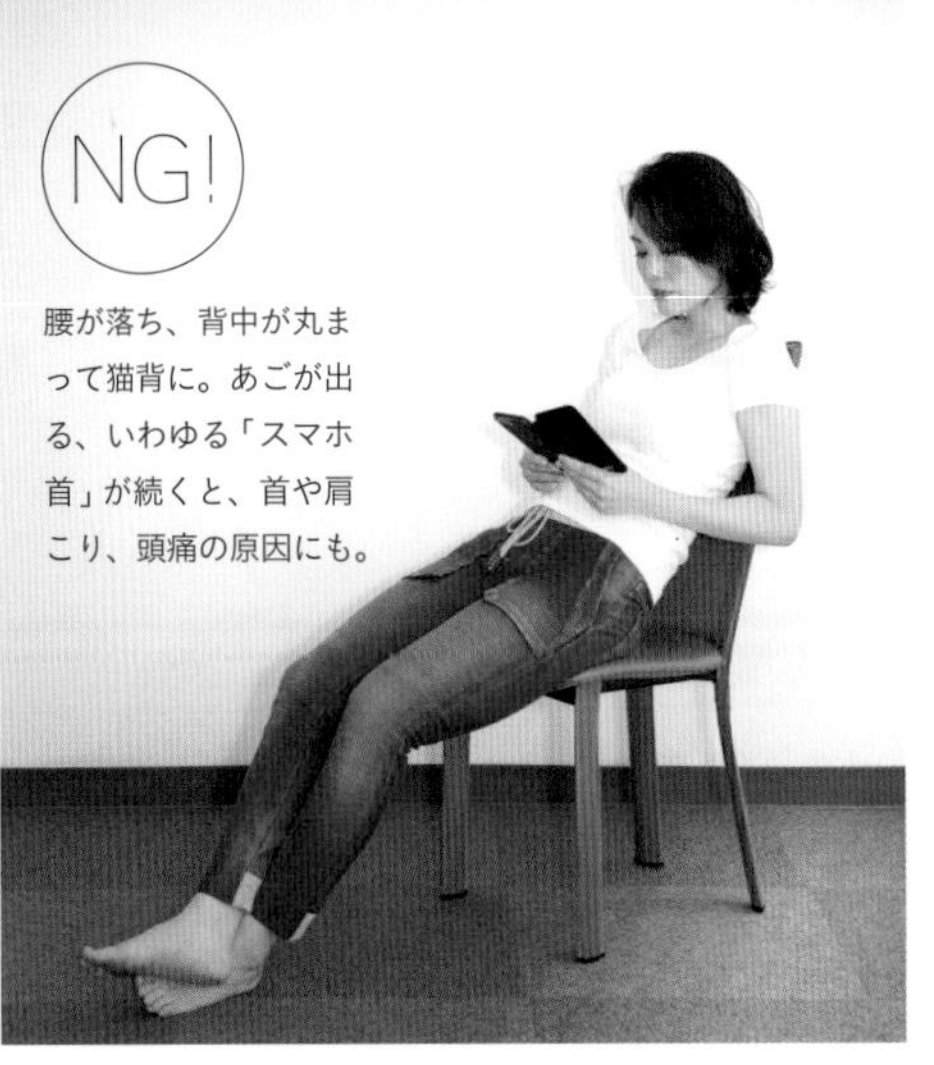

NG!
腰が落ち、背中が丸まって猫背に。あごが出る、いわゆる「スマホ首」が続くと、首や肩こり、頭痛の原因にも。

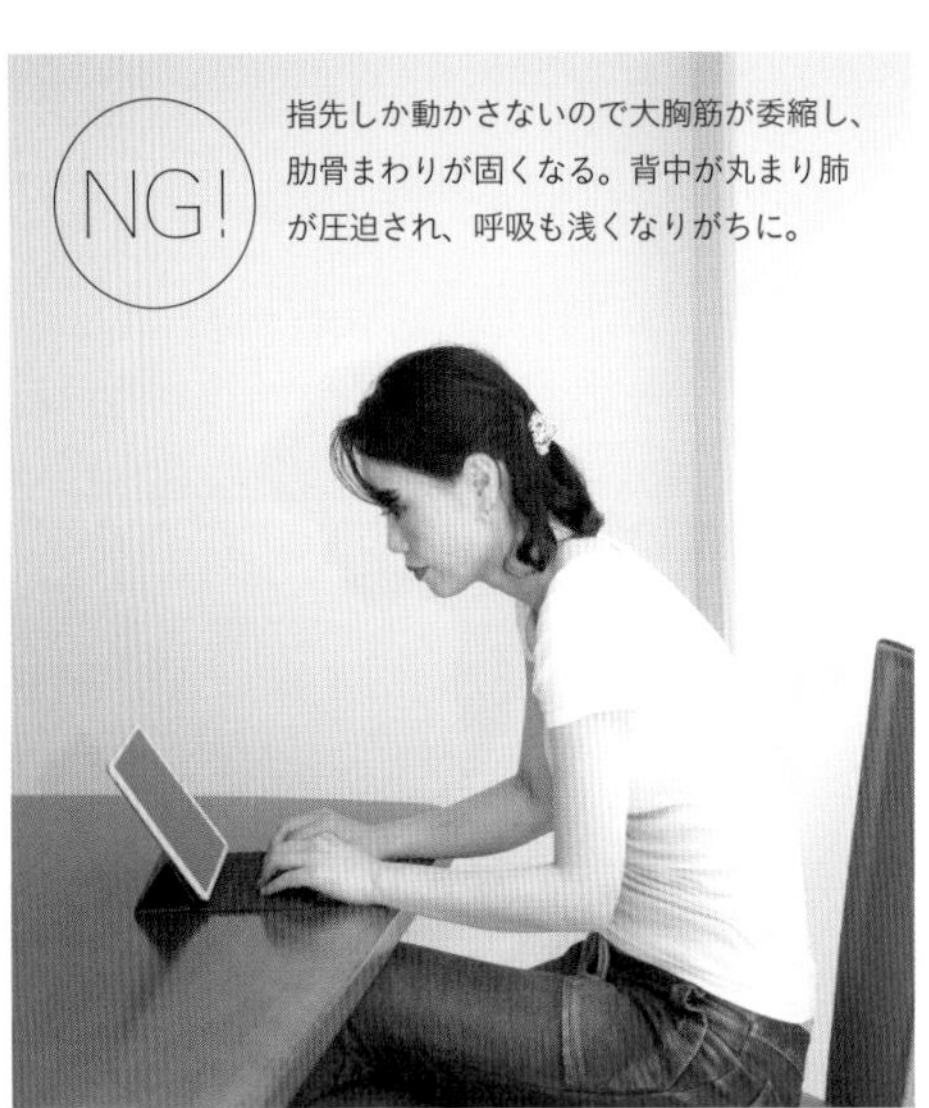

NG!
指先しか動かさないので大胸筋が委縮し、肋骨まわりが固くなる。背中が丸まり肺が圧迫され、呼吸も浅くなりがちに。

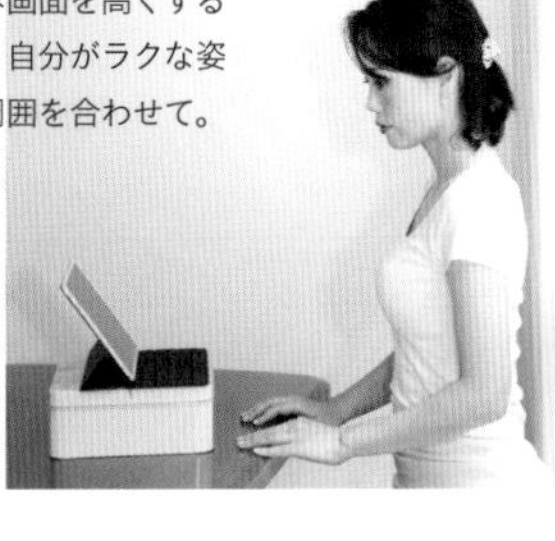

OK!
机や椅子に自分を合わせるのではなく、ものを挟み画面を高くするなど、自分がラクな姿勢に周囲を合わせて。

「生活にはもちろん必要ですが、それでもパソコンとスマートフォンは、できるだけ使わないように心掛けています。なぜなら、使ったあとにからだをリセットするために必要な整体面での労力が、私には分かっているから。特に夜寝る前などは、怖くて絶対にやりません(笑)」

パソコンやスマホを使う姿勢は、肩甲骨が開き、胸部が圧迫されて、呼吸が浅くなるのが一般的。肩こりや腰痛だけでなく、新鮮な酸素がからだに行き渡らないので、疲れやすく、年齢以上に老け込み、あらゆる不調の原因になると松下さん。

「せめてより負担のない姿勢を意識すること、使う時間を区切るように心掛けるだけで、かなり改善されると思います」

5 肩甲骨リセットで疲れにくいからだに

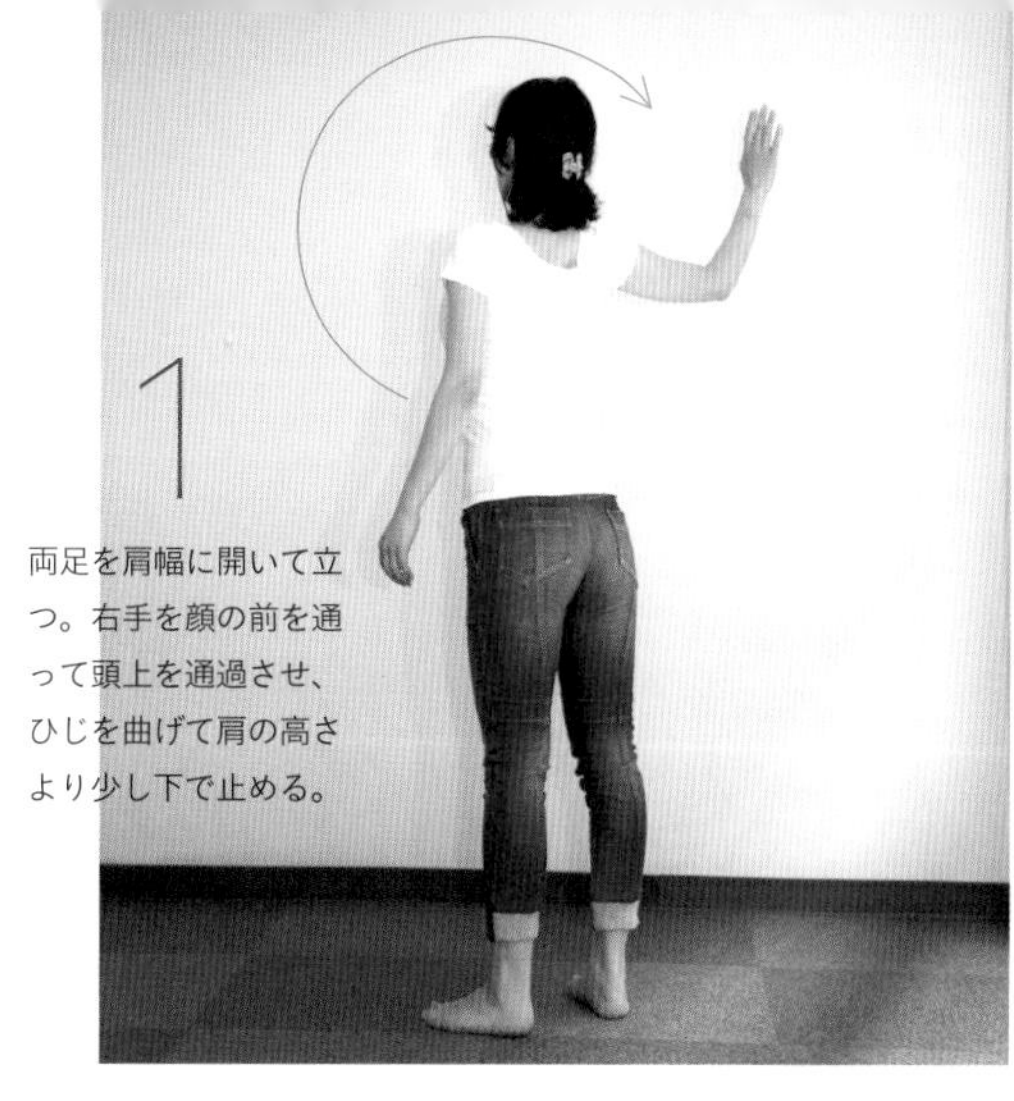

1 両足を肩幅に開いて立つ。右手を顔の前を通って頭上を通過させ、ひじを曲げて肩の高さより少し下で止める。

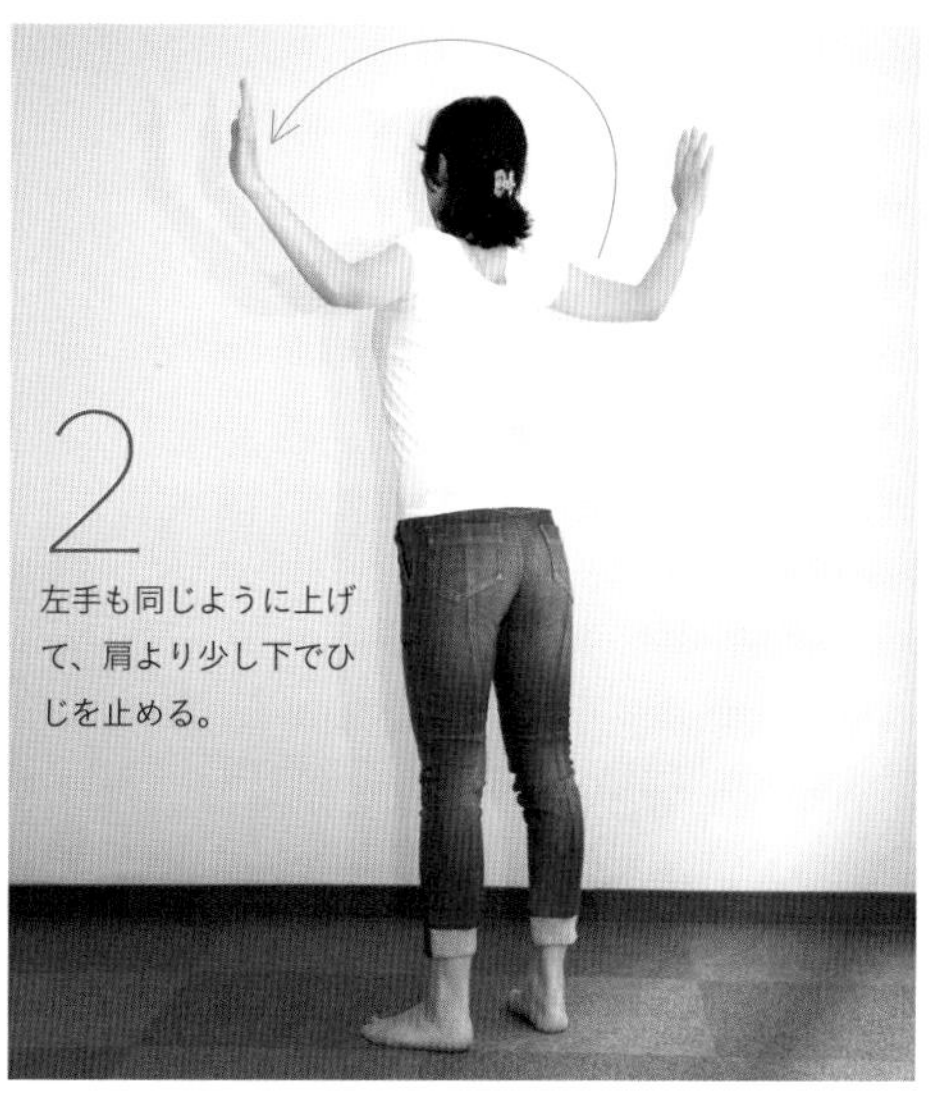

2 左手も同じように上げて、肩より少し下でひじを止める。

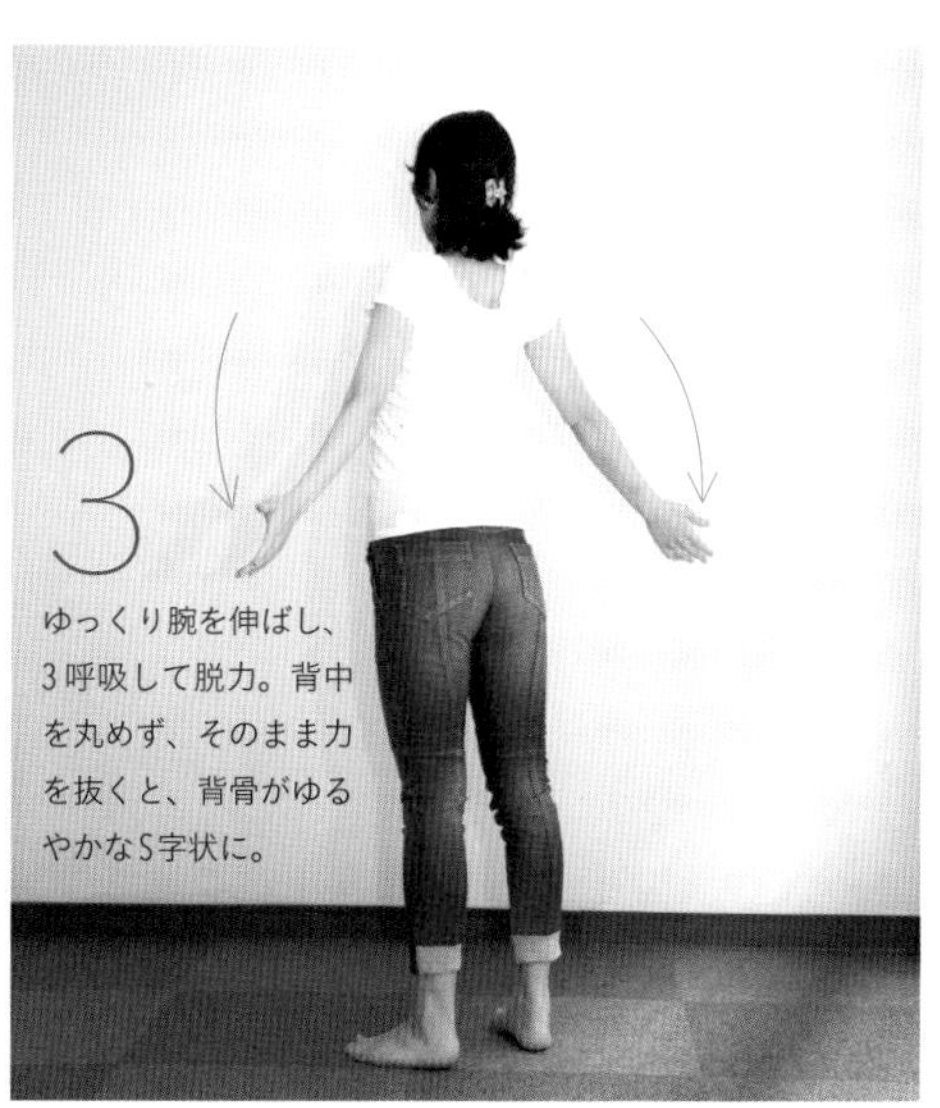

3 ゆっくり腕を伸ばし、3呼吸して脱力。背中を丸めず、そのまま力を抜くと、背骨がゆるやかなS字状に。

それでもパソコンなどを多く使ってしまった日は、「肩甲骨リセット体操」で、からだをニュートラルな状態に戻します。

「肩甲骨をしっかり内側に寄せることで、肋骨をゆるめて、酸素が入るようにする体操です。疲れやすくなっているとき、猫背が気になるとき、それから『最近からだのくびれがない』と感じている方にもおすすめなんですよ」

呼吸器の負担が増えると、意外なことに、肌荒れやシミ、シワの原因になったり、落ち込みやすくなったりするというデメリットも。1日2回、1回につき2分ほど。たったこれだけの体操でもしっかり続けてみると、からだも確実に変わっていくそうです。

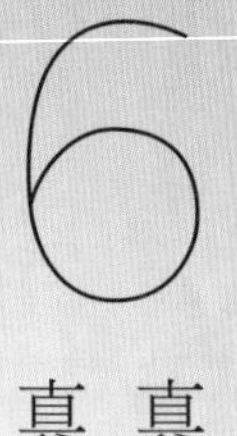

真夏の暑さ、真冬の寒さに無理しない

くだものはひと口大にカットして冷凍しておくと、そのままミキサーにかけやすい。愛用の湯たんぽはドイツ製。特に冷えるときは、昼間でもお腹に当てて温めておき、冷えをためない工夫を。

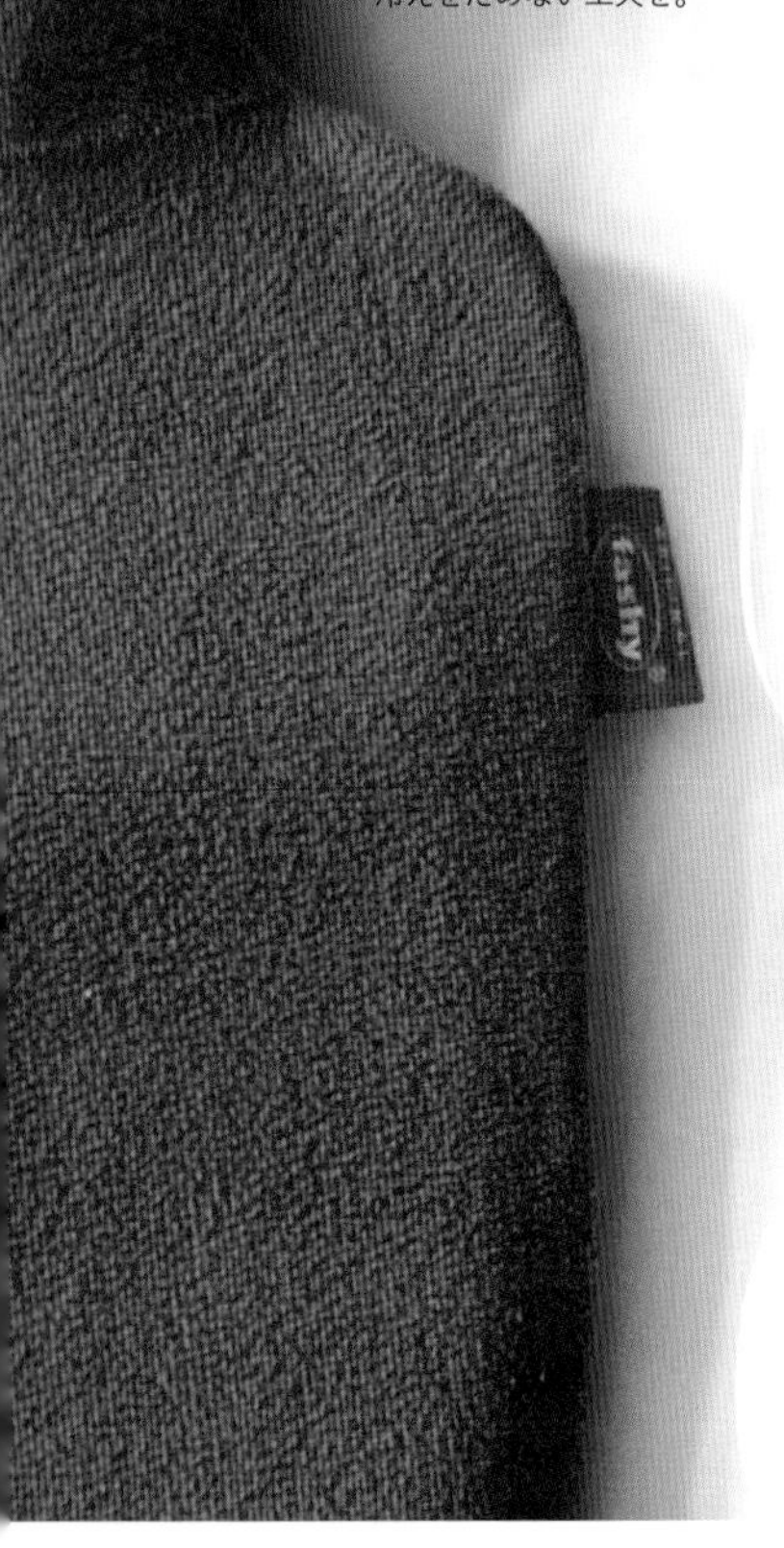

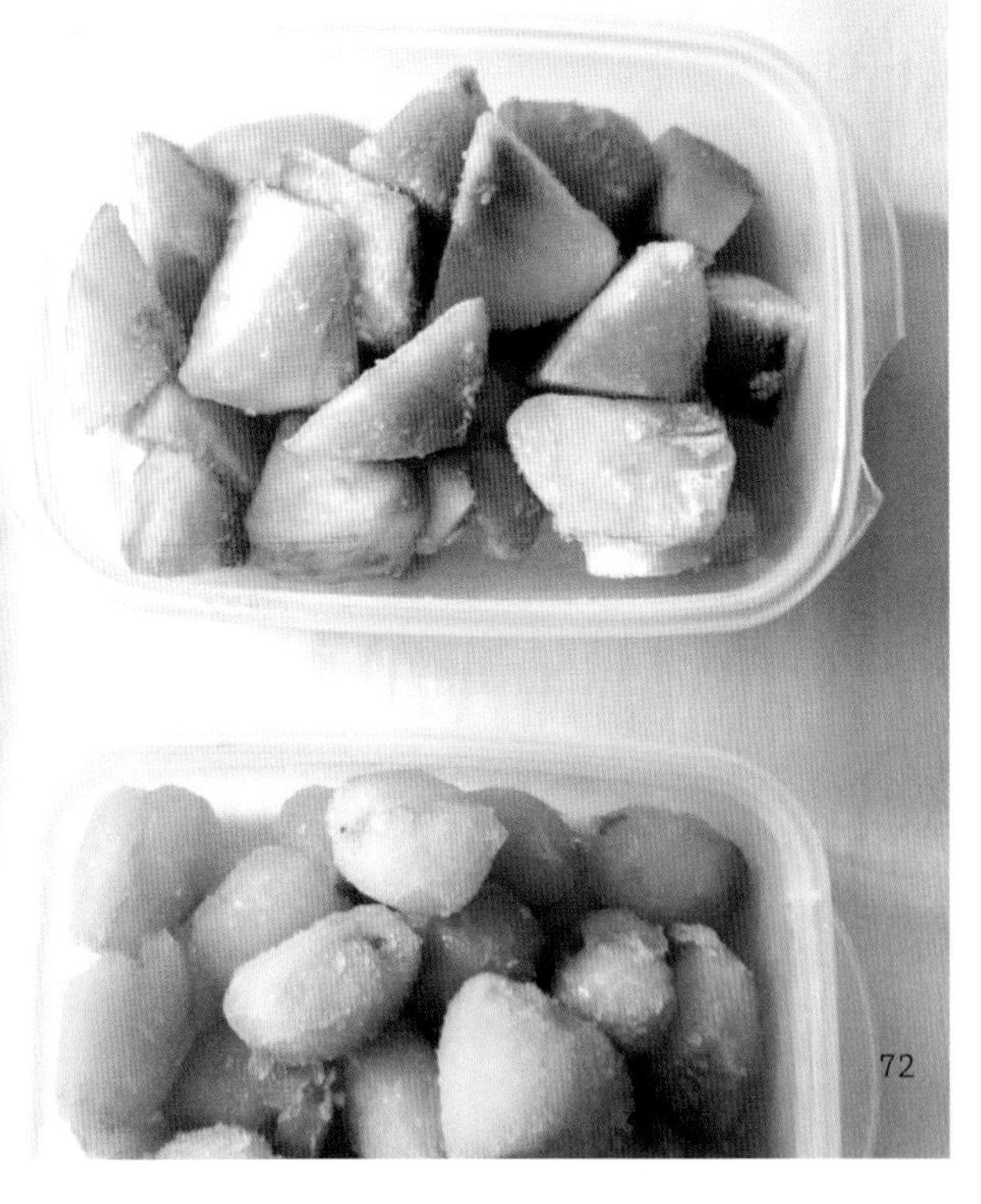

酷暑の日はアイスコーヒーなどではなく、スムージーのような、じんわり冷たさが浸透していく飲み物がおすすめだそう。「凍らせたくだものを2〜3種類、固いなら少しジュースを加え、ミキサーで攪拌（かくはん）します」

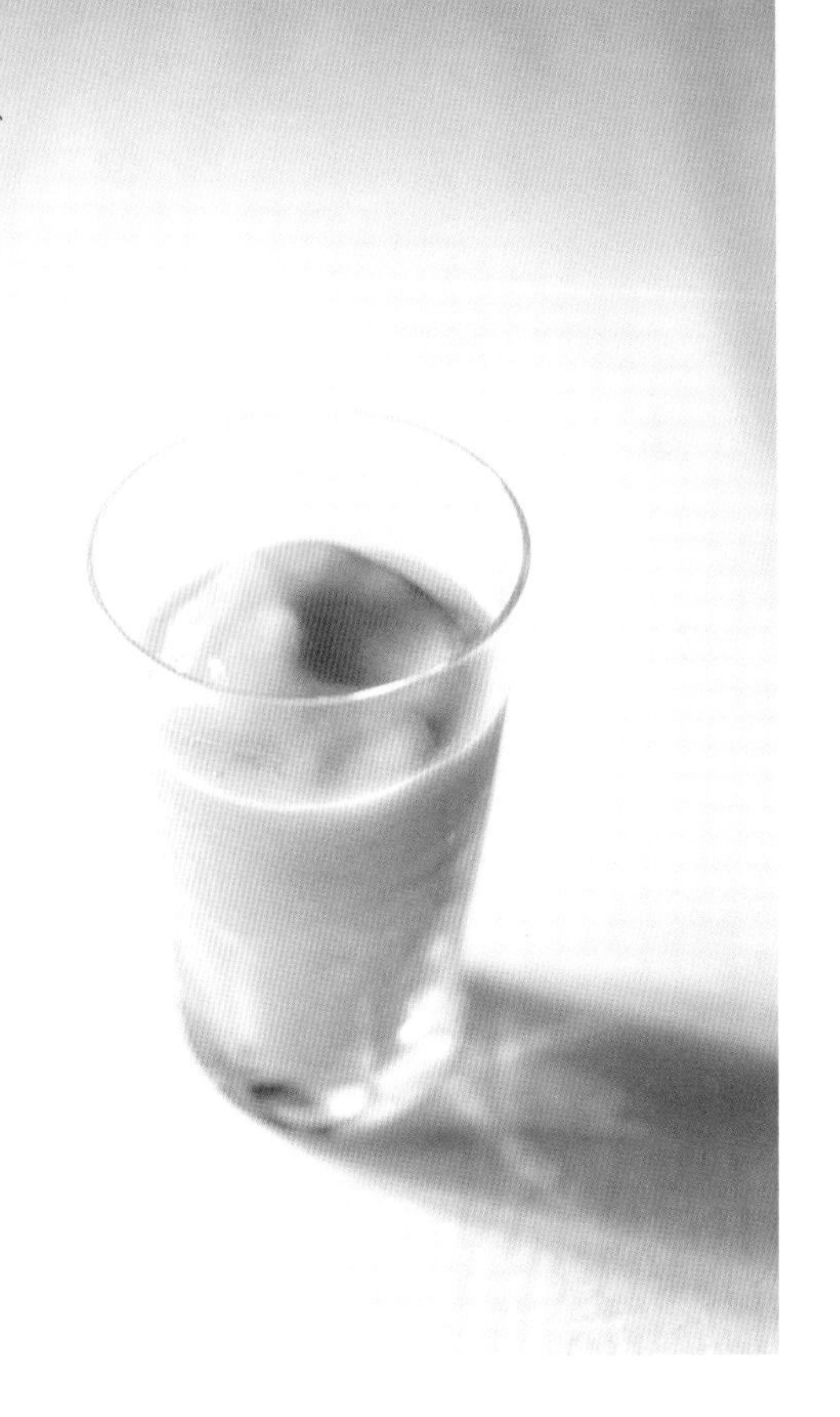

夏の猛暑に、冬の厳寒。ここ数年、人のからだを見ていると、過酷な気象条件が本当に深刻なダメージを与えているのを痛感するという松下さん。昔の気候をもとに推奨された健康法をそのまま鵜呑みにすると、かなり危険なこともあるのだそう。

「熱中症になりかけているのに、『夏の冷えが怖いから』と冷やさないのはもってのほか。命の危険に関わることもあります」

また最近は冬の寒さもあなどれず、無自覚に深部まで冷やしてしまうと、内臓機能が低下し、多くの不調を引き起こすそう。

「暑かったら冷やす、冷えたら温める。からだが負担に感じたものを、そのつどリセットする。そういう習慣が、これからの時代は本当に大切だと思います」

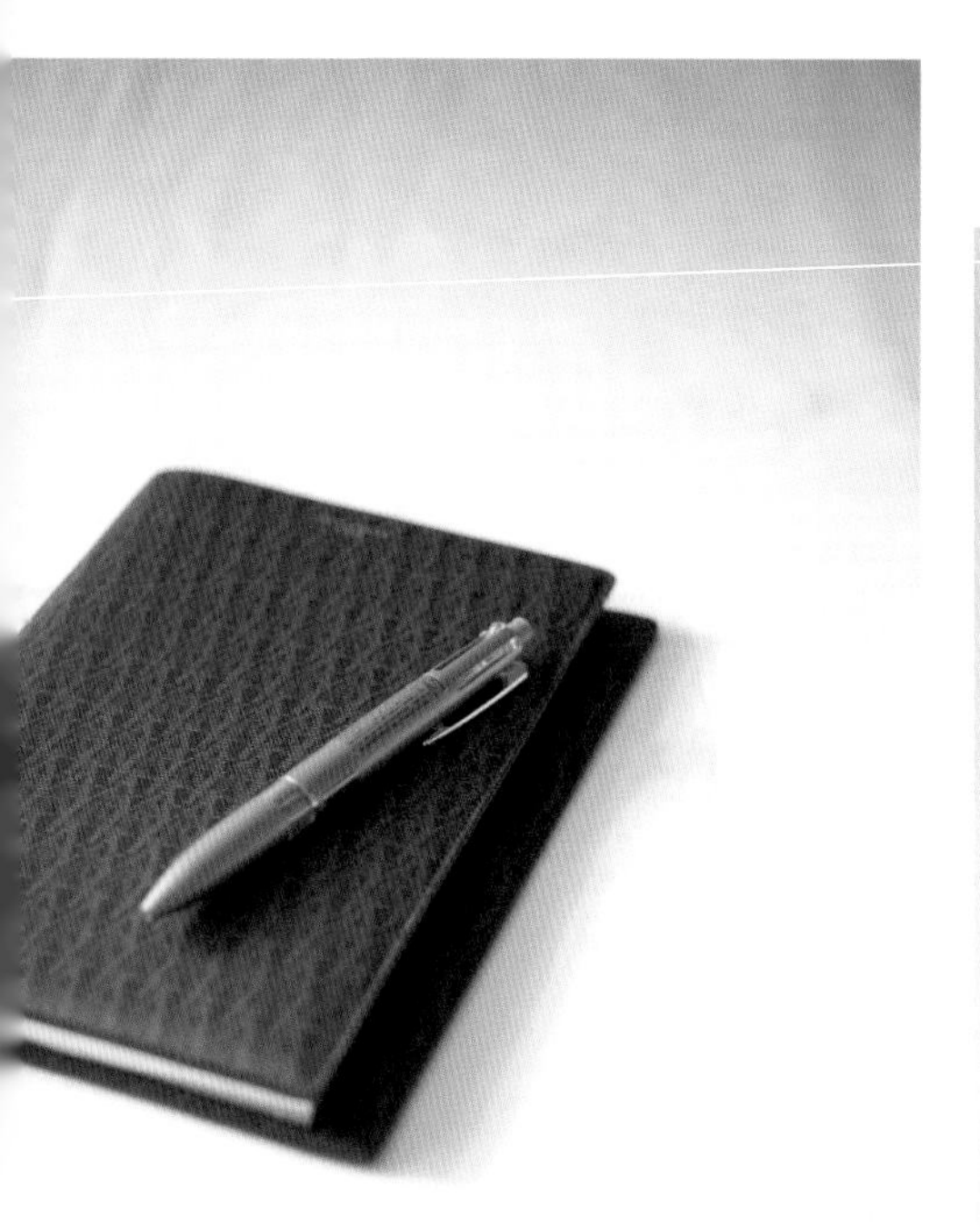

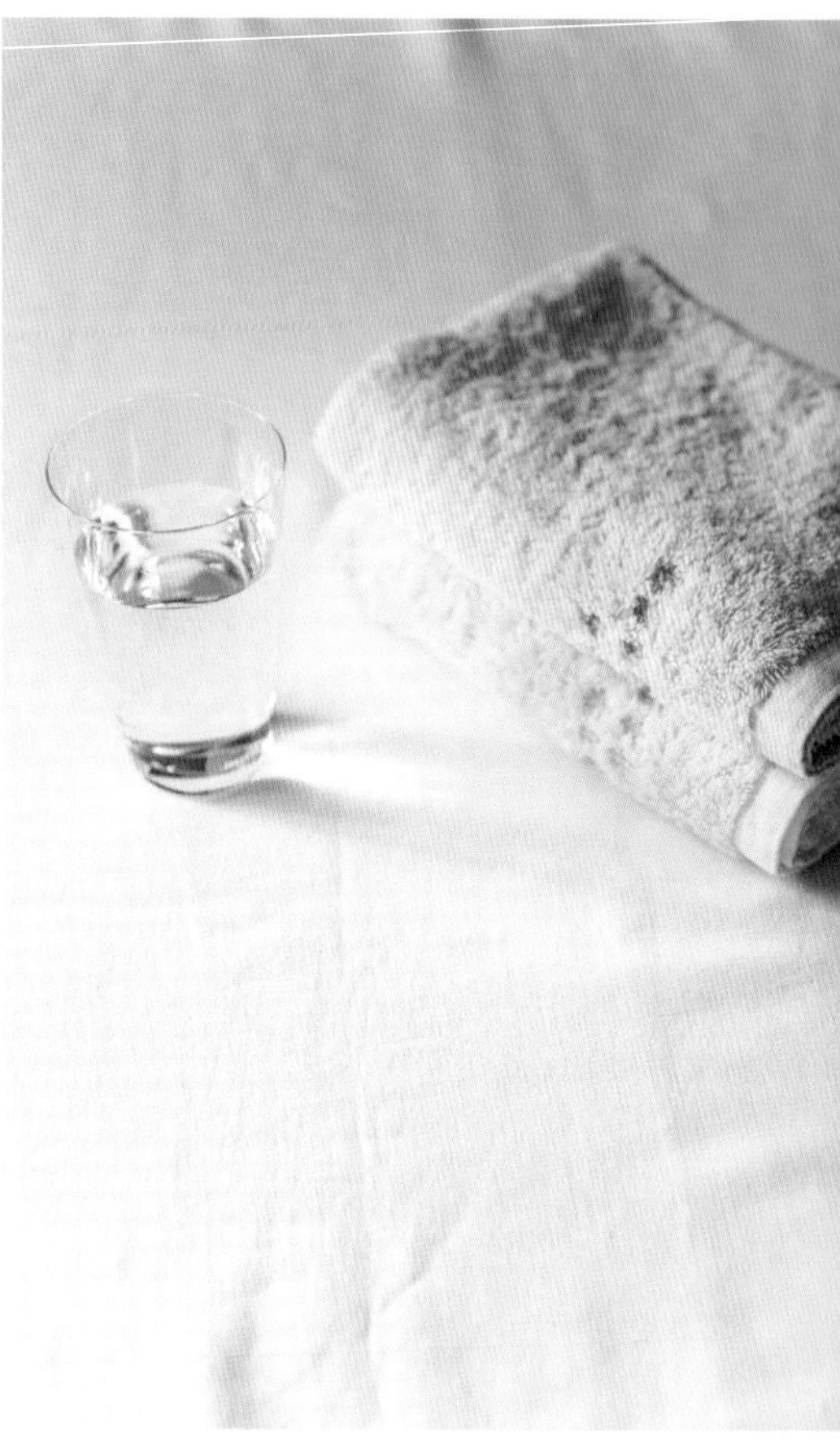

7 無理をせず、タイミングを「待つ」

「風邪をひいたときも、肝心なのは熱が下がった、治りかけの時期。そこで待つことができずに動きだすと、ぐずぐず長引いたり、ぶり返してしまうんです」

仕事でも暮らしでも、「無理はしない」ときっぱりしている松下さん。「無理すること」と「頑張ること」を、混同させない姿勢です。

「生きていればもちろん大変なことが起こったり、それについて考えをめぐらせることもありますが、『考えても仕方がない』という状況なら、とりあえず保留にして寝かせます。そうするうちに状況が変化するのを待つようにしています」

機が熟した瞬間をすかさず見極め、そこで行動を起こす。大切なのは、状況を見極める目と、即行動できるしなやかさ。

「常にギリギリの状態だと、判断力が衰え、待つこともできなくなる。そのためにもやはり、無理をしてはいけないんです」

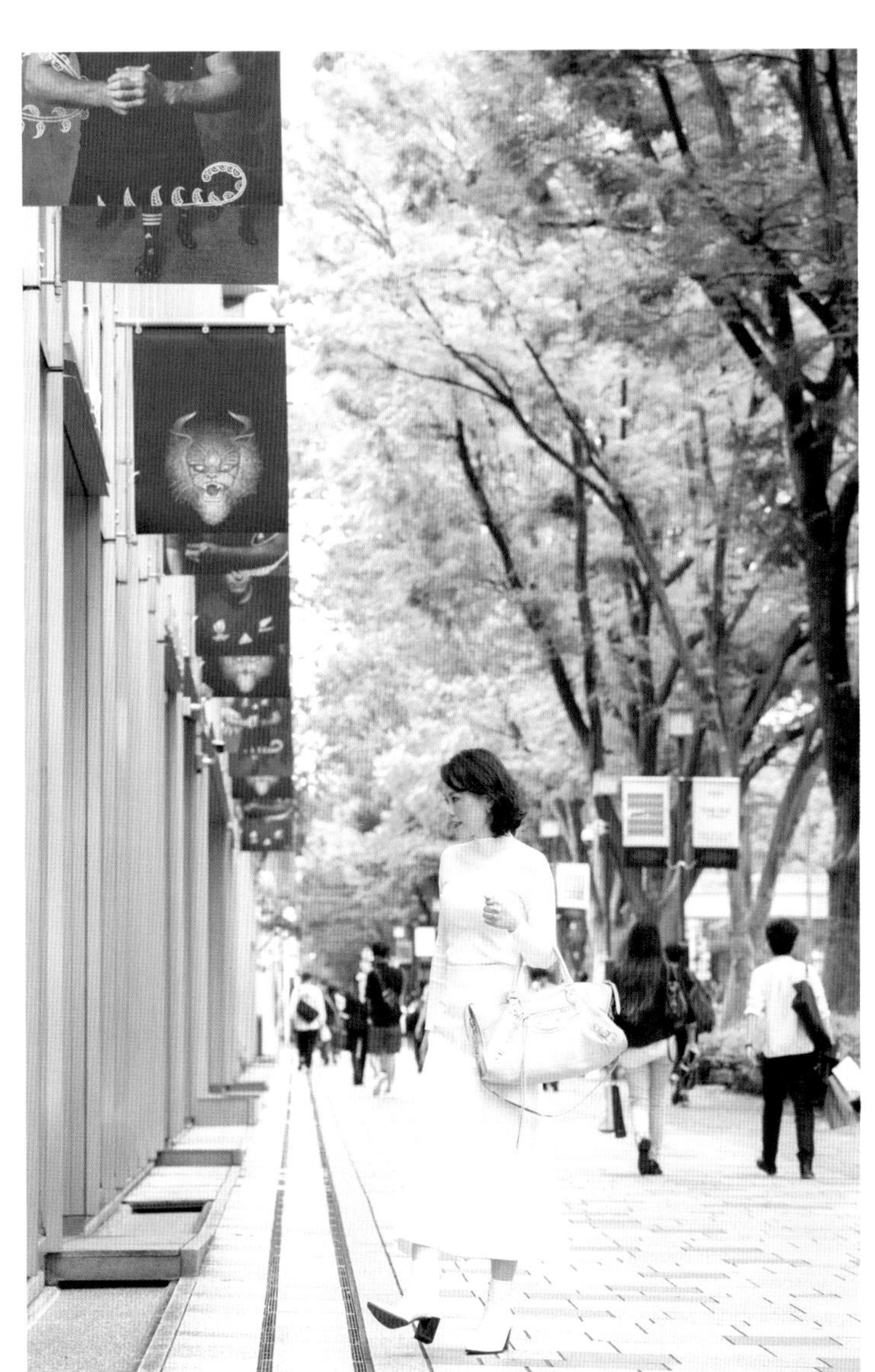

8 ウィンドウショッピングで気分を上げる

楽しいことをしていると、からだは自然とリラックス状態に。呼吸も深くなり、めぐりもよくなっていくそう。

「もとは仕事にしたいと思っていたくらい、本当に洋服が好きなので、ウィンドウを眺めているだけでしあわせになります。お買い物だったらいくらでも歩けるけれど、山歩きなどは退屈で、すぐに飽きちゃう(笑)。好きのパワーは偉大で、見るだけで癒されて、元気が出ます」

表情筋とからだはセット。悪い顔や辛い顔をしていると、からだもこわばったり、ねじれてしまう。だから師匠の井本先生には、「どれだけ辛いときでも、笑顔でいなさい」と、何度も言われ続けていたそう。

「楽しいことをしていると、からだにも本当にいい影響があります。健やかでいたいなら、まずはこころから楽しいと思えることをやるのが大切です」

Q2
月経時の不調に、どんなケアをしていますか？

中山晶子さん

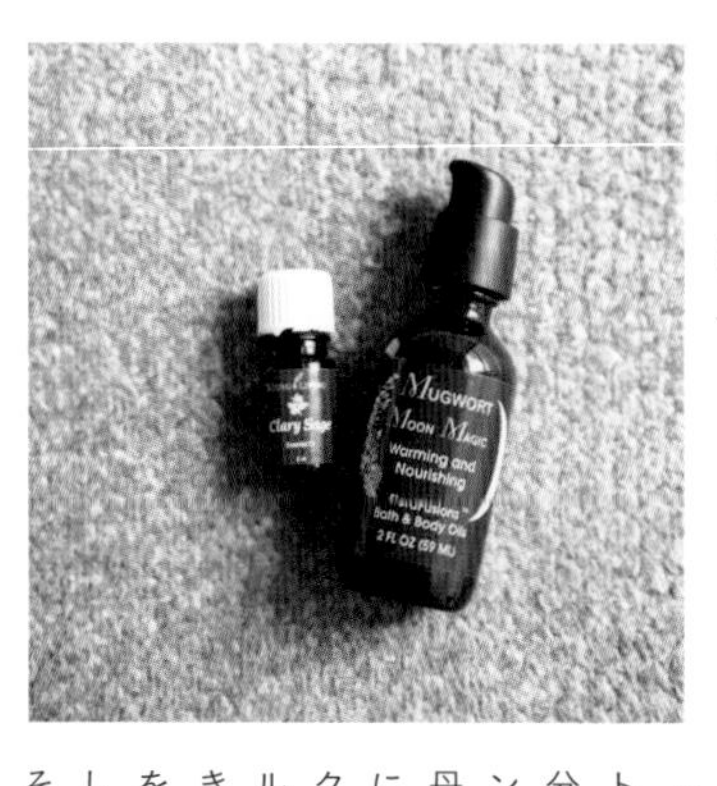

「FES」
マグワートムーンマジック
ハーバルフラワーオイル
「ヤング・リヴィング」
エッセンシャルオイル
クラリセージ

「FES」のオイルは、マグワートやカレンデュラなどの植物成分やフラワーエッセンスをブレンドしたボディオイル。「子宮や丹田、仙骨あたりのマッサージに活用するのがおすすめです」。クラリセージの精油は、女性ホルモンのエストロゲンと似た働きの成分が含まれており、香りをかいだり、マッサージに活用したりすると、不快がやわらぐそう。

すずきちえこさん

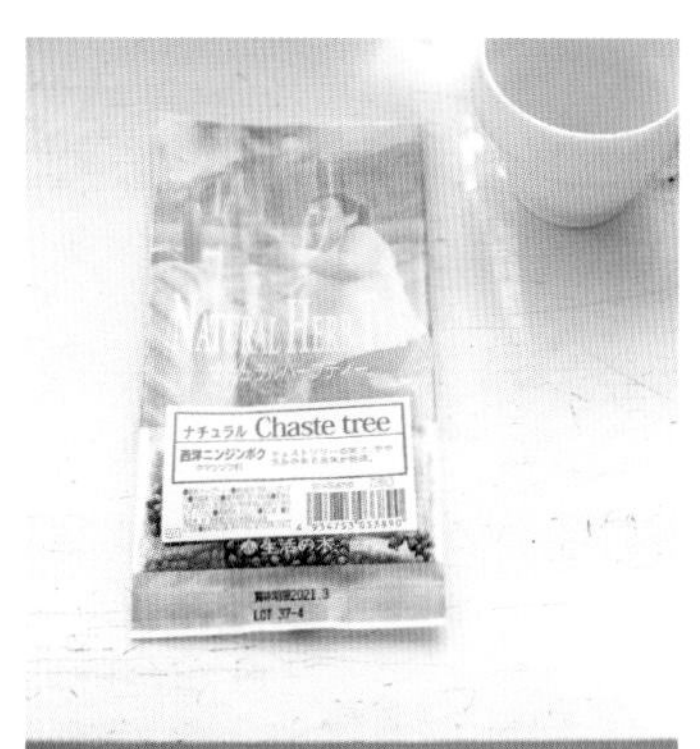

チェストツリーの
ハーブティー

すずきさんがPMS（月経前症候群）対策として活用しているのが、チェストツリーのハーブティー。西洋では「女性のためのハーブ」と言われ、女性特有の不調に古くから使われてきたもの。「胸が張って痛くなり、むくんでイライラがつのるようなタイプの人におすすめです。ちょっぴり苦いため、レモンバーベナのお茶とミックスして飲むといいですよ」

伊藤尚美さん

「YOU & OIL」WOMEN

リトアニア発のブランド「YOU & OIL」のマッサージオイル。「WOMEN」の名前通り、子宮まわりのマッサージに使うためのもので、クラリセージの精油も配合。「手のひらに伸ばして、しっかり香りをかいだあと、お腹まわりをマッサージします。どちらかというと、甘くなくてキリッとした香りなんですが、塗ると不快感が減り、落ち着きます」

ワタナベマキさん

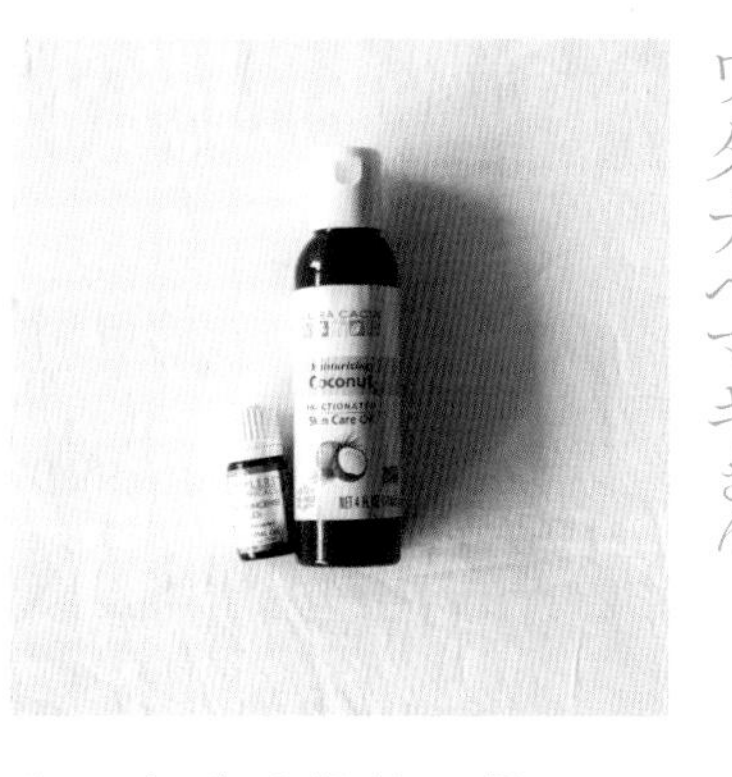

ココナッツオイル＆フランキンセンスの精油

「大きくはないのですが子宮筋腫持ちで、『筋腫にはフランキンセンスの精油がいい』と聞いて、活用しています。ハワイ旅行に行ったとき、オーガニックスーパーで購入した「シンプラーズボタニカルズ」の精油と「オーラカシア」のココナッツスキンケアオイルを混ぜて、お腹をマッサージ。手のひらを当てて、じんわり浸透させるのがコツ。

松下るなさん

骨盤リセット体操

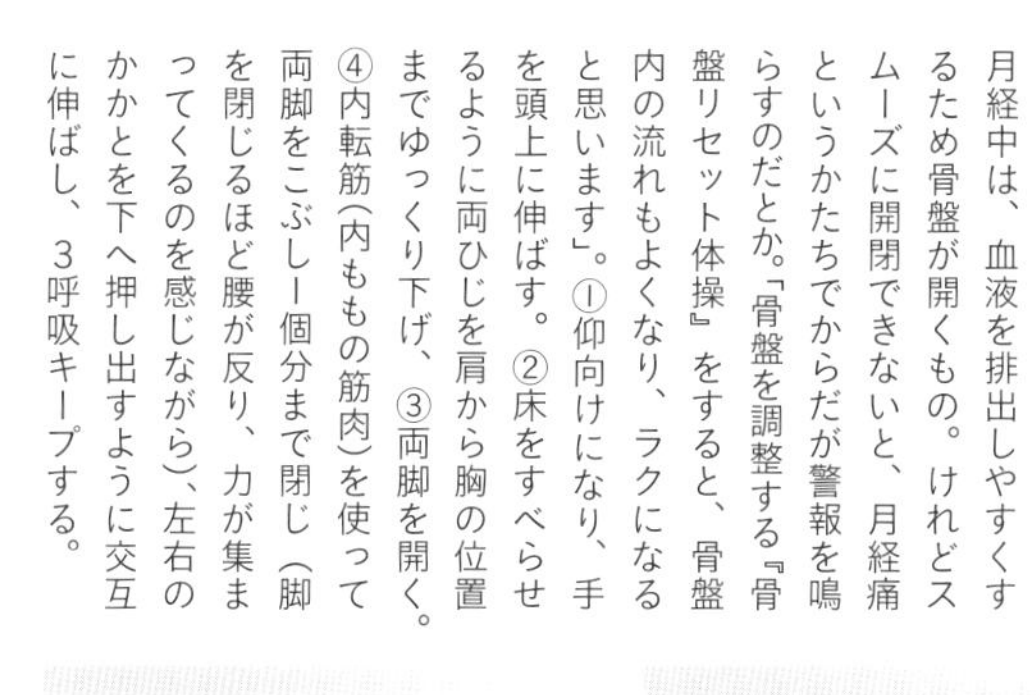

月経中は、血液を排出しやすくするため骨盤が開くもの。けれどスムーズに開閉できないと、月経痛というかたちでからだが警報を鳴らすのだとか。「骨盤を調整する『骨盤リセット体操』をすると、骨盤内の流れもよくなり、ラクになると思います」。①仰向けになり、手を頭上に伸ばす。②床をすべらせるように両ひじを肩から胸の位置までゆっくり下げ、③両脚を開く。④内転筋(内ももの筋肉)を使って両脚をこぶし1個分まで閉じ(脚を閉じるほど腰が反り、力が集まってくるのを感じながら)、左右のかかとを下へ押し出すように交互に伸ばし、3呼吸キープする。

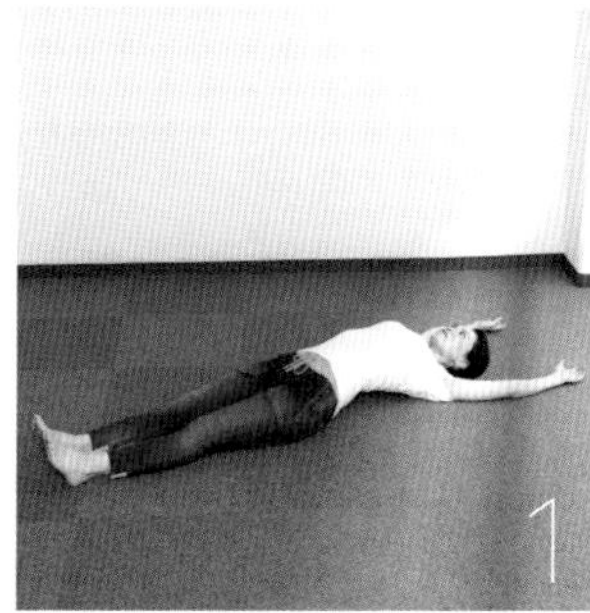

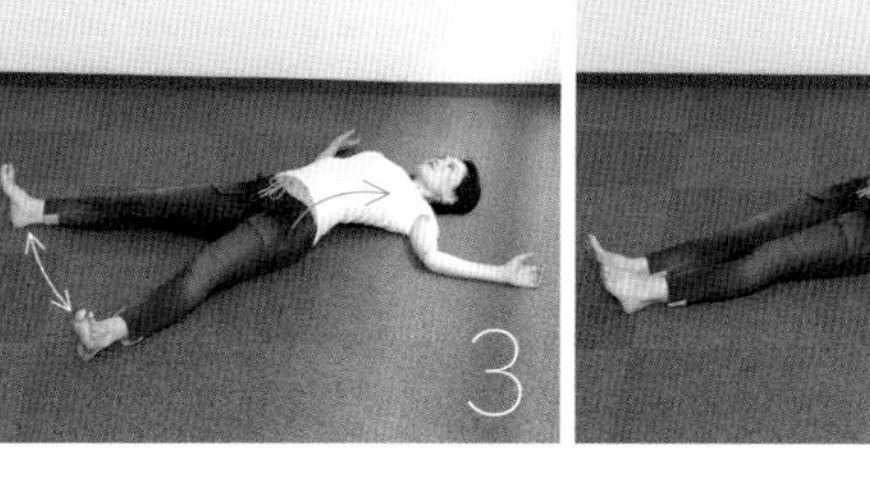

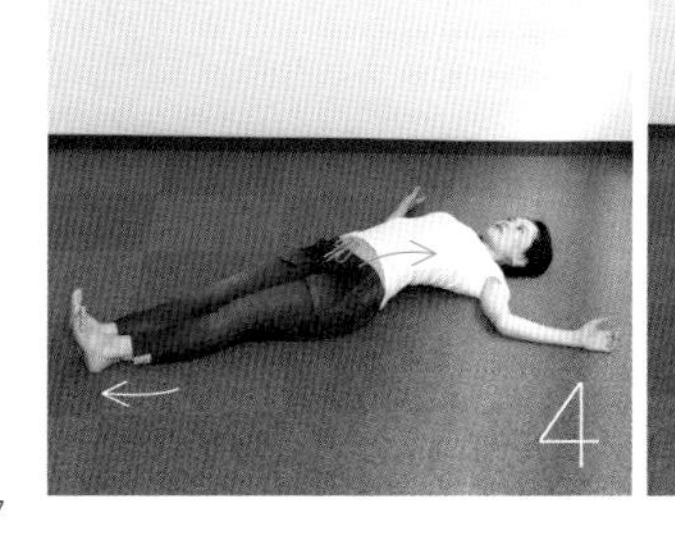

植物や自然素材の心地よさが、
明日に向かう力を
与えてくれる

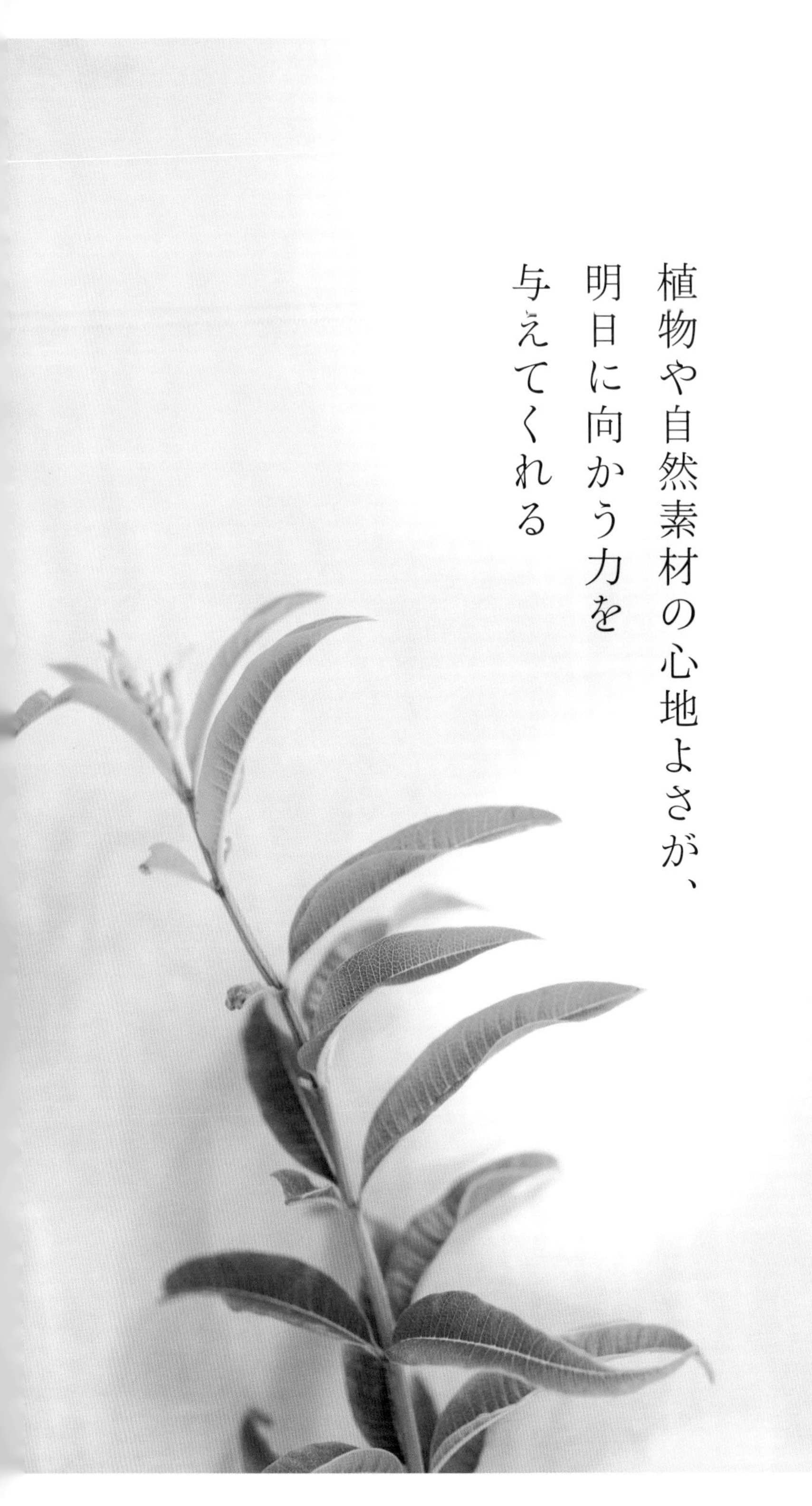

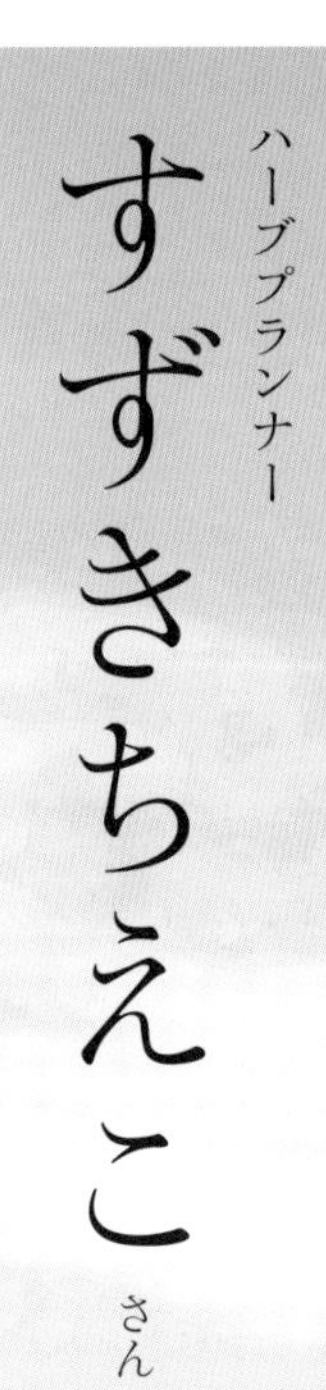

CHIEKO SUZUKI

大学卒業後、会社員を経て、ラジオ制作会社に勤務。退職後にハーブと出合い、2013年より自然素材で作る石けんの教室をスタート。JAMHAハーバルセラピスト、AEAJアロマテラピー検定1級、日本園芸協会 ガーデンコーディネーターなどの資格を取得。ハーブを生活に取り入れる教室を自宅や各地のギャラリー、ショップなどで開催している。

花や植物は、ただそこにあるだけで圧倒的に美しい

「どういう状態を『健康』と呼ぶかは、人によって違うと思うんです。からだの不具合がないとか、不定愁訴がないとか。でも私にとっては、『明日が来るのが怖くない』『明日が来るのが楽しみ』と思えることが、自分が健康であるかどうかを判断する、ひとつの基準になっています」

「あなたにとって、健康とはどんな状態ですか?」と投げかけた質問に、少しドキリとする答えでした。多くの人は何気なく日々を過ごし、明日が来るのをあたり前と思って過ごしています。けれども、明日の自分がどうなるか分からない、時間が経つ恐怖にさいなまれて過ごす人もまた、少なくはないのです。ハーブを手にしてうれしそうに笑ったり、飼い猫と楽しくふれ合ったりしているすずきさんの様子を見ていると、とてもそんな過去があるようには見えません。けれど話を伺っていると、こころの病と長く向き合った時間があって、そこから脱け出すきっかけをくれたのが、ハーブを始めとする植物の存在だったようです。

大学卒業後、しばらくは販売員の仕事をしていましたが、大の音楽好きだったことから「ラジオの仕事をしたい!」と考えたすずきさん。熱い思いが通じ、幸運にも制作会社に採用されました。真面目で責任感が強い気質もあって、ひとつの要求が来たらその倍を返すような頑張りを見せ、徐々に大きな番組も任せられるようになりました。けれども仕事がハードなのはもちろんのこと、夜遅くまで

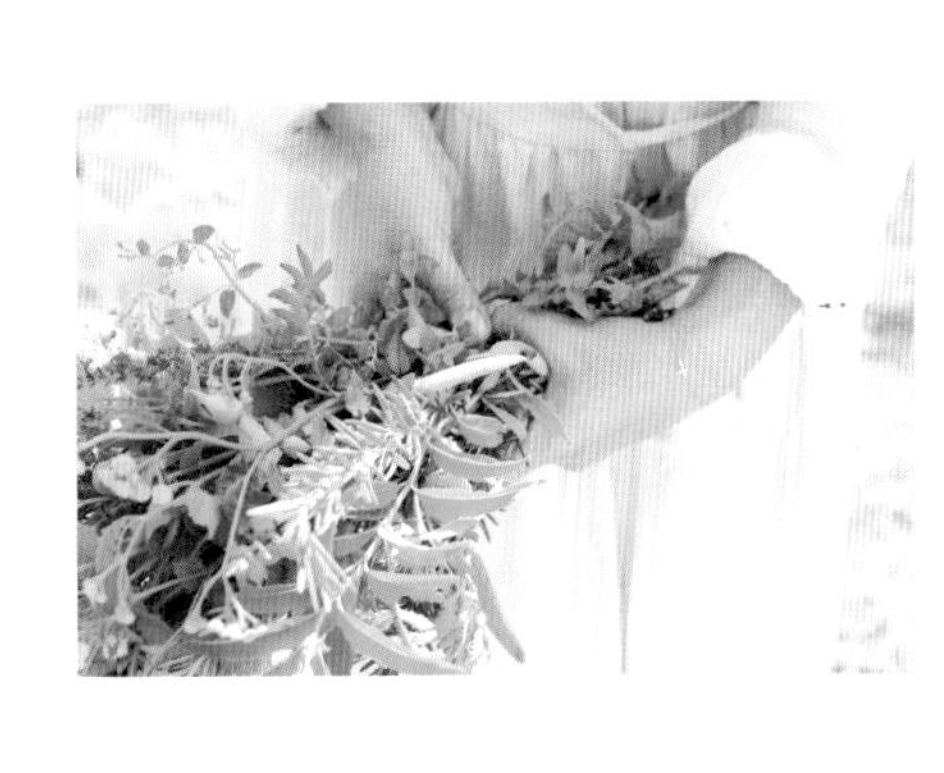

ハーブ園に行って、生のハーブをブーケに束ねる。「摘んだ直後の香りが大好き。精油や芳香蒸留水になると、香り成分は揮発して薄くなったり変化してしまったりします。だから生のハーブの迫力は特別です」

の不規則な生活、荒れた食事情、お酒のつき合いなどで、からだはボロボロ。気づいたら、薬を飲もうが病院で注射を打とうが風邪が治らず、3カ月も微熱が続くような状態になっていました。

「会社を辞めてしばらくは実家で休養していましたが、結婚をして、主婦になりました。寄せ植えや雑貨を作る手作り作家としての活動もしていましたが、そのあとに、強い鬱病を発症してしまったんです」

息つく暇もないほどの忙しい仕事漬けの生活から一転して、24時間自分次第の暮らし。朝、仕事に行く夫を見送っていったんソファに座ると、飼っていた猫や犬の世話をする以外、同じ場所から動けなくなってしまうこともありました。そして、大人になるまでふたをしていたこころの中の問題、優等生気質で、どうしても先に人の顔色を窺ってしまい、「できない」「嫌」と言えない過去の辛さや悲しみなどが、一気に噴出してしまったのです。

「不眠症になって強い薬を飲み、入院をして。でもそのさなか、病院の中庭に植えられていた植物をさわったとき、何だかすごく楽しくなって、気持ちがとても癒されたんです」

思い返すと子ども時代から、植物を育てるのが好きだったすずきさん。野原に出かけ、雑草や土にまみれてつくしを1時間も2時間も摘み続けたり、もぐらを

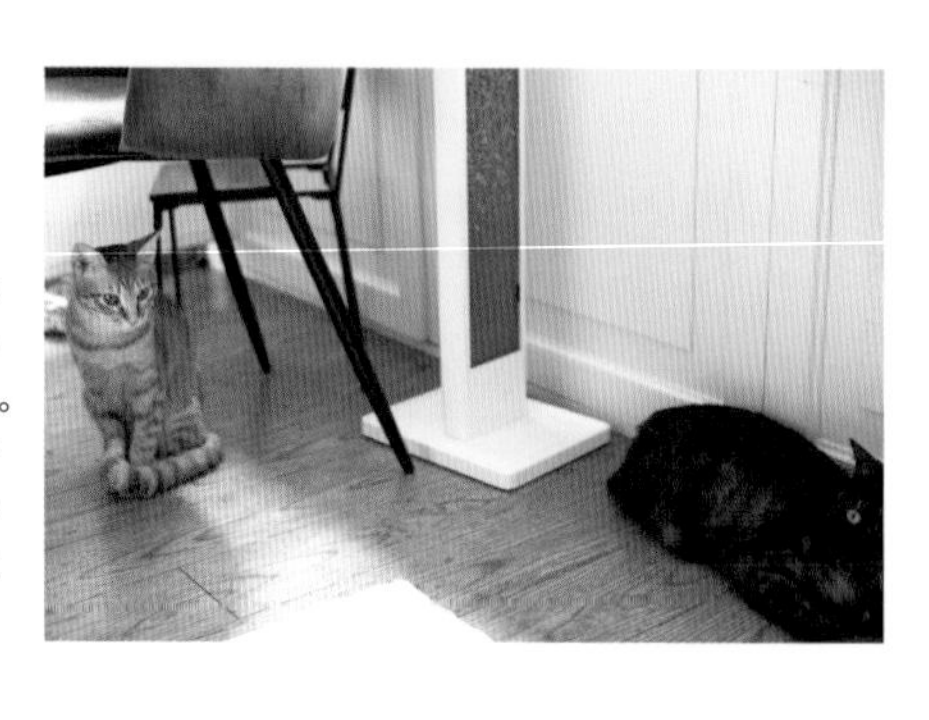

夫と一緒に、地域猫の保護活動をしているすずきさん。現在も保護した猫と犬と暮らしている。「手間はかかるし、夫婦で旅行にも行けないのが、なかなかの悩みのタネですが（笑）、存在に癒されています」

探したり。草花のやわらかな感触や土の香りに接していると、子ども時代に感じていた心地よさが、からだの中によみがえってきたのです。

そして固くちぢこまっていたこころをほぐしてくれたもうひとつが、手作りの石けんでした。友人からのプレゼントを使ってみたところ、その気持ちよさにびっくり。「こんな使い心地があるなんて」「私も作ってみたい！」。手作り石けんやボディケアアイテムのレシピをいち早く紹介していた前田京子さんの著書をむさぼるように読み、自分も作り始めてみたのです。

もともとが研究家気質、調べてみるとどんどんはまり、やがて手作り石けんにハーブ成分を取り込む方法についても興味を持つようになります。庭で育てているミントが石けんにも使えるなんて！　そしてひとつのミントが、精油にもチンキにも、芳香蒸留水にもなる。そこでパッと世界が開け、「もっと知りたい」「もっと学びたい」という健やかな好奇心が、すずきさんのこころに戻ってきたのです。かつてはからだを壊す原因にもなった、夢中になるとやりすぎてしまう気質が、闇から光に戻ってくる推進力になったのでした。

すずきさんは今、ハーブについて話をするとき、必ず効能の両側面について説明します。誰かにとってすごく役立つ植物の力も、体質によってはアレルギーを誘発したり、体調不良の原因となることがある。どんなものごとにも、いい面と

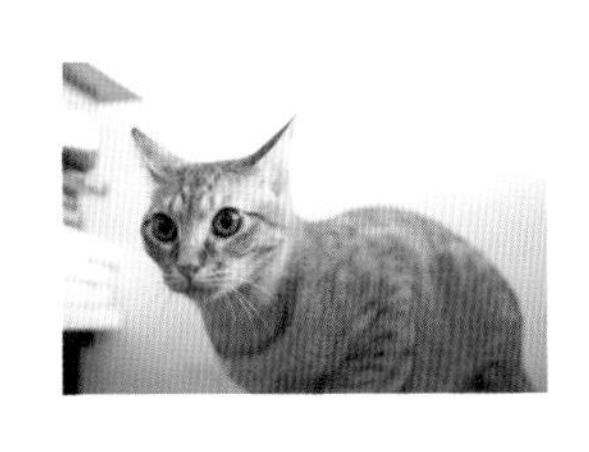

悪い面があります。人の個性も同じ、どちらに光を当てるかで見方は変わります。

お客として訪れた原宿（のちに西参道に移転）の「スタイルハグギャラリー」で、オーナーの尾関則恵さんに手作り石けんをプレゼントしたところ、「どうやって作るの？」「手作りだと何がいいの？」と質問を受けました。それに対し、スラスラと答えられます。「そんなに知識があるなら、何で人に教えないの？」と声をかけられ、そこから、自分の知っている知識を、ワークショップというかたちで人に伝えることを始めていきました。

「ただ自分の楽しみとして作っていただけだったので、ものすごく驚きました。人に教えることは、責任も深く感じます。でも同時に、この人生でもう一度役割をもらえたことが、何よりも本当にうれしかったんです」

石けんからスタートし、やがてハーブを使ったスキンケア、ルームフレグランスや蚊取り線香のレッスンなど、暮らしから生まれたアイテムをもとに、教室の幅も広がっていきました。

「ハーブや植物の『どんなところが好き？』と尋ねられると、理由はいろいろあるんですが……ただ葉を伸ばし、花を咲かせているだけで、圧倒的に美しいと思えるんです。命を感じさせてくれるし、私たちも自然の一部なんだなと思い出させてくれる。それが本当にありがたいんです」

1 定期的に ハーブが育つ場所に 行く

「ハーブの仕事をしているといつも、『植物の命を使わせていただいているな』と感じます。製品になって袋詰めになっていると、ついそれを『材料』『道具』と見る方もいるかもしれないなと思い、教室の生徒さんとはできるだけ、ハーブが育つ場所に行くようにしています」

　すずきさんが信頼しているのは、神奈川・横浜市にある、無農薬ハーブ専門の生産農園「かながわハーブナーセリー」。育てている品種は80種類ほど。生命力あふれるハーブたちは、ふれたり、香りをかぐだけで元気を与えてくれそうです。

「生の迫力はやっぱり特別。自然に感謝の気持ちがわき上がってきて、私たちはいろんな命に生かされていることを、思い出させてくれるんです」

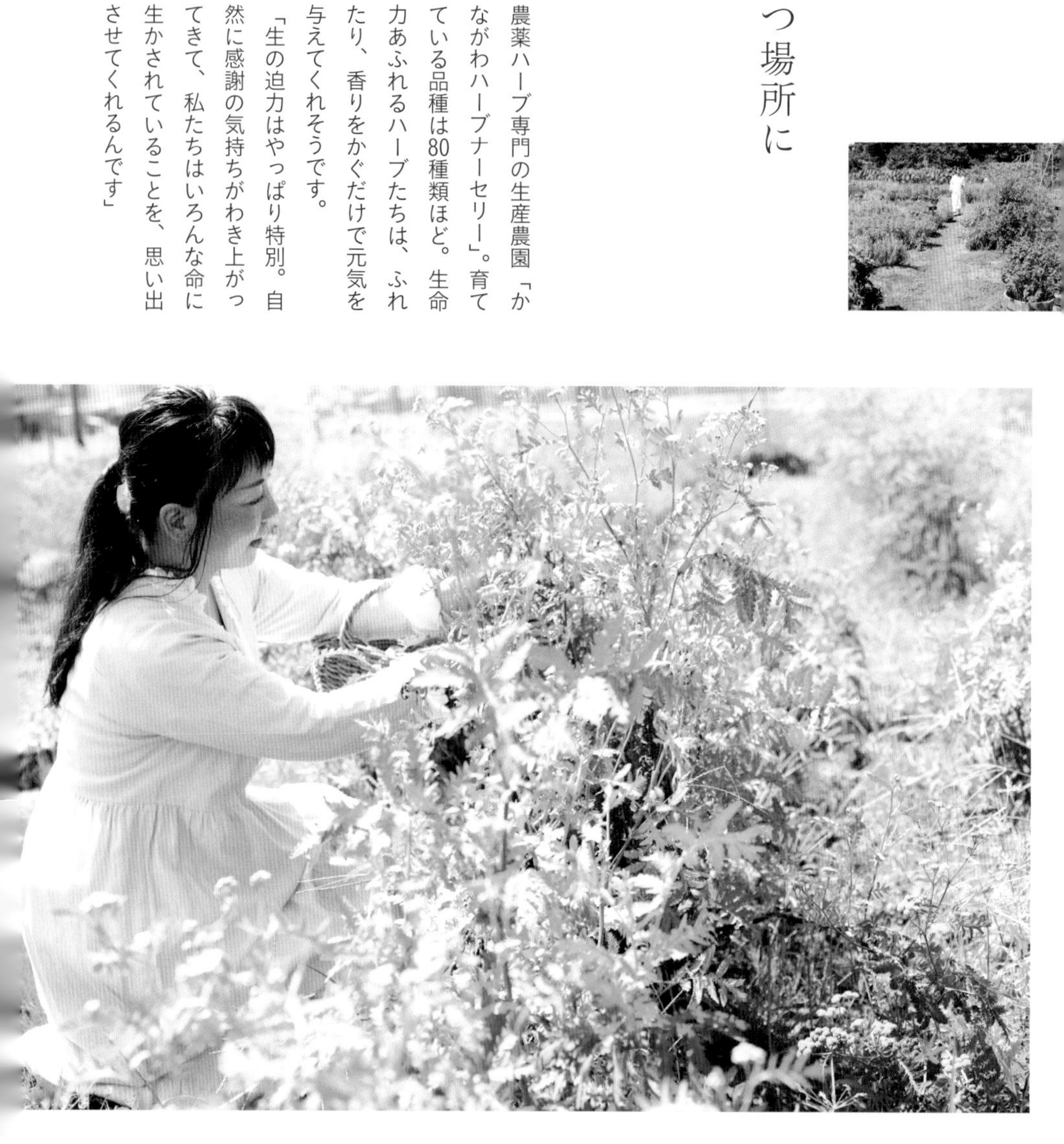

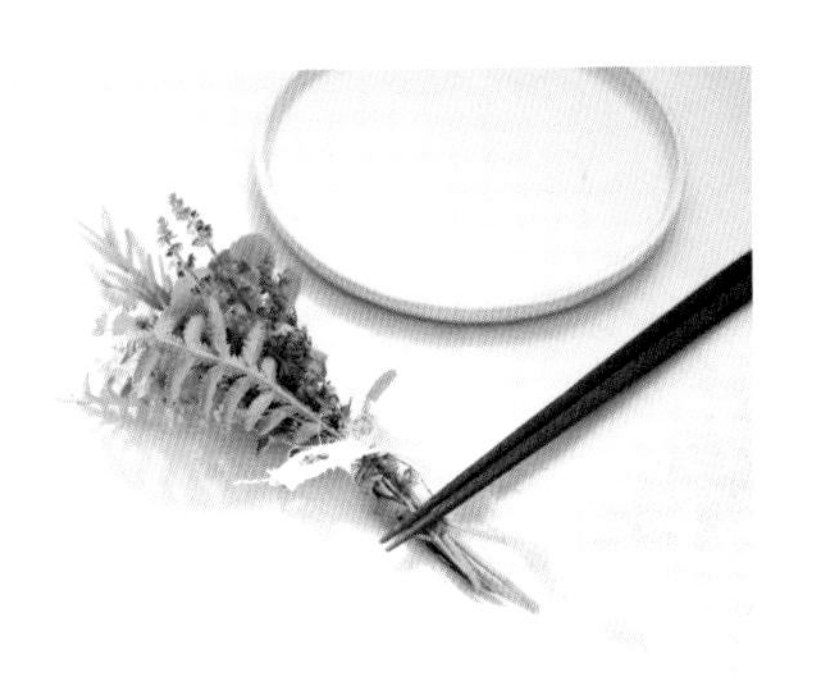

箸置きに活用

ハーブを生ける際に出た小さな枝を束ねて麻ひもでしばり、その上からガーゼのリボンでアクセントを。「自宅で人をもてなすときに、よくこの箸置きを作ります。『ハーブをこんな方法で楽しんでいいんだ！』と喜んでもらえるし、そのまま持ち帰ってもらえます」

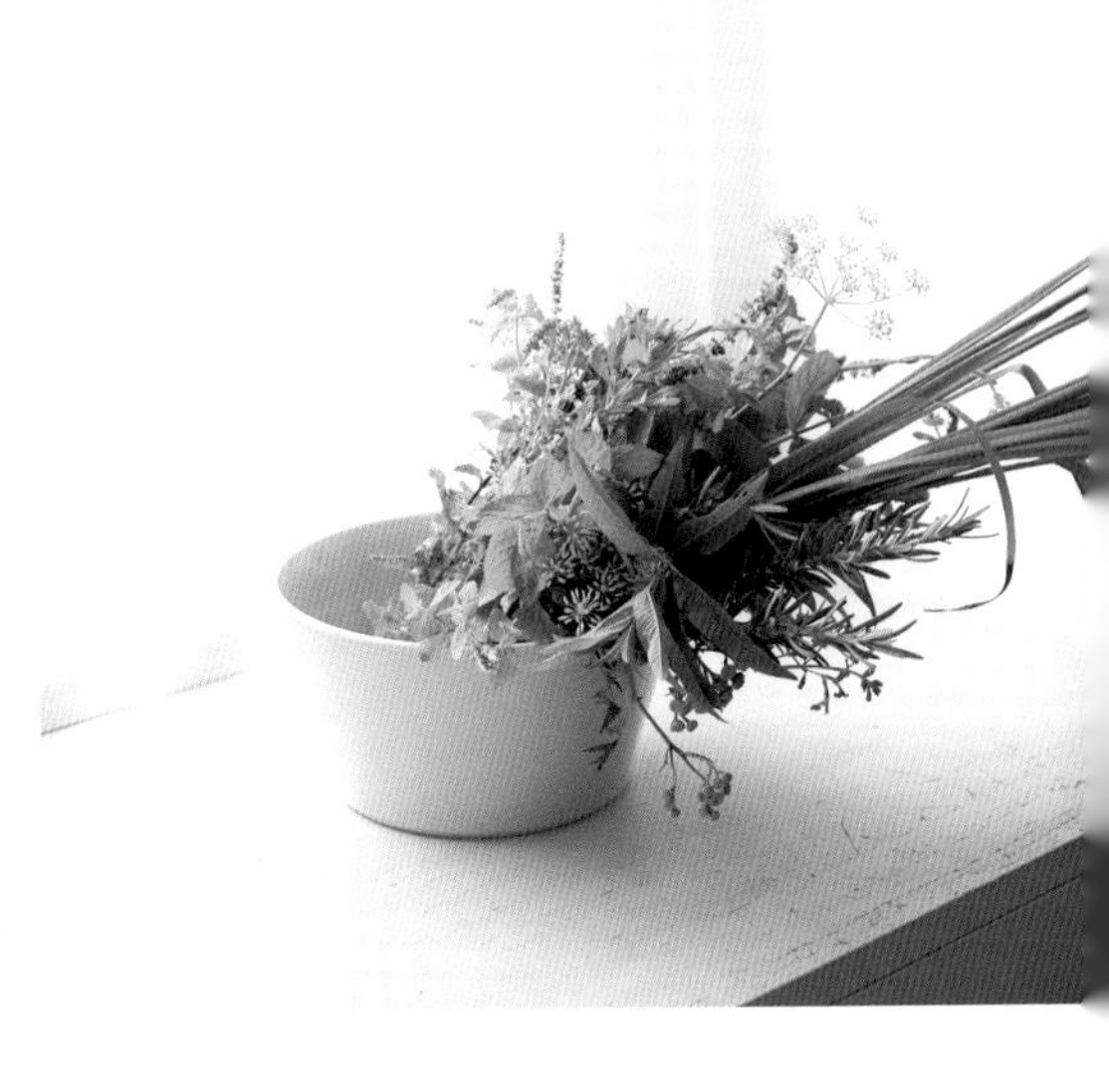

アレンジメントに

「花生けは、こんなふうにハーブをざっくり束ねたものがいちばん好き」とすずきさん。無農薬で育ったハーブは香りが強くなり、部屋いっぱいに清々しい香りが漂うそう。レモングラスで縦のラインを作り、ローズマリーやホーリーバジルなどでボリューム感を出して。

芳香蒸留水を作る

蒸留器「ハービック」を使って、芳香蒸留水（ハーブウォーター）を作るのも楽しみのひとつ。「そのままルームスプレーにしたり、グリセリンなどの保湿剤と混ぜて、化粧水にしたり。人が来たときは、ドリンクやサラダのドレッシングの香りづけなどに活用したりします」

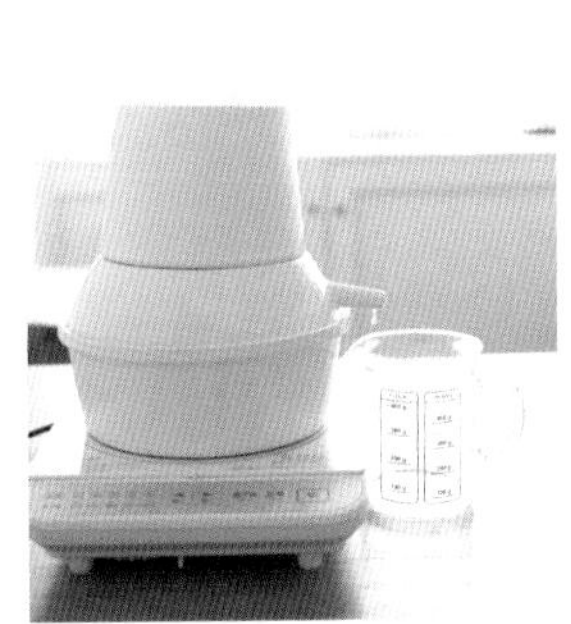

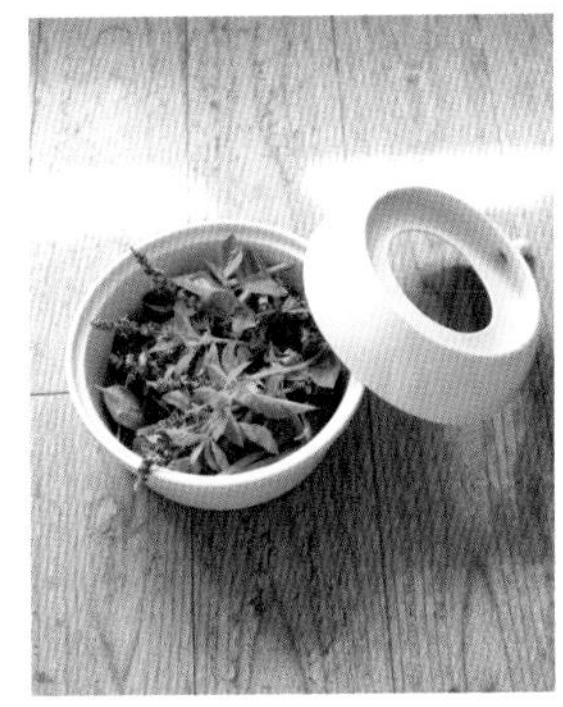

かながわハーブナーセリー
神奈川県横浜市泉区和泉町888
http://syounanherb.web.fc2.com/

2

だるい日にはカチャマイ茶

飲んでみてよく効いたことに驚いて、「カチャマイ茶研究会」というイベントも開催したことがあるというすずきさん。カチャマイ茶とは、南米アンデス地方で60年以上も飲み続けられているブレンドハーブティー。高山に自生する力強い天然ハーブをいちばんよい時期に採集し、作られたもの。アルゼンチンの薬剤師、ドン・グレゴリオ氏により考案されたお茶です。

「低血圧で偏頭痛持ちなのですが、朝起きてだるい日など、飲んで1時間ほどすると『あれ？ラクになってる！』ということが多くて、よく飲むようになりました。匂いは少し独特ですが味はマイルドで、夏バテの時期などにも重宝します」

すずきさんのお気に入りは「カチャマイ・ロサ」。ミント、コリアンダーほか、からだのめぐりをうながす「カルケッハ」などアンデス特有の薬草を含む、7種のハーブが配合されている。

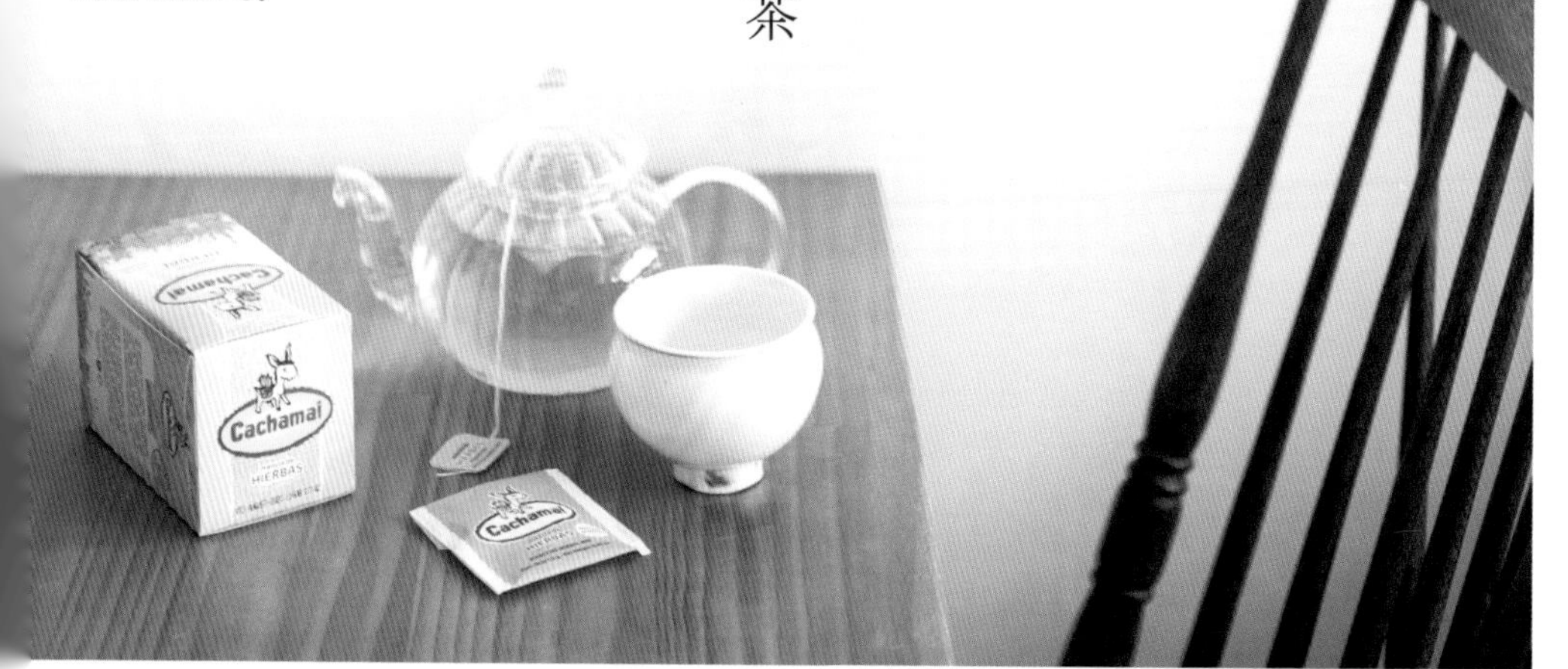

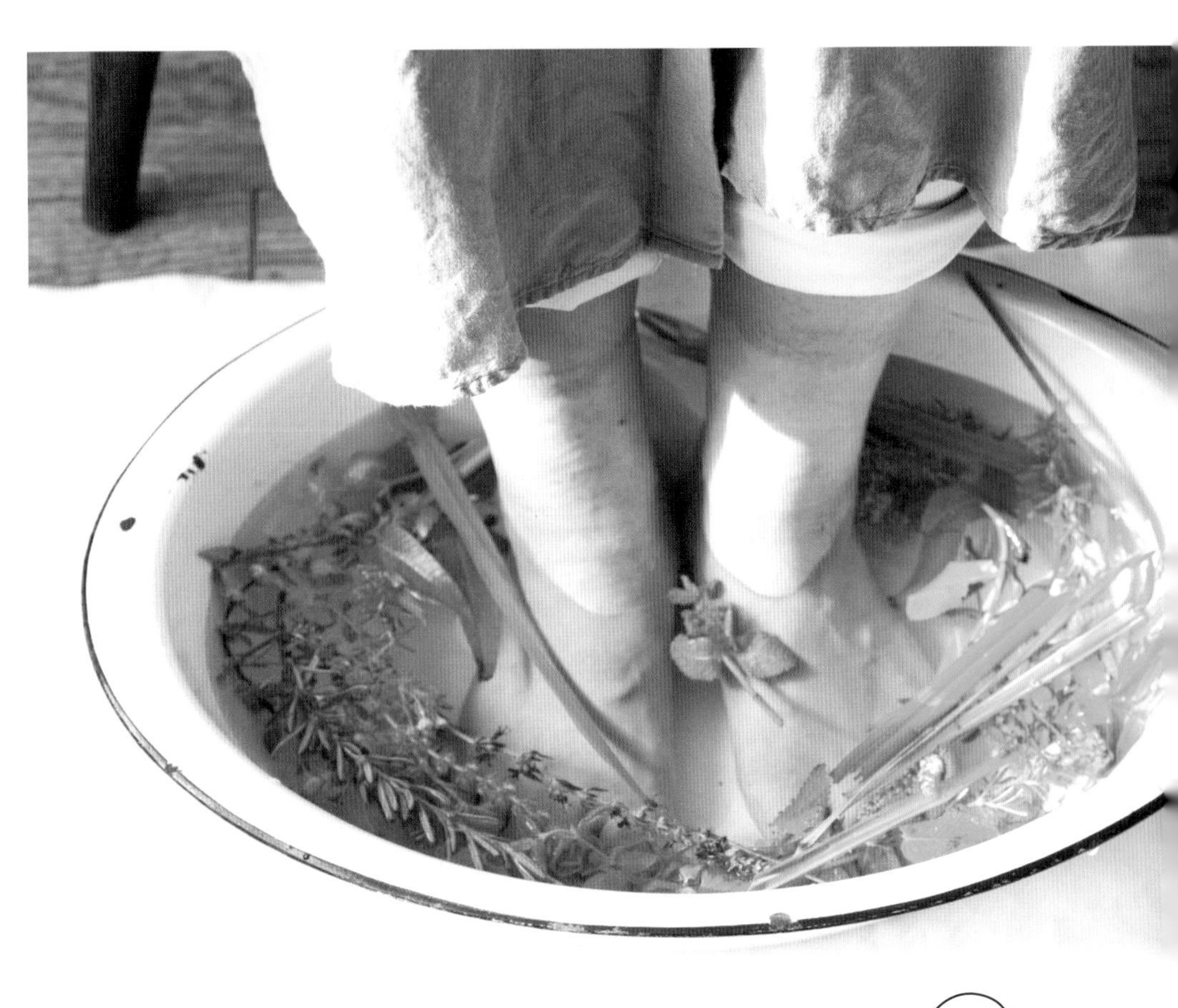

3

天候による不調を足湯で緩和

「ハーブを取り入れた、いちばん手軽な健康法は何ですか?」と尋ねられると、「足湯」と答えることが多いそうです。

「偏頭痛持ちは、お風呂に入ると血管が拡張して頭痛が悪化することがあるので、長湯ができず、でも冷え症なので足湯をよくするようになりました。そこにハーブを入れるだけで、すごく贅沢な気分になれるんです。今回は、抗菌作用のあるローズマリーや、美肌効果があるレモングラスなどを。低気圧の日や冬の寒さが厳しい日、夏の冷房負けしそうな日などにおすすめですよ」

立ち上る湯気から香りも楽しめて、リラックス効果も大。芳香蒸留水を作ったあとの残渣(ざんさ)や、花瓶に生けていて、少しへたってきたハーブを活用してもよいそう。

4 天然素材の服を着る

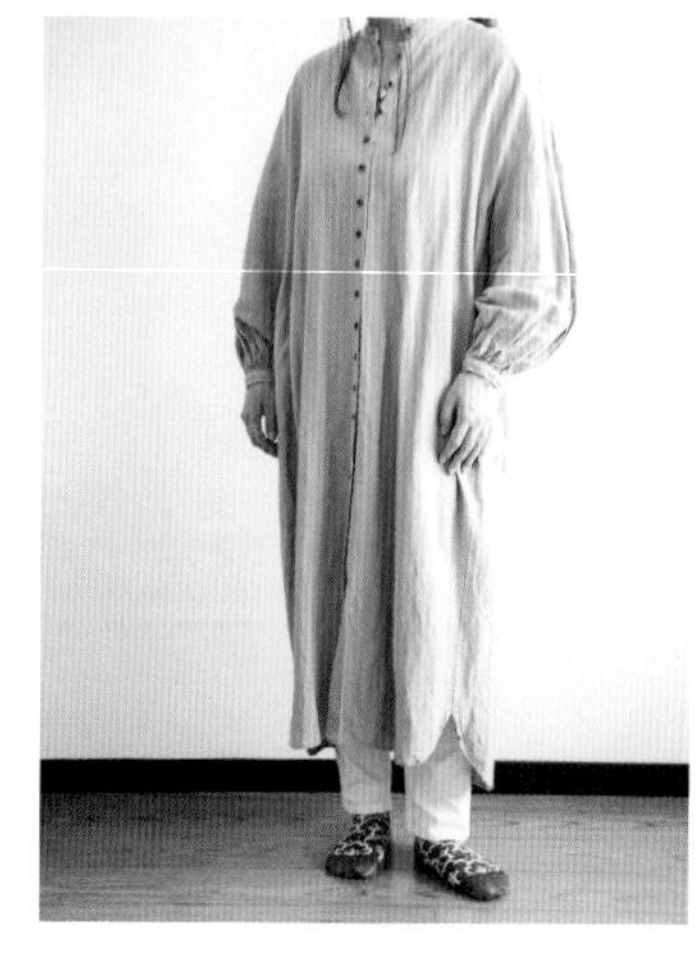

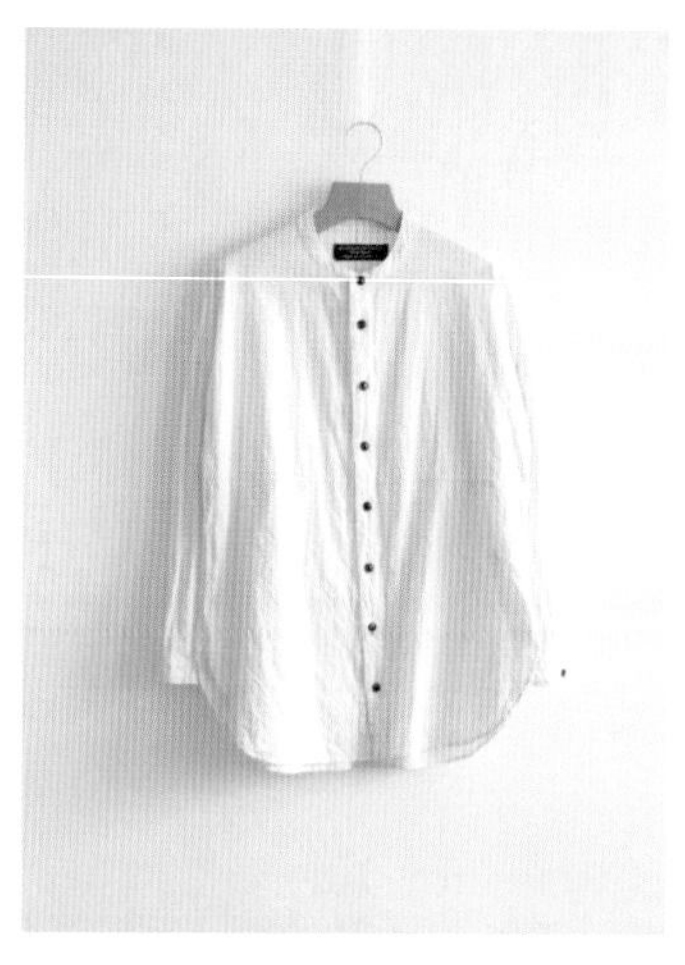

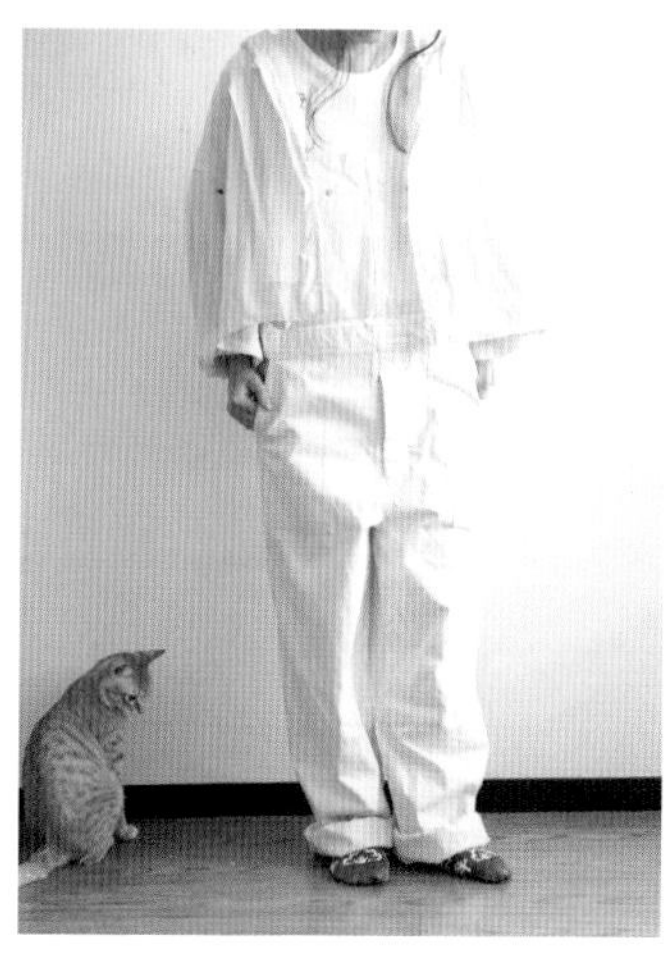

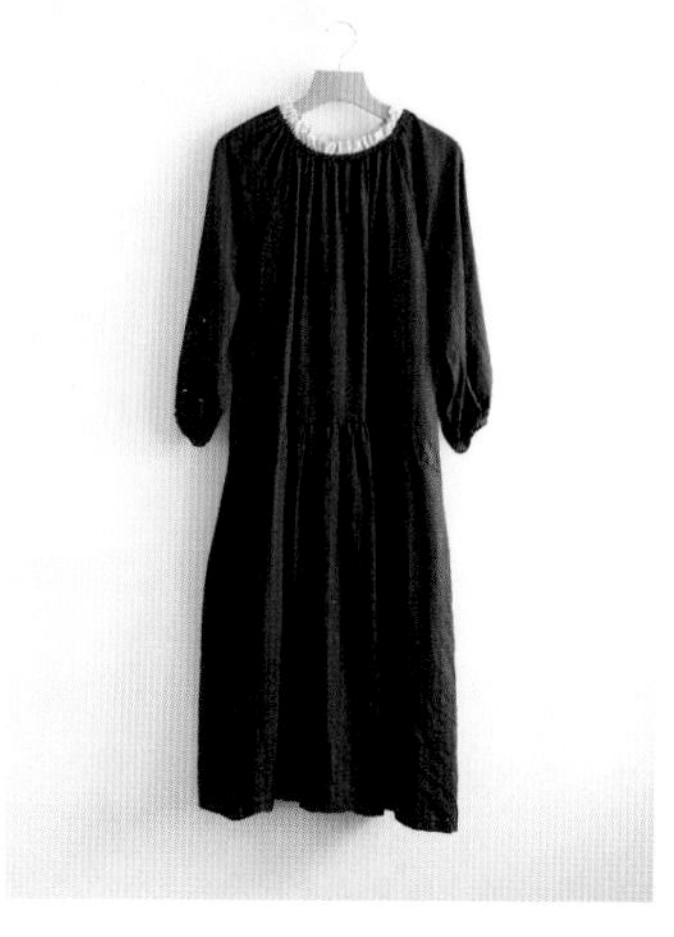

右上／友人が手掛けるブランド「レヘッリネン」のワンピース。「襟の立ち上がり方がきれいで、すっきり見えるところがお気に入りです」 **左上**／オーバーサイズ気味で羽織る、メンズ風シャツ。**右下**／数年前、手芸本の型紙を自分でアレンジして手作りしたリネンワンピース。**左下**／リネンパーカーにオーバーオール。全身白のワントーンコーディネート。

「体調が悪いときにポリエステルやナイロンなど、化繊の服を着ると、かゆみを感じたり、ゴムが当たる部分がみみずばれのようになってしまうことがあって。なので着る服は、基本的に天然素材のものを選ぶようにしています」

選ぶ素材はコットンやリネンで、からだをしめつけない、カジュアルなデザインのものがほとんど。ゆったりとしたナチュラルなデザインの服が多いですが、甘さ控えめのメンズっぽい服も気に入っています。

「活動的に過ごしたいときはオーバーオールを着てみたり、街に出かけるときは女性らしいワンピースを選んだり。その日過ごしたい気分にフィットする服を選ぶようにしています」

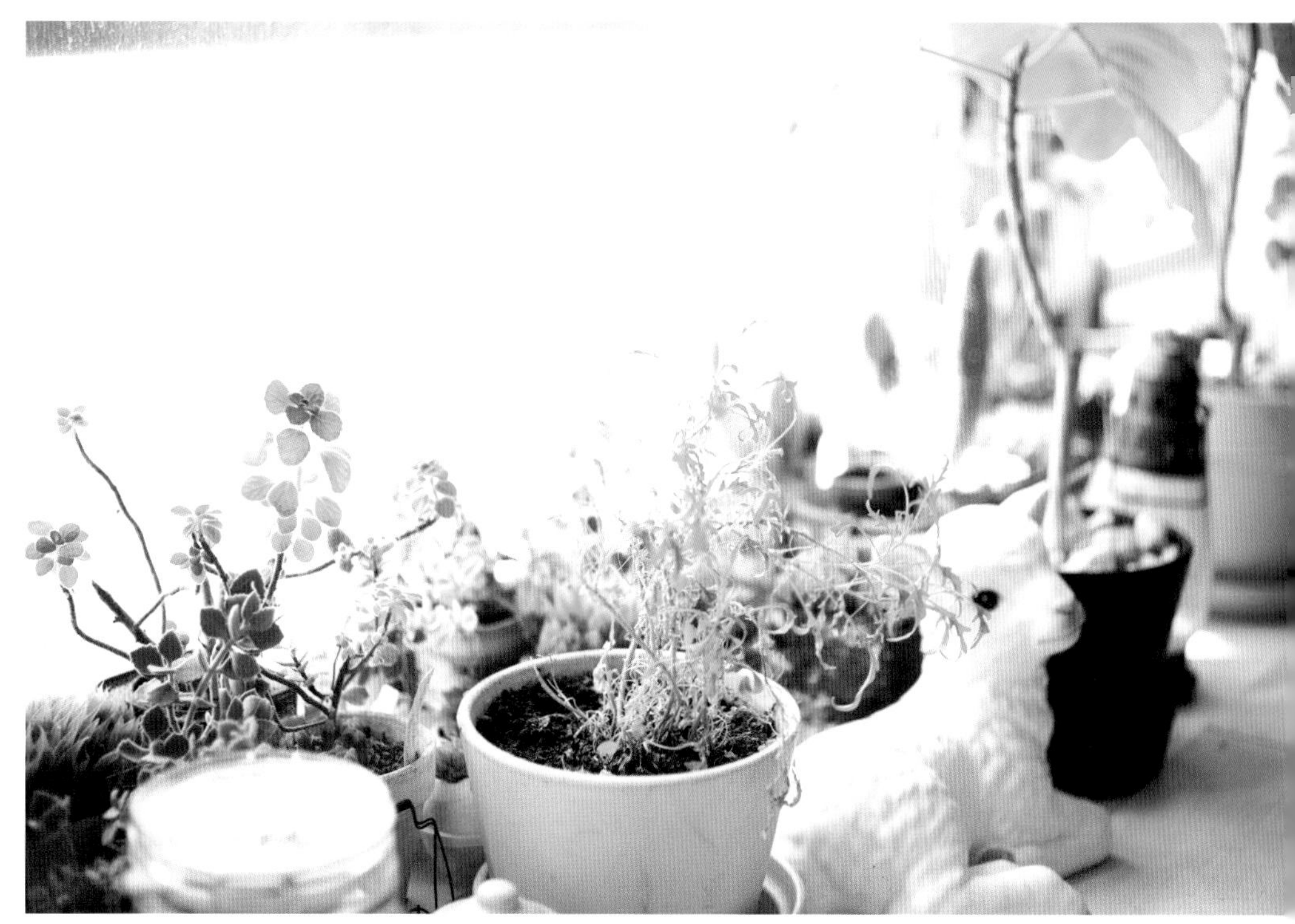

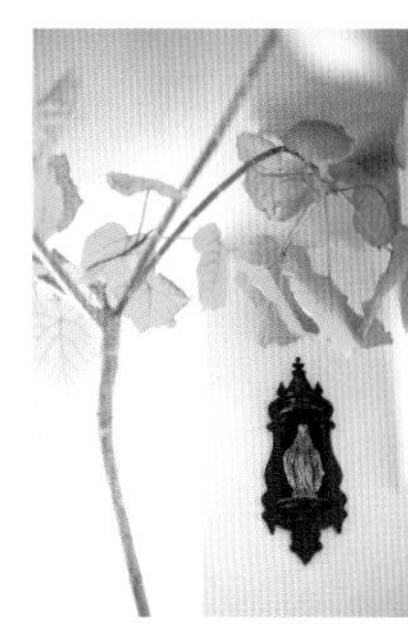

部屋やベランダには大小の観葉植物が並ぶすずきさん宅。「植物にふれていると不思議と気持ちが落ち着きますし、『人もまた自然の一部なんだ』という、あたり前の真実を思い出させてくれるんです」

5 植物を育て、一緒に暮らす

たとえば気持ちにゆとりがないとき、投げやりになっているときは、部屋の観葉植物たちの葉がしおれてしまったり、虫がつきやすくなることがある。また、病気が長引いたりすると、まるで自分の代わりのように木が枯れることがあったりもする。

「そんなふうに、育てている植物は、自分の心身の状態のバロメーターに思えることが多いんです」と、すずきさん。

逆に言うと、しっかり植物の状態を見つめ、ていねいに世話をしていると、こころが落ち着き、からだも調子が整ってくることが多いのだとか。

「ただ部屋に置いているだけでなく、共鳴しながら一緒に暮らしている。私にとって植物はそういう存在です」

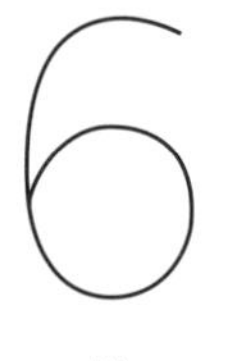

花粉症には、ハーブふりかけ

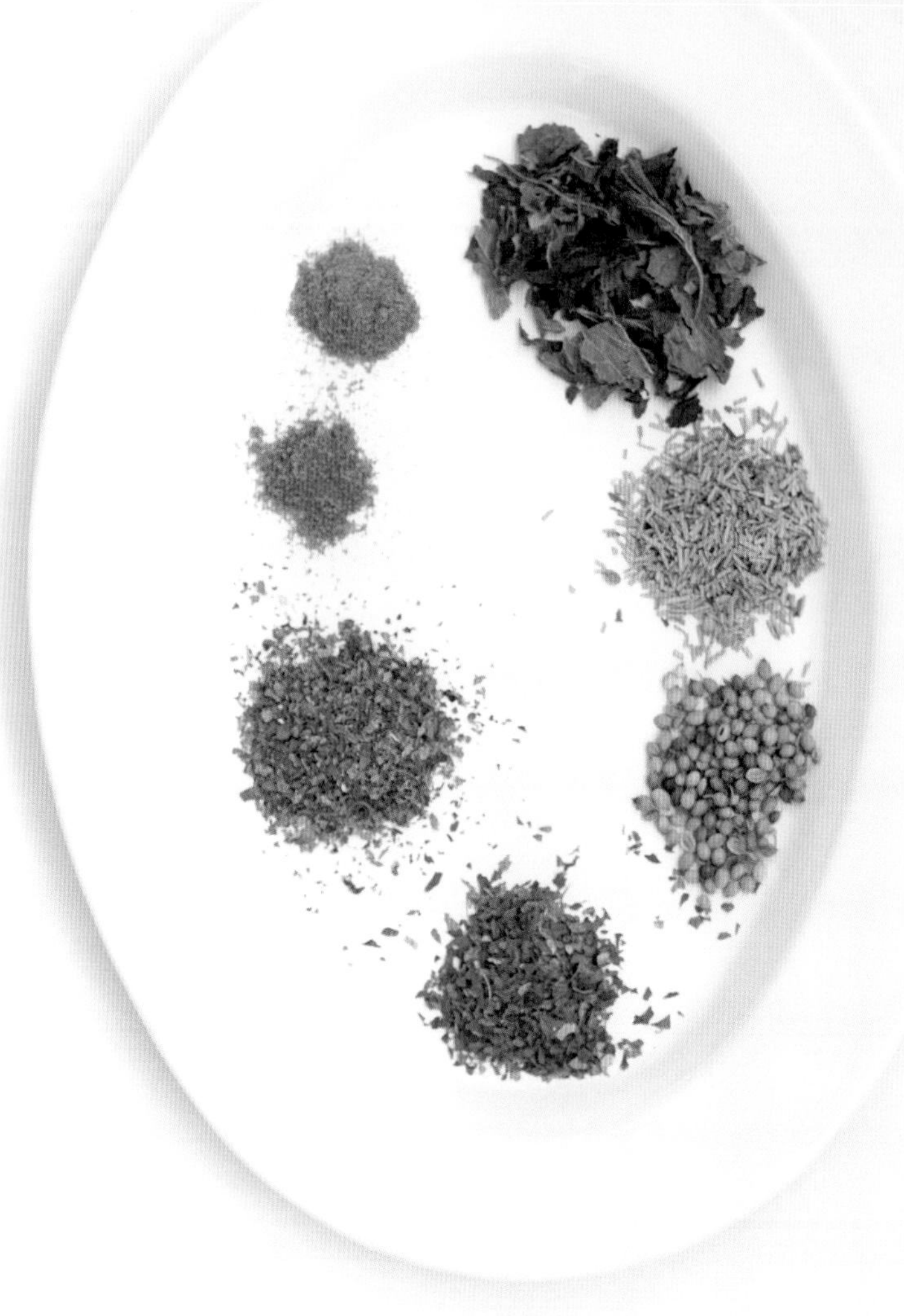

洋風ふりかけ

材料（作りやすい分量）
ネトル（乾燥）… 4g
ローズマリー（乾燥）… 3g
コリアンダーシード … 2g
パセリ（乾燥）… 0.4g
バジル、クミン（乾燥）、コリアンダーパウダー … 各0.2g

作り方
すべての材料をよく混ぜる。保存容器に入れて、冷暗所で保管する。

「花粉症によい」ということで、近年注目を集めているハーブ、ネトル。浄血や造血作用にも優れていて、ヨーロッパでは古くから貧血の人や妊婦、栄養不足の人に用いられてきました。

「花粉症対策で飲み始めたけど、お茶で飲むのも、量に限界があって。『それなら丸ごと食べよう』と、ふりかけに。私も生理が快適になりました」

洋風はスープやサラダ、カレーの隠し味に。和風はごはんにかけたり、卵焼きに入れたり。

「意外なんですが、ネトルって和風の味つけにも合うんですよ。わざわざお茶を煮出す手間もかからず、料理にふればいいだけなので、手軽に取り入れやすくなりました」

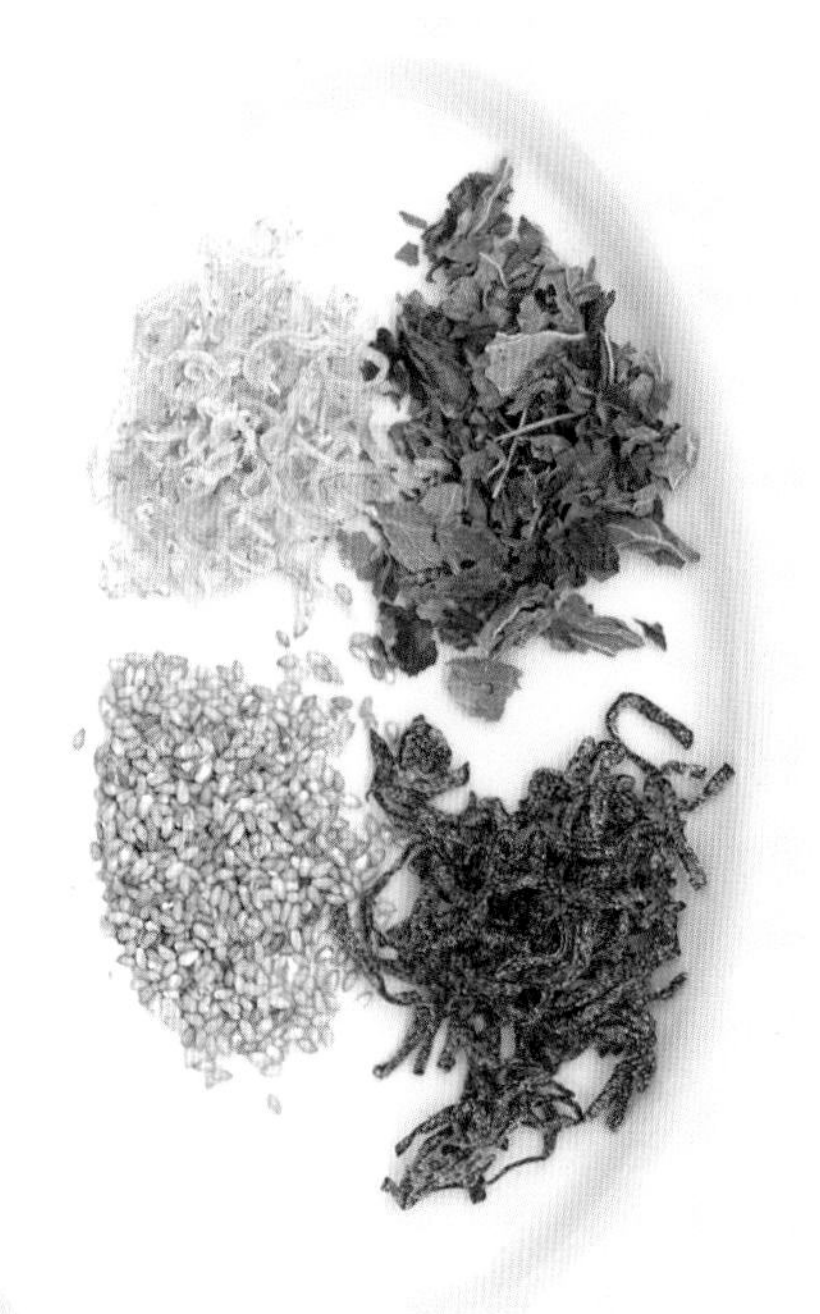

和風ふりかけ

材料（作りやすい分量）
ネトル（乾燥）…4g
塩昆布…7g
白炒りごま…5g
ちりめんじゃこ…5g

作り方
すべての材料をよく混ぜる。
保存容器に入れて、冷暗所で保管する。

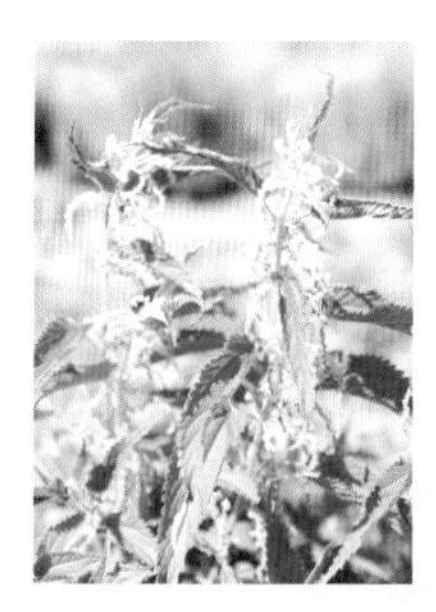

細かなトゲがびっしり生えている、イラクサ科のネトル。利尿作用があるため、毒素を排出してくれたり、むくみを防止する効果も。

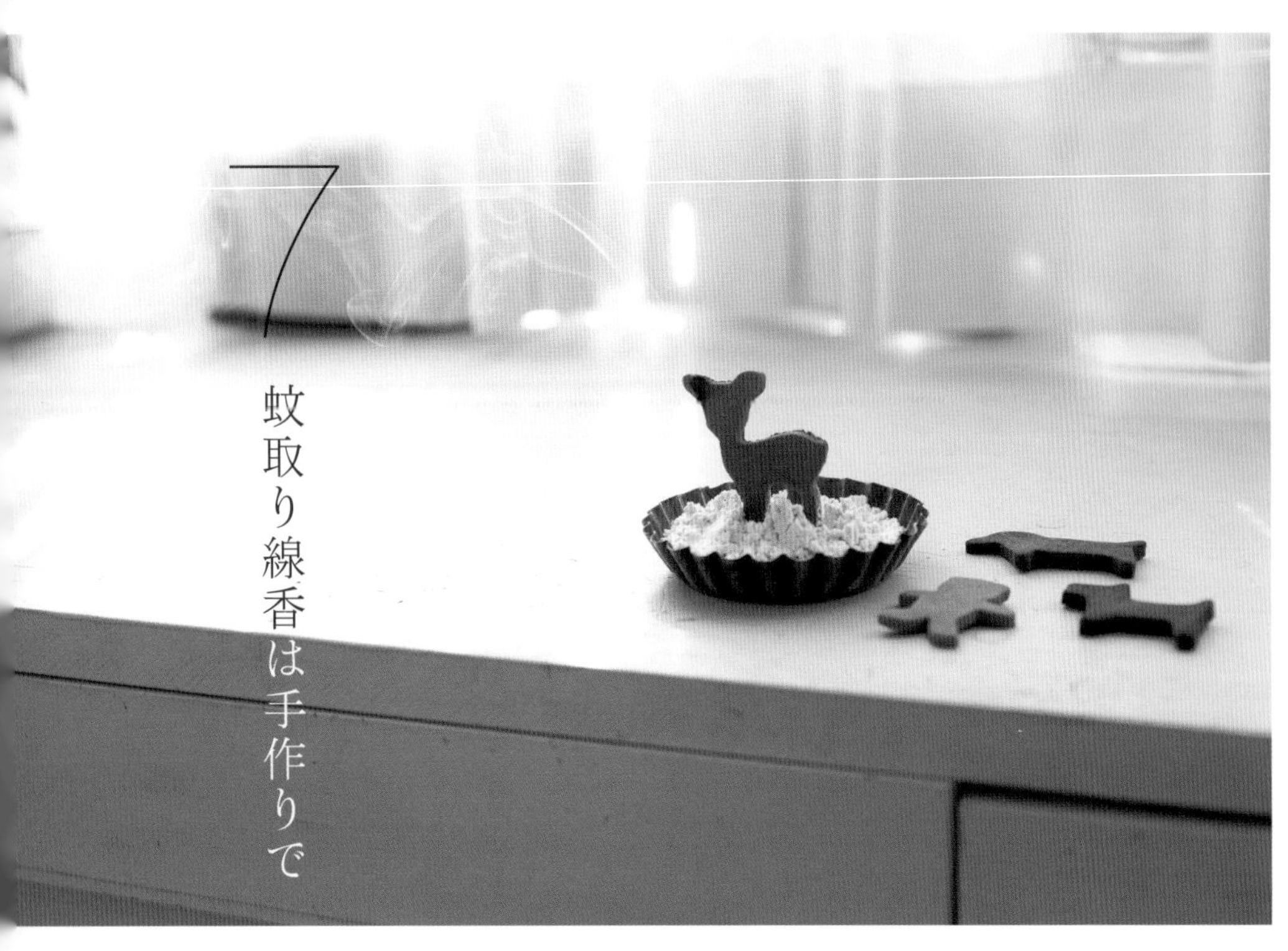

7 蚊取り線香は手作りで

蚊取り線香

材料（作りやすい分量）

除虫菊パウダー…16g
たぶ粉…12g
精製水…43g

作り方

1 ボウルにすべての材料を入れてよく混ぜ、しっかり練ったあと5㎜ほどの厚さに伸ばし、クッキー型などで抜く。

2 風通しのいい場所で数日間、上下を返しながら乾燥させてでき上がり。耐熱の皿に香炉灰を敷き、その上にのせて火を点けて使用する。

植物のさまざまな楽しみ方を提案しているすずきさん。そんな中でも反響が特に多いのが、天然素材で作る「蚊取り線香」。除虫菊パウダーを練ってクッキーの型で抜いて作ります。

市販の蚊取り線香の多くは、化学的に合成されたピレスロイドという殺虫成分が多く含まれています。これはもともと自然の除虫菊にも含まれているものですが、効果が高いぶん濃度も高いので、化学物質の匂いに敏感な方は、頭痛がしたり、喉が痛くなることもある様子。

「こちらは草の粉末が原料でやさしい香りになり、刺激が少ないと感じる人が多いようで、小さいお子さんや犬がいるご家庭でもよろこばれます。好きなかたちを作れるのも楽しいです」

8 泣けるマンガでこころを開放

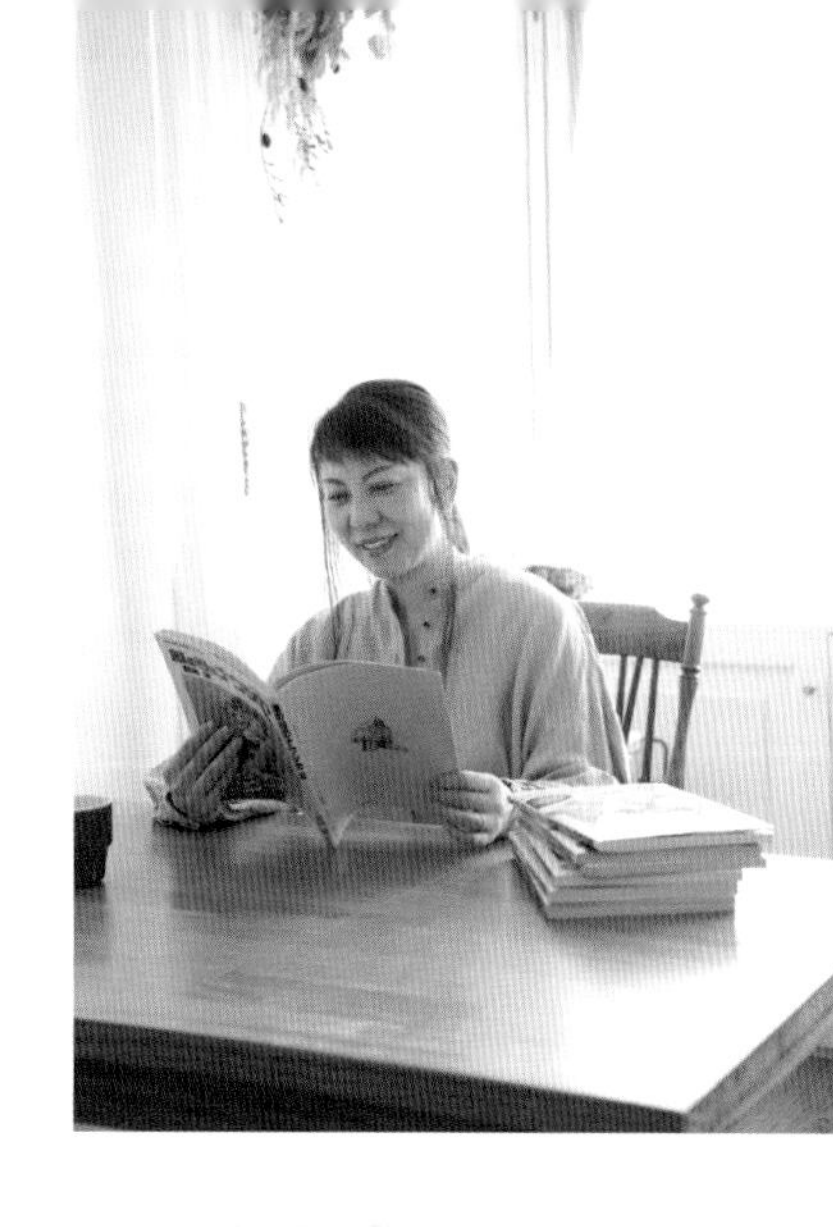

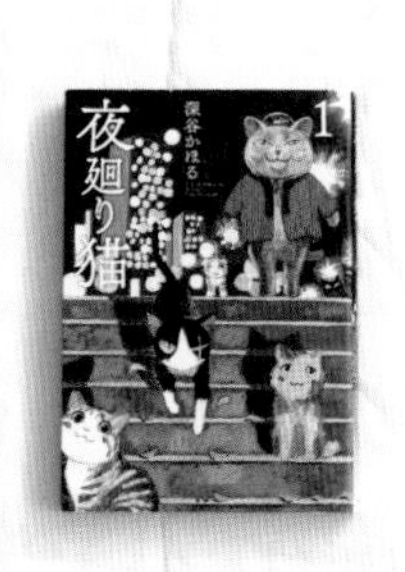

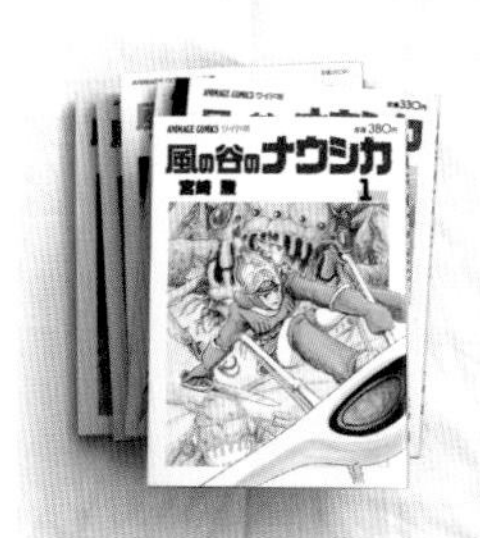

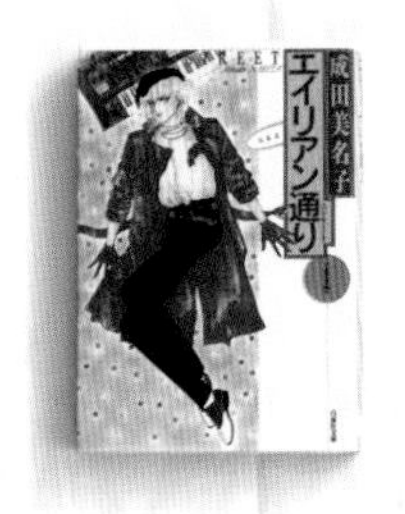

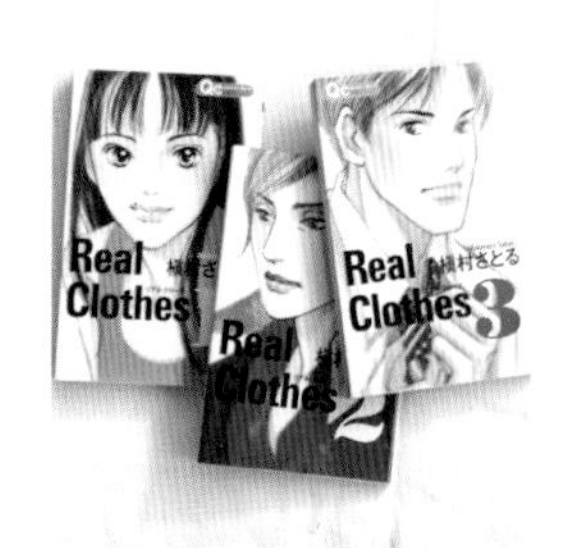

右から／アパレル業界を舞台にした『リアル・クローズ』は、仕事の苦しみと喜びが描かれた名著。中学生以来愛読する『エイリアン通り』。「見たことのないアメリカに憧れをつのらせました」。すずきさん的泣きのツボが満載の、『風の谷のナウシカ』。人間の原罪や、自然との関係について深く考えさせられる作品。最近お気に入りの『夜廻り猫』は、ちょっと切なくて、こころが温まる8コママンガ。

実は大のマンガ好き。日々やることに追われ、忙しく過ぎていくけれど、ときどき思う存分好きなマンガを読んで、その世界にどっぷりつかることが、何よりのストレス発散になっていると、すずきさん。

おすすめの本は、ただストーリーのおもしろさを追うだけでなく、登場人物がこころの葛藤を経て成長したり、人間のあり方について深く考えさせられたりする作品が多いようです。

「読むジャンルはさまざまで、少年マンガやSF、なつかしの少女マンガも。ハラハラしたり、思いっきり笑ったり、ほろっと泣けたり。雑事を忘れて世界に入ると、すごくリフレッシュされて、『また頑張ろう！』と思うことができるんです」

Q3
風邪のひき始め、ひいたときの改善法は？

丸瀬由香里さん

塩水うがい

「マクロビオティックでは風邪予防に、三年番茶に自然塩を加えたものでうがいをしますが、番茶を入れる時間がないときは、普通の塩水でも、効果的だと思います」コップ1杯の水に小さじ½程度の自然塩を加えてよく混ぜ、うがいや鼻うがいを。「喉のところに塩がしっかり届くようにすると、喉風邪の予防にもなり、痛みもやわらぎます」

松下るなさん

肋骨ゆるめ体操

咳が続いて辛いときにおすすめは、「肋骨ゆるめ体操」。ひじを使って、肋骨や肩甲骨をリセットすることで、呼吸がラクになるそう。①横になり、左手を伸ばし、右ひざを軽く曲げて前に出す。右腕はひじを曲げ、リラックスしてからだの上に置いて、ひじをゆっくり肩の高さよりやや上の位置まで上げる。このとき、肋骨が上がっていることを意識する。②胸の脇が伸びるところまでしっかり上げたあと、ひじから先を伸ばし、3呼吸キープする。反対側の腕も、同様に行う。1日2回、2分以内で続ける。

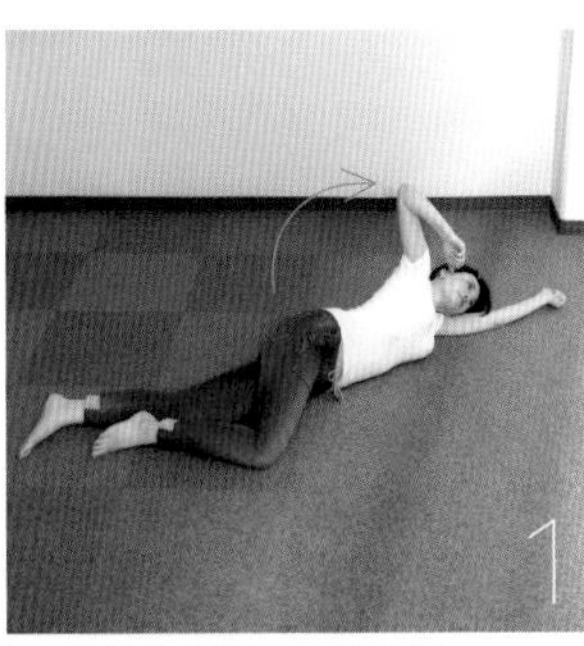

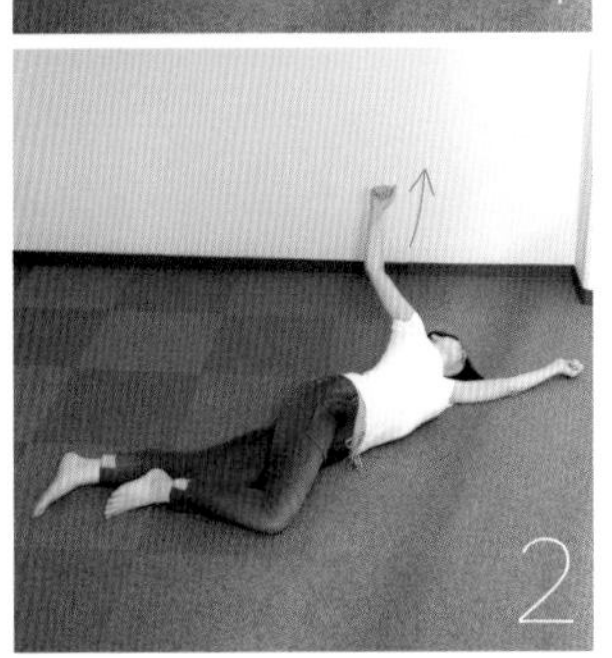

水野久美さん

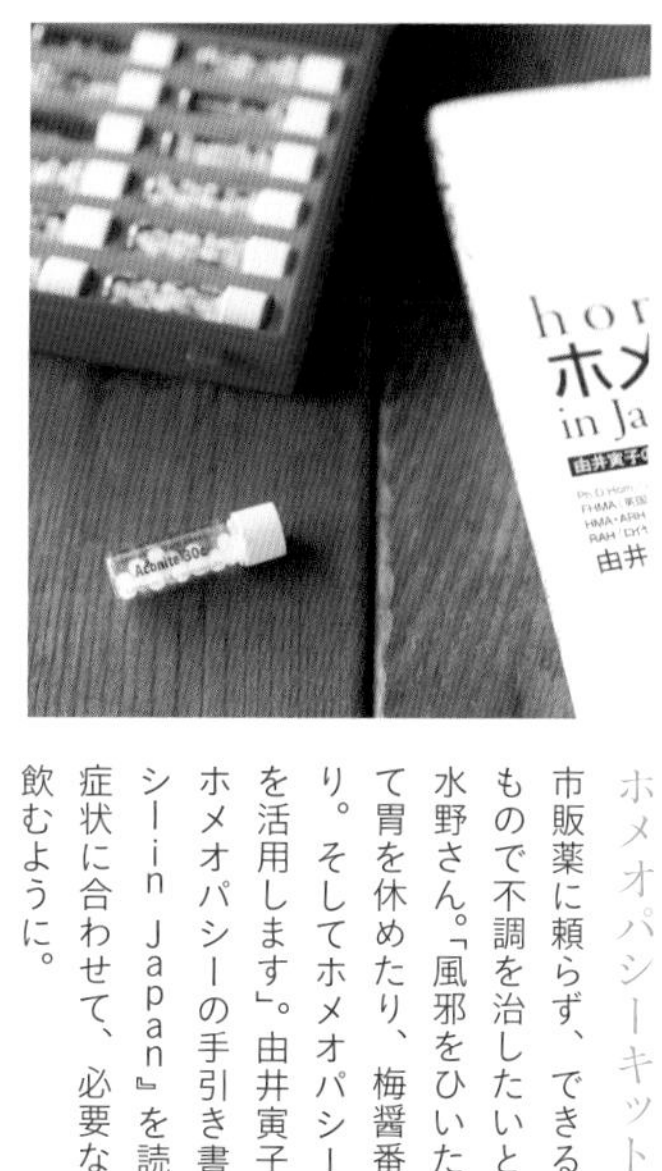

ホメオパシーキット

市販薬に頼らず、できるだけ自然のもので不調を治したいと考えている水野さん。「風邪をひいたら、絶食して胃を休めたり、梅醤番茶を飲んだり。そしてホメオパシーのレメディを活用します」。由井寅子さんによるホメオパシーの手引き書『ホメオパシーin Japan』を読みながら、症状に合わせて、必要なレメディを飲むように。

すずきちえこさん

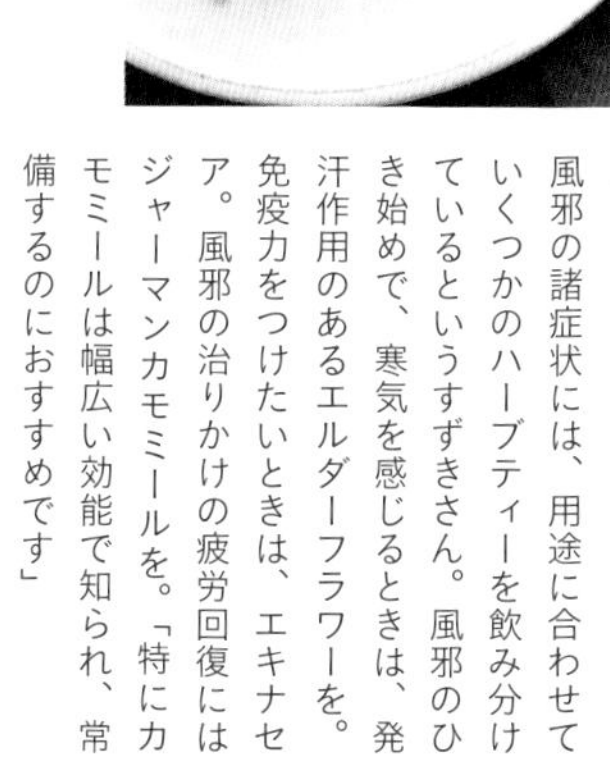

エルダーフラワー、エキナセア、ジャーマンカモミールのハーブティー

風邪の諸症状には、用途に合わせていくつかのハーブティーを飲み分けているというすずきさん。風邪のひき始めで、寒気を感じるときは、発汗作用のあるエルダーフラワーを。免疫力をつけたいときは、エキナセア。風邪の治りかけの疲労回復にはジャーマンカモミールを。「特にカモミールは幅広い効能で知られ、常備するのにおすすめです」

伊藤尚美さん

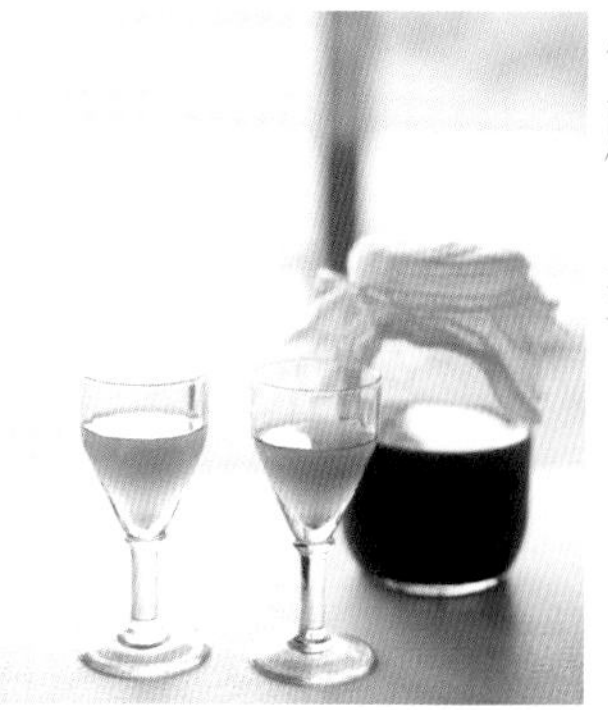

手作り野草酵素シロップ

京都でチベット伝統医学にもとづくサロンを主宰している大谷百世さんと一緒に、ワークショップで作ったという酵素シロップ。「植物のパワーが充実するという満月の日に摘んだ、よもぎやクローバーなど、50種類の野草の新芽を漬け込んだシロップです。すごくパワフルな味わいで、風邪のひき始めなどは、これを飲むと効果的です」

Ginさん

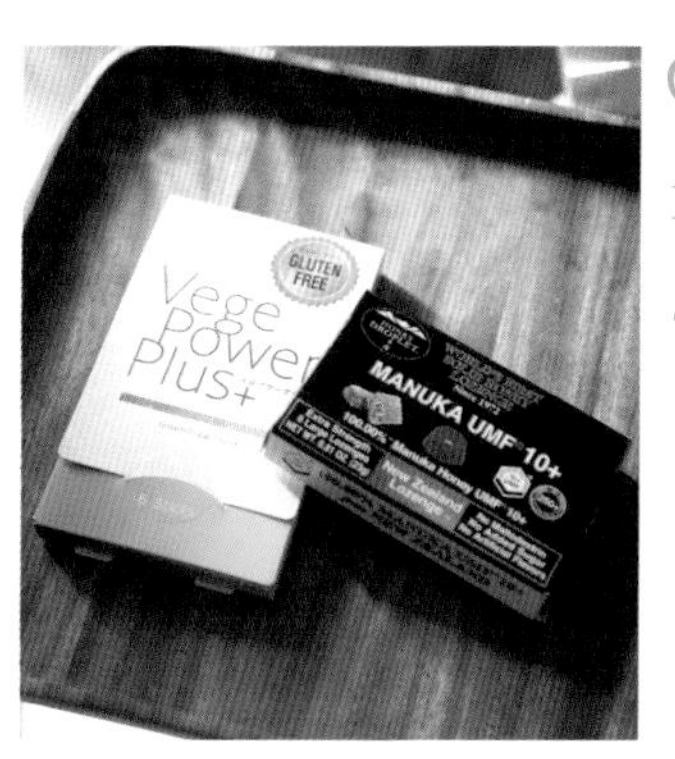

「ハニードロップレット」UMF®マヌカハニー10＋
「アピオス」ベジパワープラス

「ベジパワープラス」は、緑の若草やミネラル豊富な海藻など20種類をブレンドした「スーパーフード青汁」。「濃い目にして飲むと、風邪のあとの回復力が驚異的です」。ビタミンとミネラルがたっぷり、抗菌力に優れたマヌカハニーは、キャンディタイプになっているので便利。「なめるとゆっくり口の中で溶けていくので、喉にもしっかり届きます」

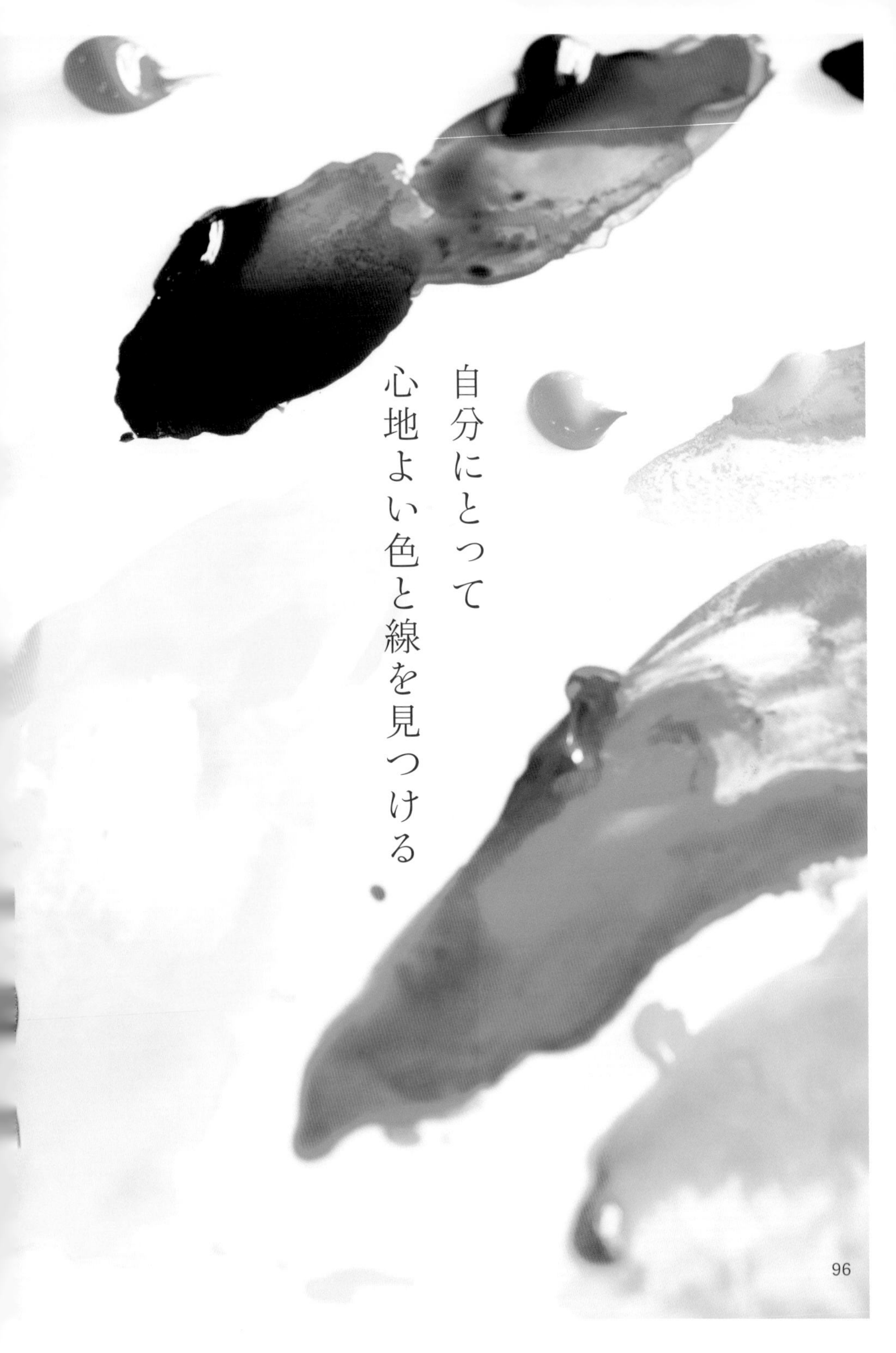

自分にとって心地よい色と線を見つける

伊藤尚美さん

水彩画家・テキスタイルデザイナー

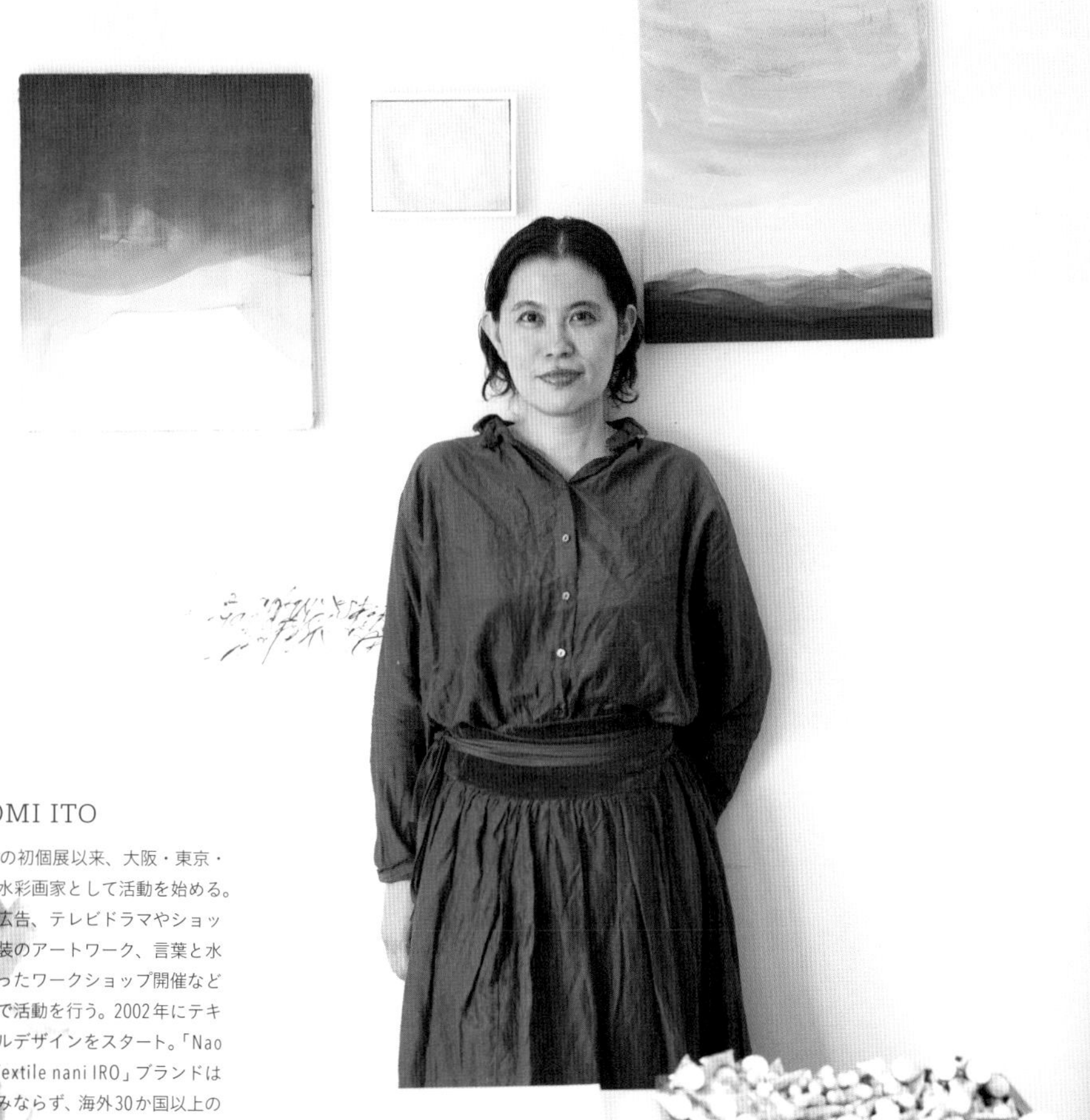

NAOMI ITO

1994年の初個展以来、大阪・東京・パリで水彩画家として活動を始める。書籍、広告、テレビドラマやショップの内装のアートワーク、言葉と水彩を使ったワークショップ開催など多方面で活動を行う。2002年にテキスタイルデザインをスタート。「Naomi Ito Textile nani IRO」ブランドは日本のみならず、海外30か国以上の人々に愛されている。

風のようにずっと動き循環していたい。動くことによって、風は起こる

過去に何回か、絵を描く尚美さんの姿を見せていただいたことがありました。筆先にたっぷり水を含ませ、にじませたり、ぼかしたり。スイスイと進む筆先はなめらかで、まるで音楽を奏でるかのよう。水彩の表現は、やわらかくやさしく感じられる一方で、書道と同じように二度描きができない、「一期一会」な表現法。描き手には澄んだ集中力が求められます。

「確かに私の場合、こころとからだの状態は、表現に顕著に出ます。心身がよどんだり、滞っていたりすると、笑ってしまうほど『使いたくない色を置いてる』『行きたくない方向に筆が行く』という現象が起こるんです（苦笑）」

「これだ」と思える絵は、からだにストンと収まる……つまりは腑に落ちる。頭だけで描く絵とは違う、爽快感をもたらしてくれるそうです。仕事を始めた初期の頃から尚美さんは、表現はこころとからだに密接に結びついていることを、強く実感してきました。

水彩画家として活動していた尚美さんが、テキスタイルデザインを始めたのは2002年のこと。ただ布に絵を刷るだけでなく、布の質感と絵柄が合わさる心地よさを提案した「nani IRO（ナニイロ）」は、繊細な質感と、従来の布にはない繊細な色彩表現が、多くの驚きを持って受け入れられました。

「ぱっと見には同じように見える赤やグレーも、インテリアとして見る色と、肌

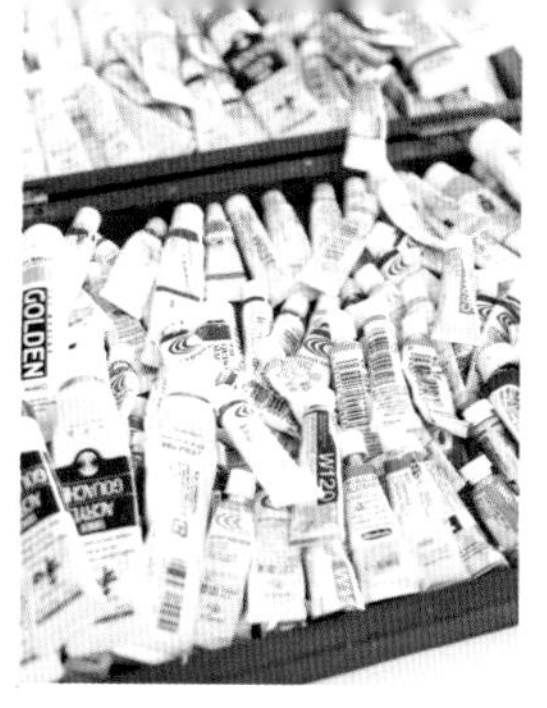

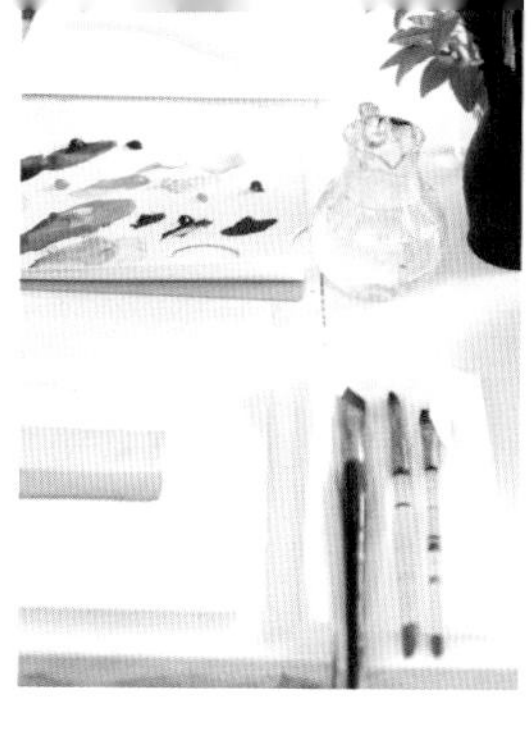

東に大きく開けた窓から、いつも光が差すアトリエテーブル。テーブルにはいつも花や植物が生けられ、自然の気配を感じながら創作活動を行っている。

に近い場所で使っていく色とでは、まったく違うと思うんです。言葉では言い表せない感覚の部分を、メーカーや工場の方々と具体的なかたちにしていく作業は、本当に大変ですが、そのぶんでき上がったときの感動はひとしおなんです」

原画を描き、何枚ものカラーチップを使って色指定を行い、サンプル出しをして、イメージに近づけていく。感覚を研ぎ澄ます作業の連続です。そしてただ布を作るだけでなく、それをどう届けるかについても、尚美さんは真剣に取り組みました。布を使って作るアイテムのデザインを考え、カタログなどビジュアル面でのディレクションを行って、展示会をして。通常の水彩画家としての仕事も両立させながらの、大変な仕事量でした。その中でついからだをあとまわしにして、がむしゃらに走ってしまう時期もあったそうです。何より五感が大切な仕事なのに、それが上手く働かないほど、疲れをためてしまうこともありました。

「40代に入るまで、自分が『老いる』ということをまったく実感できていなかったんです。こころさえリフレッシュできれば、健康でいられると思っていた。でも実は、こころを支えているのは、からだなんですよね。それに気づいてからは、意識的にていねいなメンテナンスを心掛けるようになりました」

そんな意識の変化は、出産を経て、それまで住んでいた大阪市内からふるさとの三重・伊賀市に住まいを移した時期とも重なっていました。四季折々の豊かな

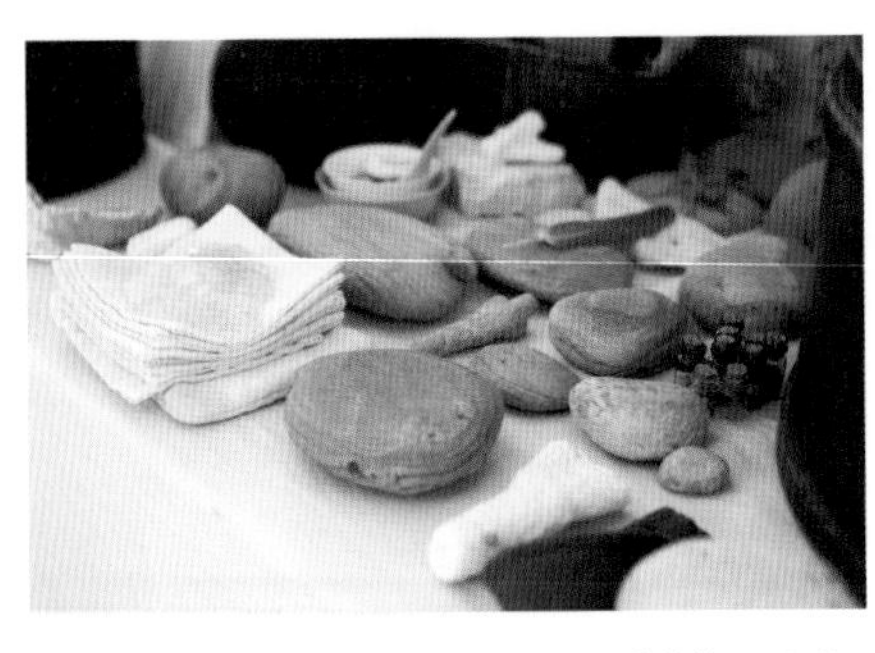
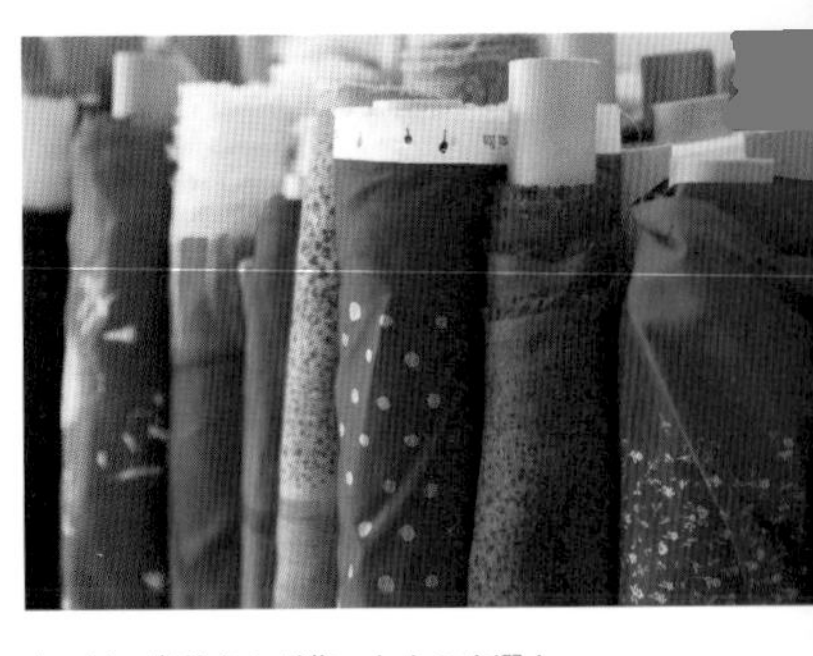

デザインしたテキスタイルと、拾ってきた自然物。アトリエの中には、尚美さんが作ったものや選んだもの、お気に入りたちが、居心地よさそうに並んでいる。

自然にふれ、ゆったりとした里山の時間の流れに身をおくうちに、創作や仕事、心身に対する意識も大きく変わっていった様子です。

できるだけ地元の野菜やオーガニック食材を選び、家族とともに毎日の食事を大切にいただく。質のいい睡眠を心掛けるために、寝具や下着にシルクを選ぶ。からだがよどまないよう、オイルを使い、ていねいにほぐしていく。暮らしの場面場面で、「からだにとってよりよいもの」を選択するようになりました。またその変化の中で、こころの健やかさを保つのに役立ったのは、紙に自分の気持ちを書き出し、思考の整理を行う方法でした。

「布の仕事も長く続けていると、自分が身につけたいものや作ってみたいものと、まわりから求められるものとのギャップを、少しずつ感じる時期もありました。『本当の自分は何がしたいんだろう？』『来年もまた、同じ仕事をしたい？』『いったんすべての仕事をストップして、更地にしてみたら、そこで自分は何をしたいんだろう？』。自分にそんな問いかけをして、その答えを書き出すことで、いろんなことが整理できました」

今まわりにあるものが、自分の人生からなくなることを真剣に想像してみる。単純に思われる方法ですが、リアルに仮定してみることでものごとの重みを再確認できます。何が本当に大切か、手元に残していきたいものは何か、これからの人生で育てていきたいものは何か……。やっぱり布の仕事は楽しいし、家事も子育ても、自分の暮らしには必要不可欠なもの。だとしたら、バランスを加減したり、新たな試みを加えてみたり、新鮮な変化をきちんと感じ取ることができれば「やらされている感」はなくなり、まだまだ頑張れるし楽しめる。そんなふうに感じられたそうです。

「私は止まったり、固定されたりすると、生命力が衰えてしまうタイプ。ずっと風のように循環していたい。動くことによって風が起こるし、こころも動いていく。そういう自分の特性も、より分かってきたように思います」

田園風景を眺めながらウッドデッキでストレッチ、果樹園の世話や犬との散歩に、お茶で一服するひととき。尚美さんの伊賀の暮らしは、五感を開き、それらのイメージをからだ全体に吸いこんで、水彩という「色」に写し出すことでまわっています。

「40代前半は、自分が今後どうなっていくか、ほんの少し怖かった部分もあるんです。でも今は、変化を受け入れ、楽しめる。いろんなことを『チャレンジできることならやってみようかな』と、素直に思えるようになりました。そう思えるのも、からだとこころをしっかり見つめる暮らしを続けてきたからなのではないかと思います」

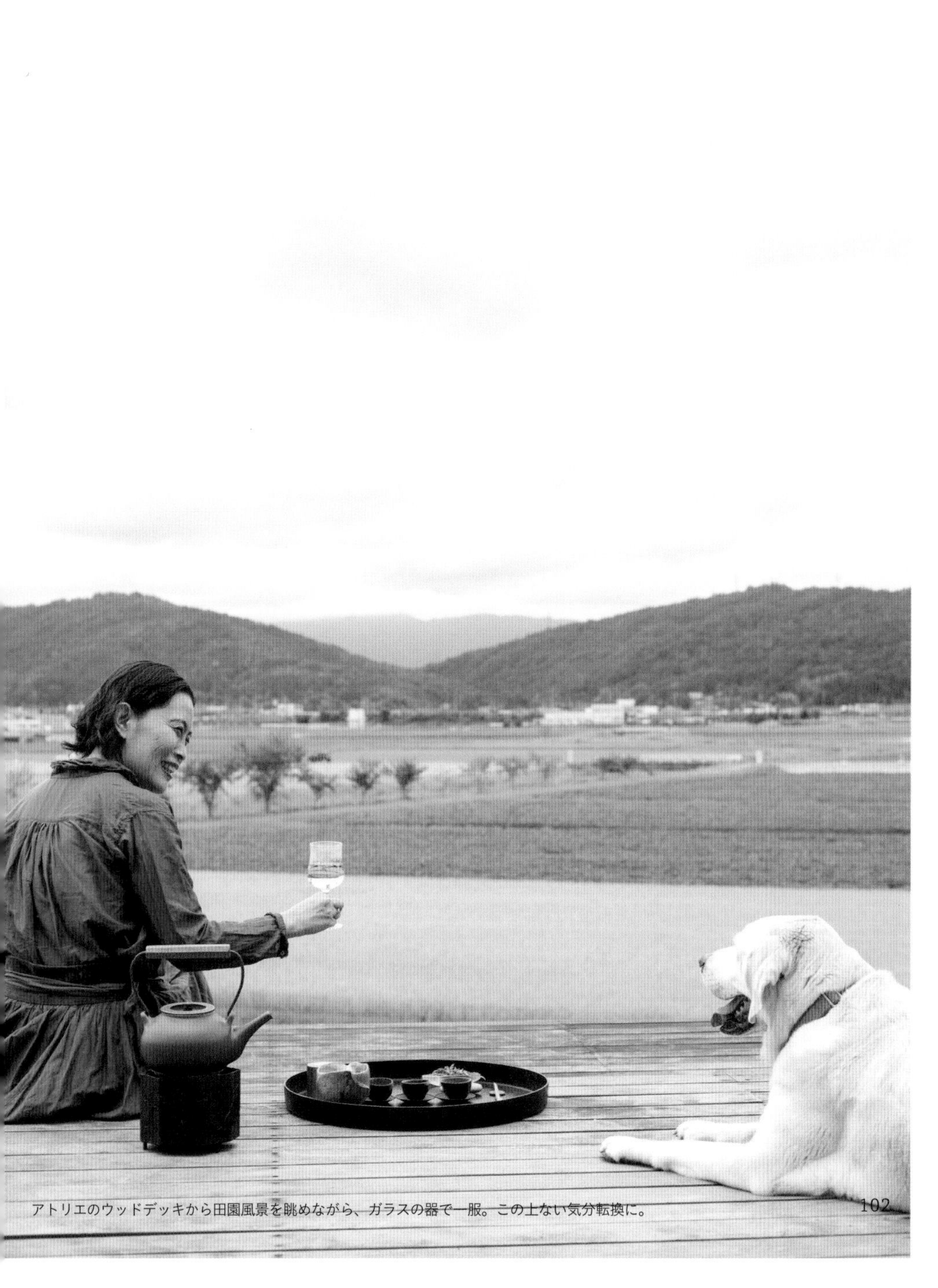

アトリエのウッドデッキから田園風景を眺めながら、ガラスの器で一服。この上ない気分転換に。

茶室とはまた違った趣きの「茶小屋」。「日常から離れ、ひとりの静かな時間を持ちたいときに活用しています」

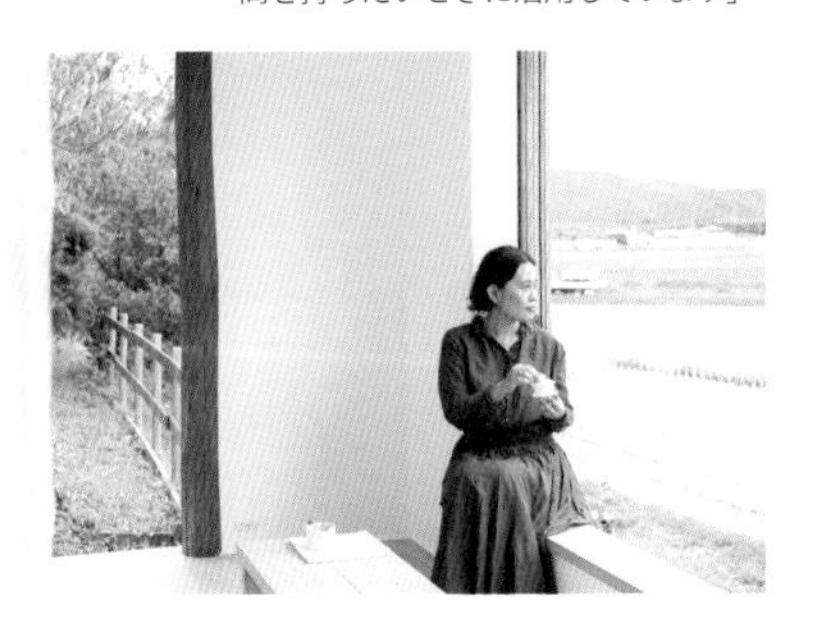

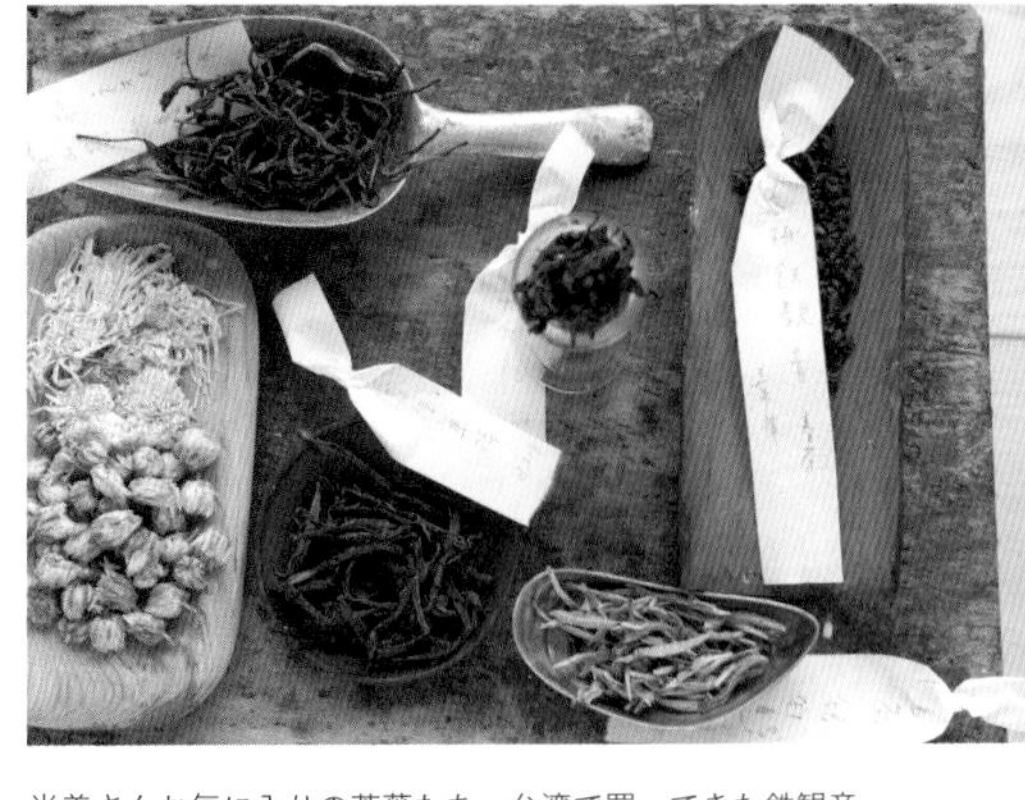

尚美さんお気に入りの茶葉たち。台湾で買ってきた鉄観音や、ラオスの野生茶、貴重な鳳凰単叢烏龍（ほうおうたんそう）など。

少量の茶葉と干し梅を入れ、白湯の延長のような感覚でいただくことも。

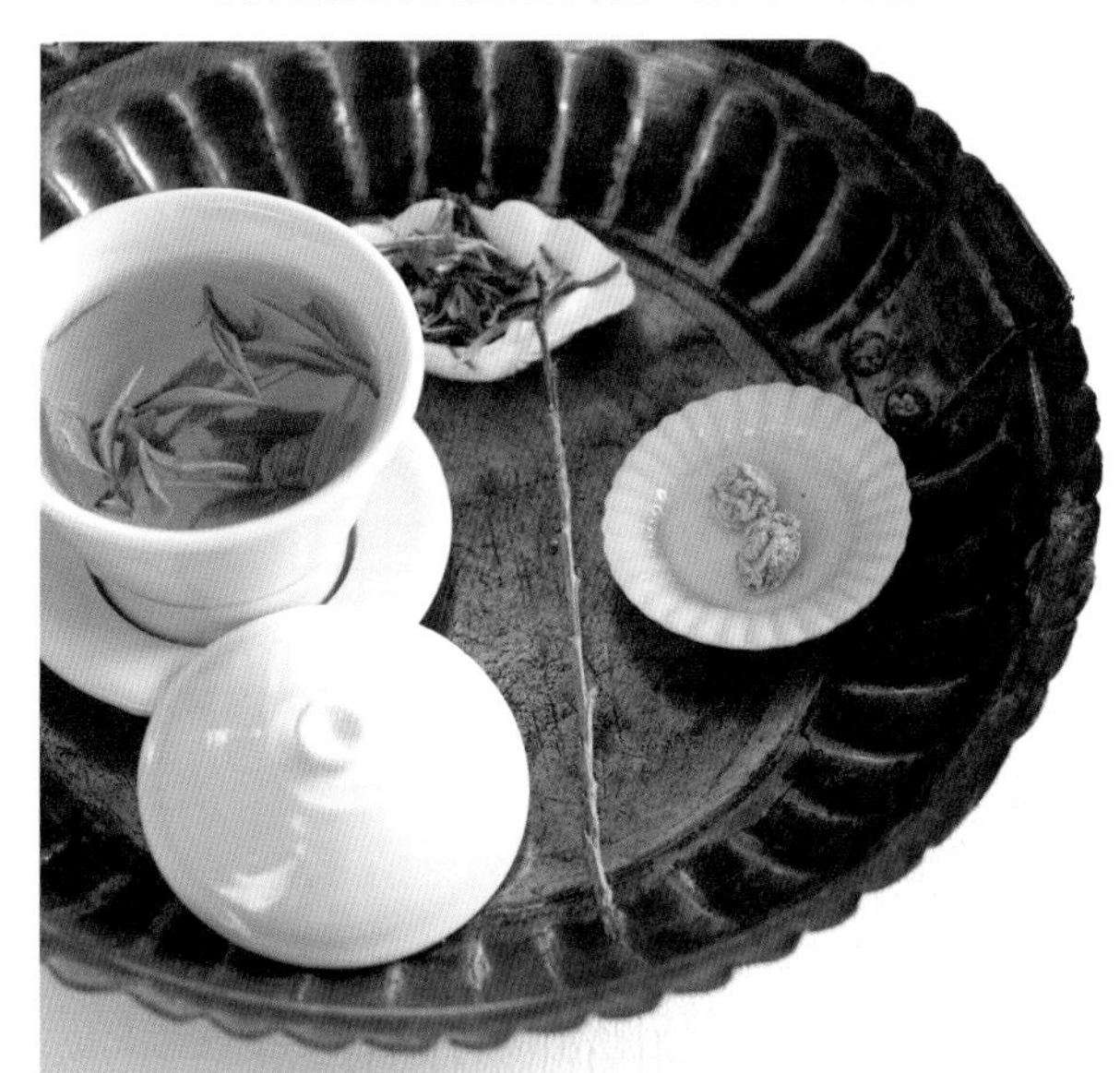

お茶を選ぶ、お茶で確かめる

中国茶教室にも長く通い続け、朝、お茶を入れるようになって10年以上。今はその日の体調に沿った茶葉に、自然と手が伸びるように。お茶好きが高じて、自宅の敷地内に「茶小屋」と呼ぶお茶を楽しむ専用の小屋も建ててしまった尚美さん。

「暑さで熱がこもるような疲れを感じるときは、白牡丹や緑茶。頭痛や目痛、肩こりのときは菊茶。疲れと寒気を感じるときには岩茶をよく飲みますね。ここぞと気合いを入れる日は、大紅袍（だいこうほう）や小紅袍（しょうこうほう）を。背筋がしゃんと伸びていく気がします」

茶葉にふさわしい茶器を選ぶのも、大きな楽しみ。お茶をていねいに入れることは、今日のこころとからだのありようを見つめる作業でもあるようです。

2

書き出すことで、自分のこころを知る

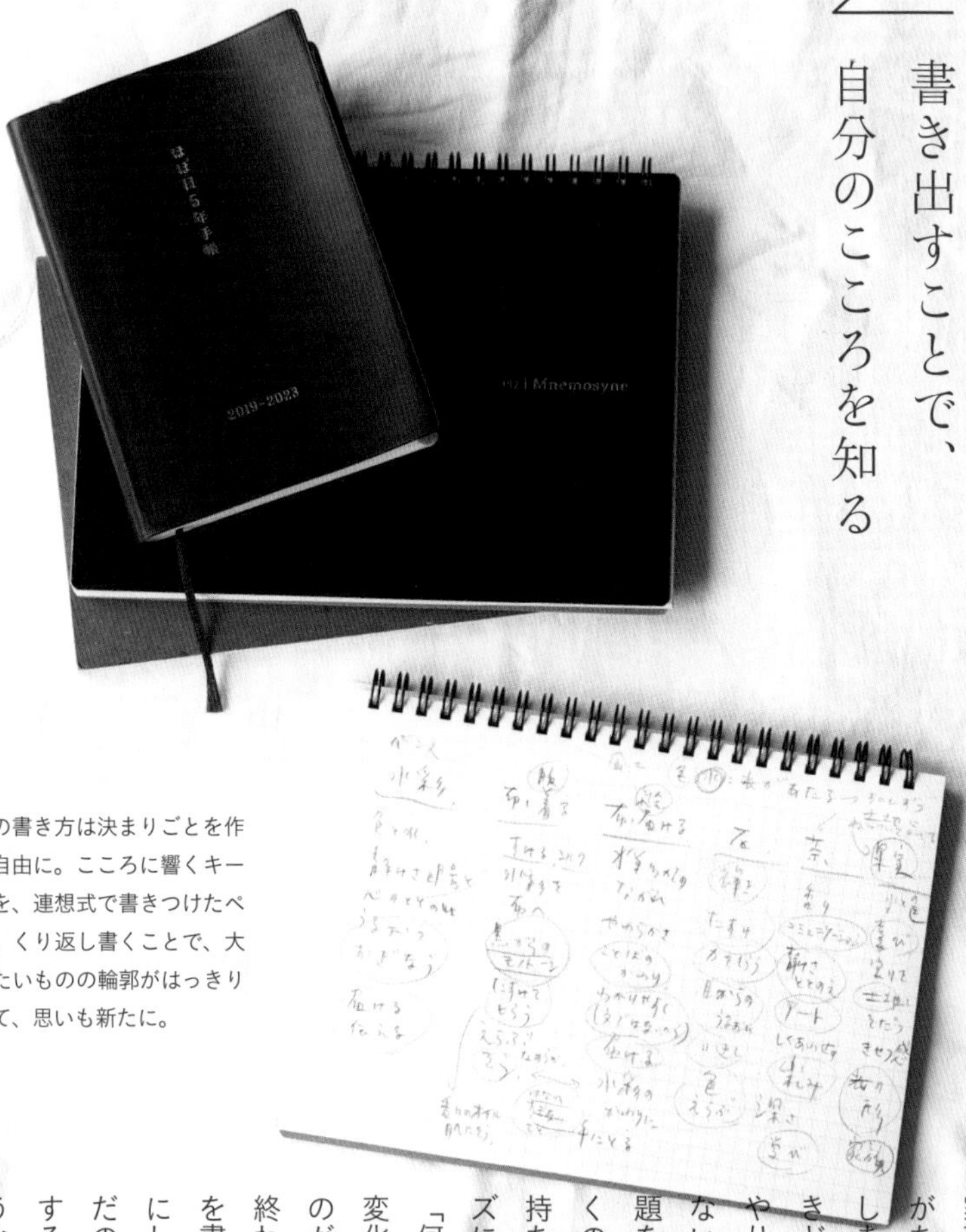

長く続いた仕事や、子育てや家事。やるのがあたり前と思いがちなものや、惰性でこなしてしまいそうなものごとほど、ときどき「本当に好き?」「本当にやりたいこと?」「手放す必要はない?」と自分に問いかけ、課題を箇条書きにしてノートに書くのが習慣に。それによって気持ちに嘘のない行動が、スムーズになったそうです。

「何年か続けてみると、心境の変化や今の自分を確かめられるのが楽しくて。さらには1日の終わりに、こころが動いたことを書きとめる日記もつけるようにしています。読み返すとからだの不調とこころの動きが連動することに気づいたり、同じような問題が起こったときに反省を生かせたりもします」

ノートの書き方は決まりごとを作らず、自由に。こころに響くキーワードを、連想式で書きつけたページも。くり返し書くことで、大切にしたいものの輪郭がはっきりしてきて、思いも新たに。

3 肌にふれるものは、シルクをメインに

布を手掛けるときは色味やデザインはもちろんのこと、ふんわりやさしいガーゼ、ざっくりとしたリネンなど、手ざわりや質感にもこだわってきた尚美さん。ここ数年、自身が身につけるものは、シルク素材が圧倒的に増えたそう。特にインナー類は、すべてシルクに。

「40代になり、自分もつややかさやなめらかさが気になるようになってきました。シルクを身につけたときの、守られているような感じがうれしいんです」

絹は肌の成分に近いアミノ酸を含んでいると言われる、たんぱく質繊維。通気性や保温性があり、静電気が起きにくいという利点も。疲れがたまって肌が敏感になったときも、やさしく包み込んでくれるのです。

右上／インナー類は機能性だけでなく、レースつきなど女性らしさも大切に選ぶように。**左上**／肌にふれる面積が多いタートルも、シルク素材が安心。**右下**／「シルクふぁみりぃ」の毛布は、厚みもほどよく、なめらかな肌ざわりが魅力。放湿・吸湿にも優れたシルクは、寝具に向いているそう。**左下**／五本指ソックスとリブのスパッツ。下半身を温め、心地よく。

4 部位別のオイルでマッサージ

日々の生活で心掛けているのは、五感を健やかにしておくこと。よどんだり滞ったりしていると、気持ちのいい色を作れないと感じている尚美さん。そのために習慣化しているのは、マッサージ。全身をこまめにほぐし、リンパの流れをよくすることを心掛けているそうです。

「リトアニアの『YOU＆OIL』のオイルを活用しています。季節の変わり目は喉から風邪をひくので〝THROAT〟、花粉の時期は耳が疲れるので〝LISTEN〟をよく使います」

それぞれの部位や用途に合わせ、精油の配合が変えられており、より高い効果が得られるそう。香りも豊かで、癒し効果も抜群なのだとか。

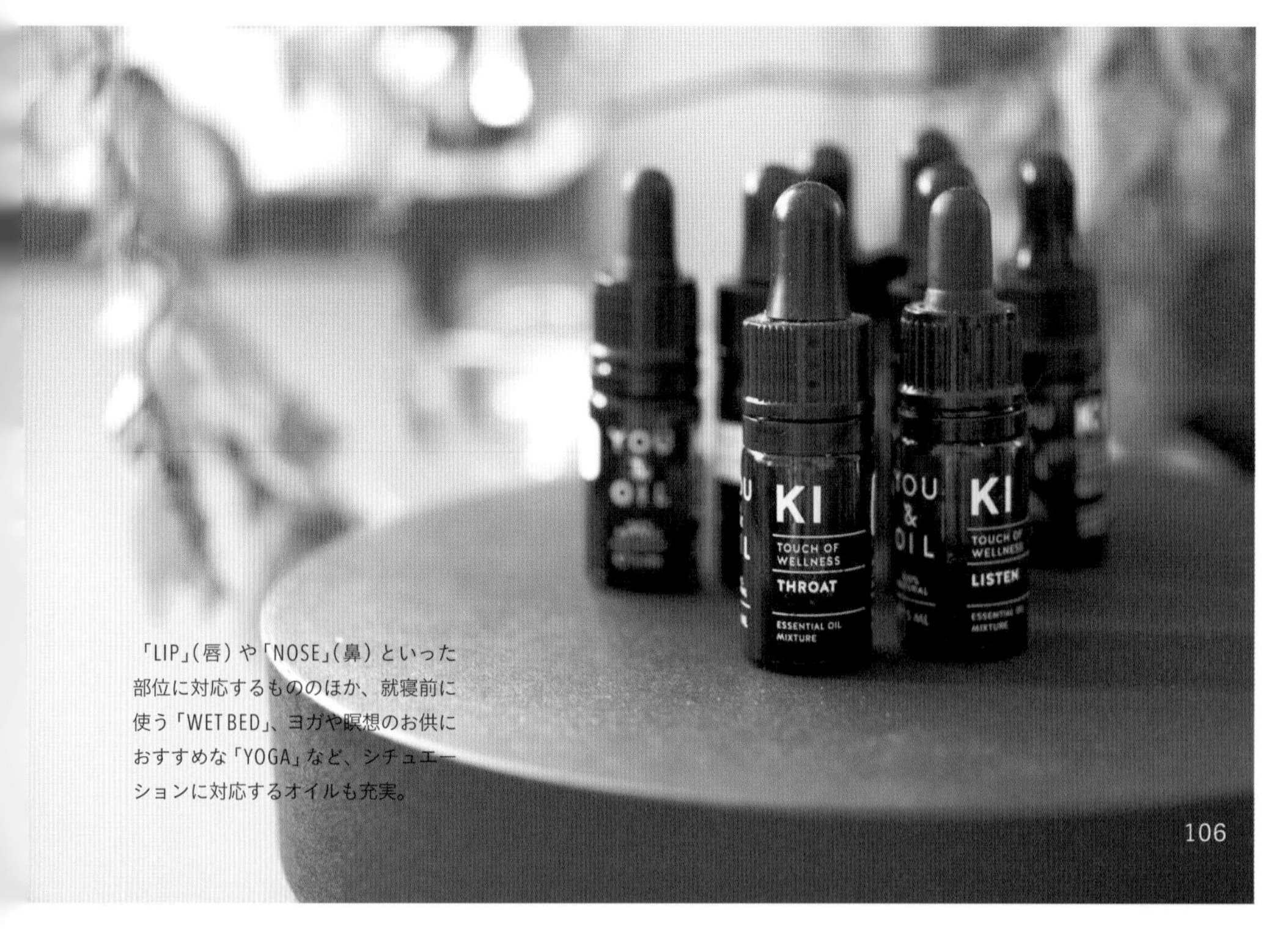

「LIP」（唇）や「NOSE」（鼻）といった部位に対応するもののほか、就寝前に使う「WET BED」、ヨガや瞑想のお供におすすめな「YOGA」など、シチュエーションに対応するオイルも充実。

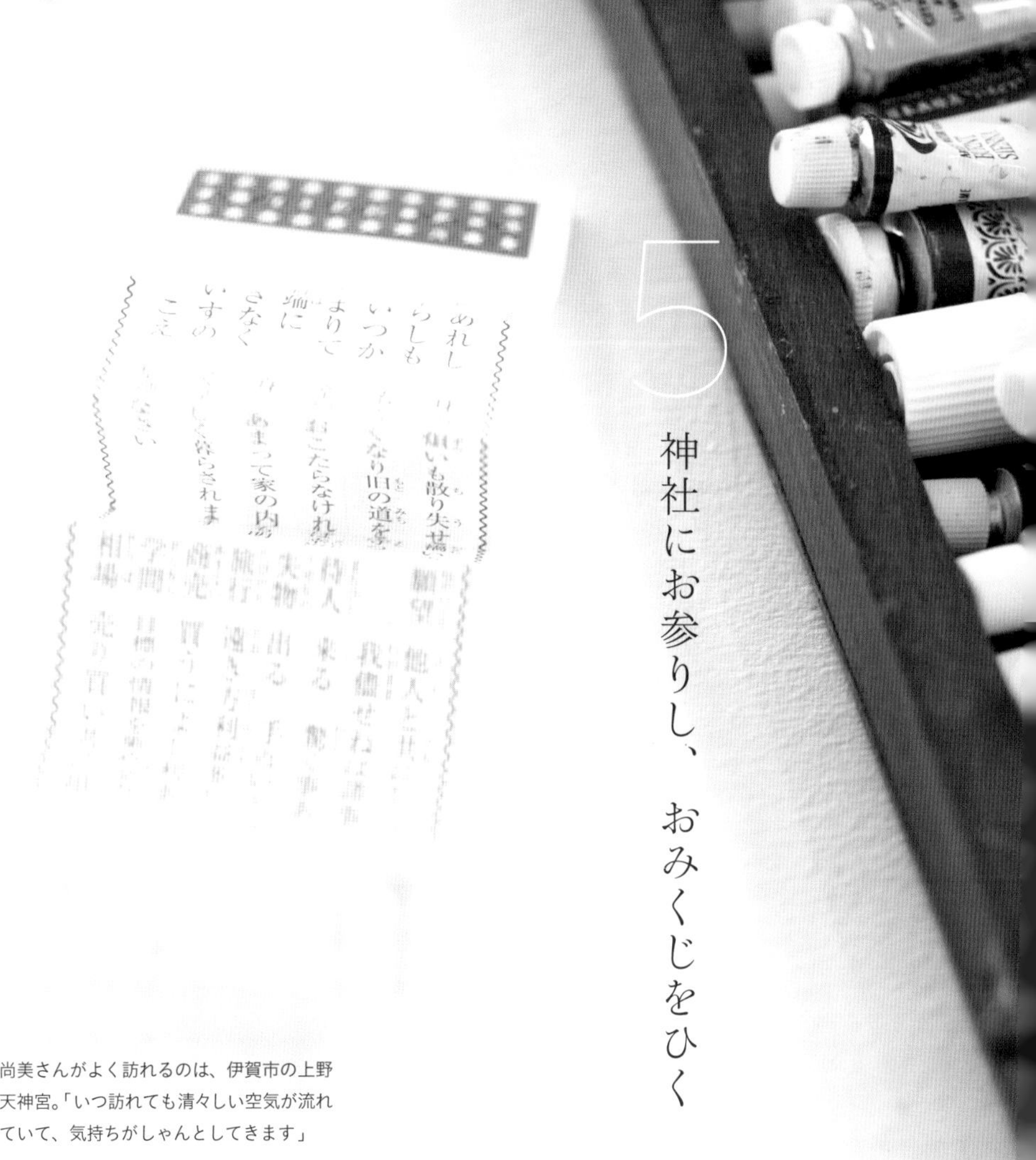

5 神社にお参りし、おみくじをひく

尚美さんがよく訪れるのは、伊賀市の上野天神宮。「いつ訪れても清々しい空気が流れていて、気持ちがしゃんとしてきます」

「仕事の節目、季節が変わったタイミング、それから歯医者に行くついでなど（笑）。氏神さまには、こまめに参拝するようにしています。神さまの前では子どものようになれる。手を合わせ、すっと背筋が伸びるような機会があるのは、とてもありがたいことだと思っています」

参拝時にはよくおみくじをひくようにしていて、そこに記されている言葉を読むのを楽しみにしています。

「具体的なことは書いていなくても、今の自分に対して、背中を押してくれるメッセージのように感じられて。占いというより、『お言葉をいただく』という感覚。『よし、頑張ろう』と思うとともに、居住まいを正すきっかけにもなるんです」

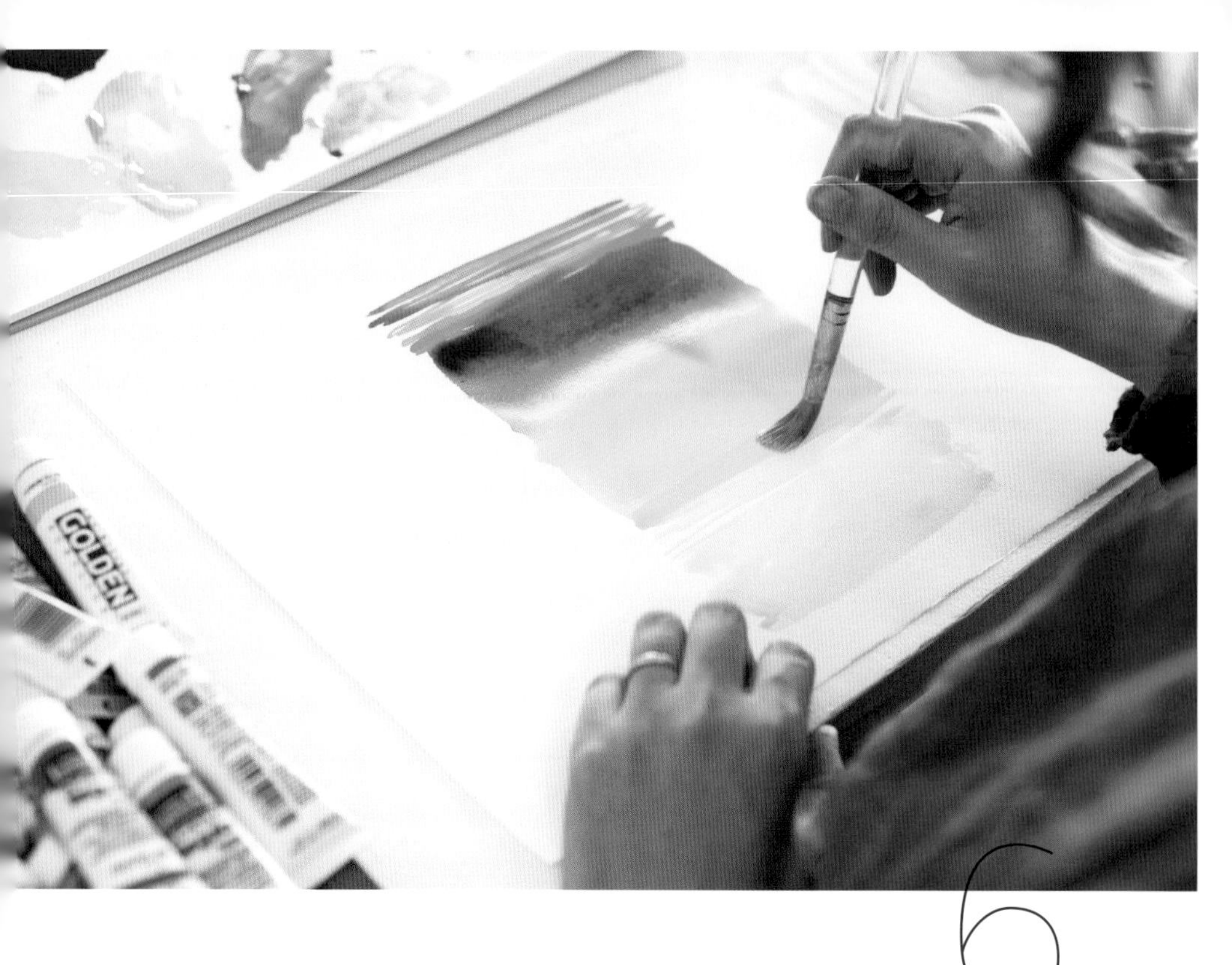

6 色を描き、色をまとう

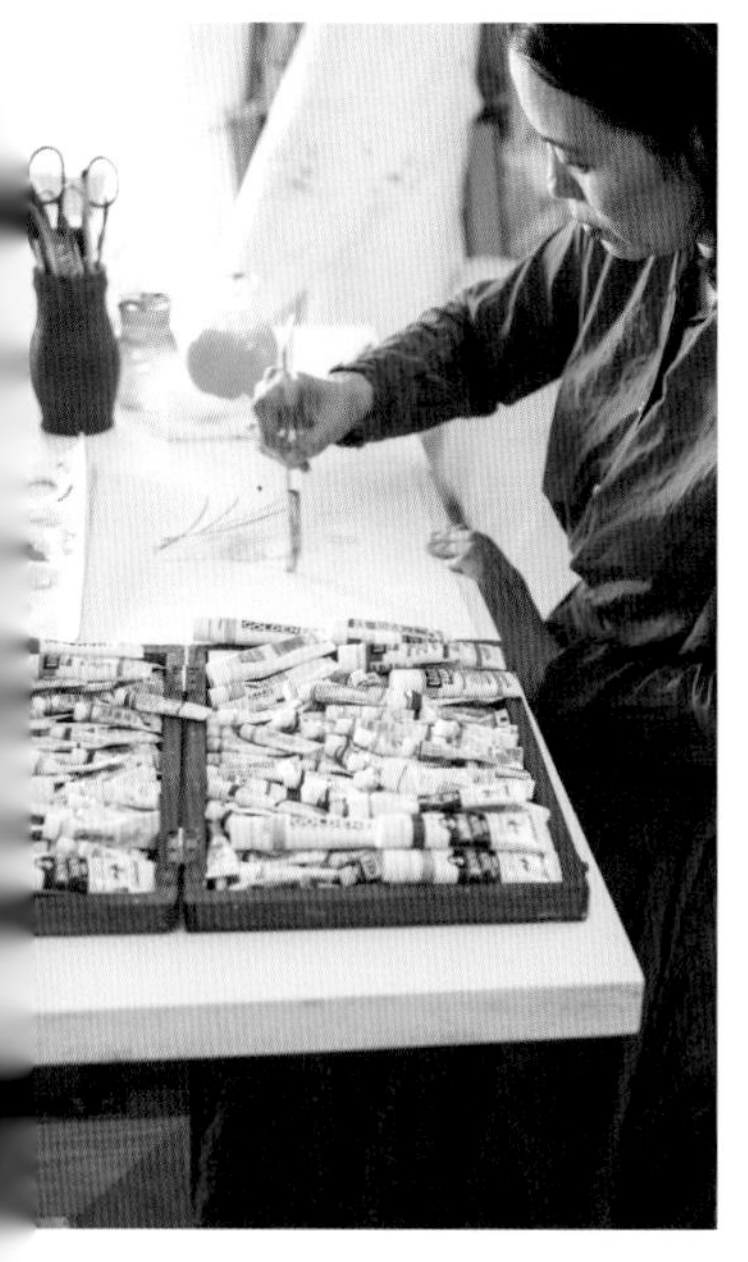

ワークショップではかたちがあるものを課題にすると、それに気持ちが行きすぎてしまうため、空やグラデーションなど、ただストロークして描くものをおすすめしているのだそう。1色、さらに1色と重ねていくと、その人らしい心象風景が生まれ、癒しにつながる。「水彩という画材が、こころのありようとつながりやすいんだと思います」

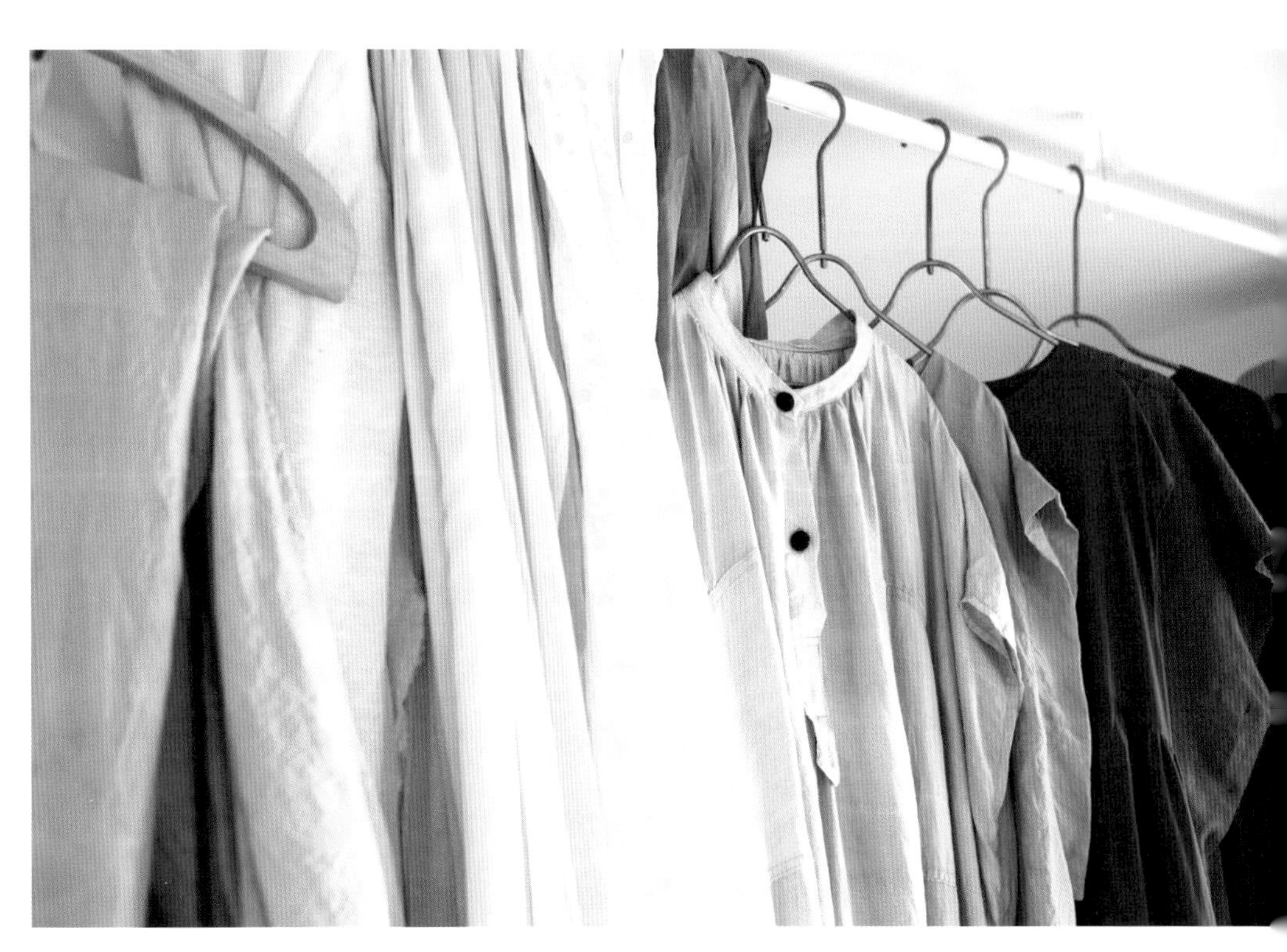

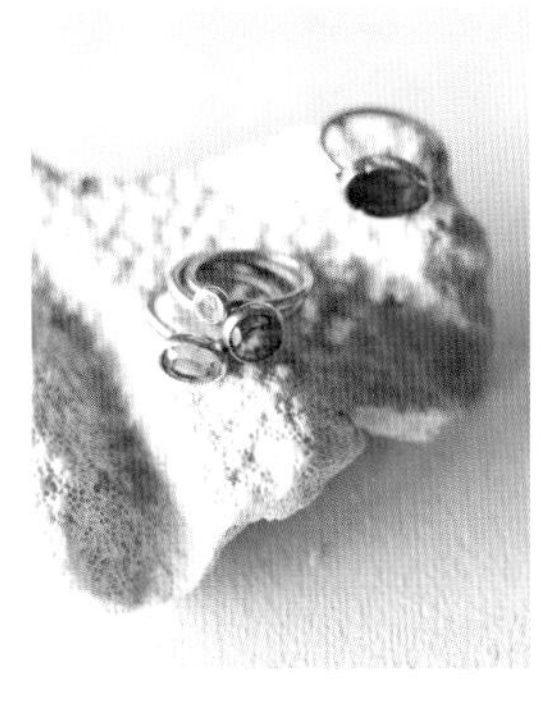

尚美さんが手掛けたテキスタイルと、それを使った洋服たち。淡い中間色はおだやかでいたいとき、薄いグレーはリラックスしたいとき、黒やコバルトブルーはしゃきっとしたいとき。色によって、「なりたい自分」に近づけるそう。ここ10年ほどは、アクアマリンやトルマリンなど、色石のジュエリーも身につけるように。

「水彩のワークショップを行うと必ず、筆を進めるにつれて、参加者の方がどんどんいい顔になって、癒されていく様子を見るんです。そのたびに『色』の持つ力を強く実感します」

水彩以外にも、「色を選ぶ」という行為は、女性のこころにとてもいい影響があると感じている尚美さん。特にテキスタイルデザインをしていると、「色の服」はとても分かりやすく「こころに効く」と実感しているそう。

「メイクなどでも気分は上がりますが、やはり衣服は面積が大きいので、作用が大きい。色が気持ちを応援してくれて、もうひとつの皮膚のような感じで助けてくれます。その日の自分に合う色を自然に選べるようになったら、心強いですよね」

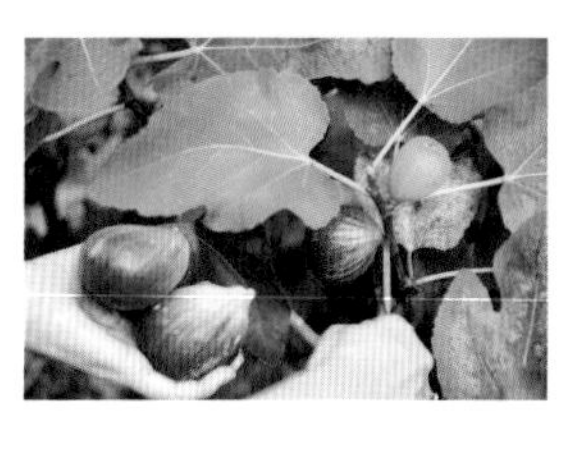

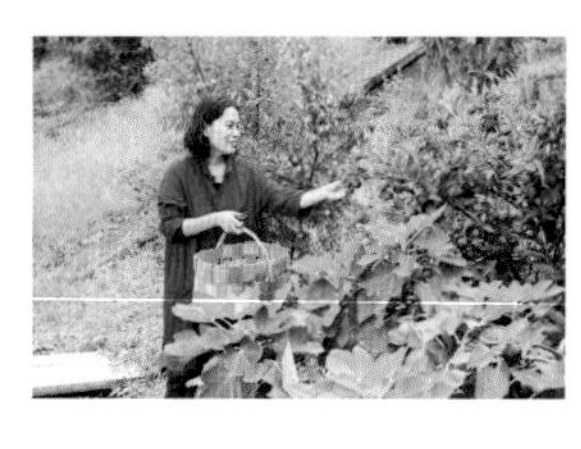

ふるさとの伊賀に住まいを移して8年目。庭にさまざまな果樹やハーブ、花を植えて、四季折々に収穫を楽しめるようになりました。取材に訪れたのは初秋。いちじくやかぼす、棗(なつめ)などがたわわになり、ジャムやはちみつ漬けなど保存食作りに精を出している時期でした。

「育てることは、ものを買ったりもらったりすることとは、まったく違う喜びがあります。芽が出たり、小さな実がなり始めたのを見つけるたびに、『可愛い！』『うれしいな～』と、温かい気持ちになるんです」

さらには収穫物やその加工品を、おすそ分けして人と喜びを分かち合う。「私にとってはもしかして、それが最大の喜びなのかもしれません（笑）」

7 くだもの、ハーブを育てる

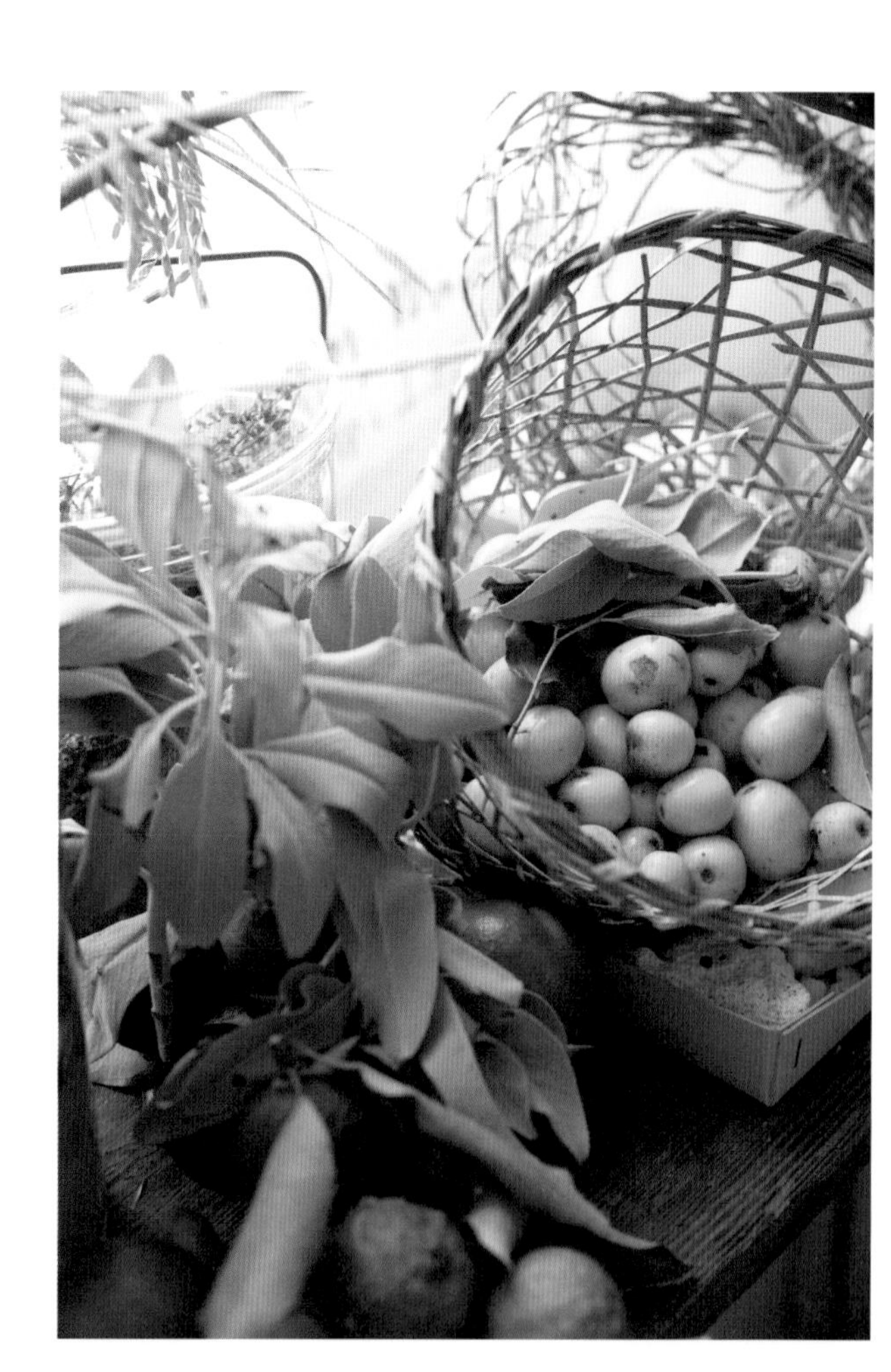

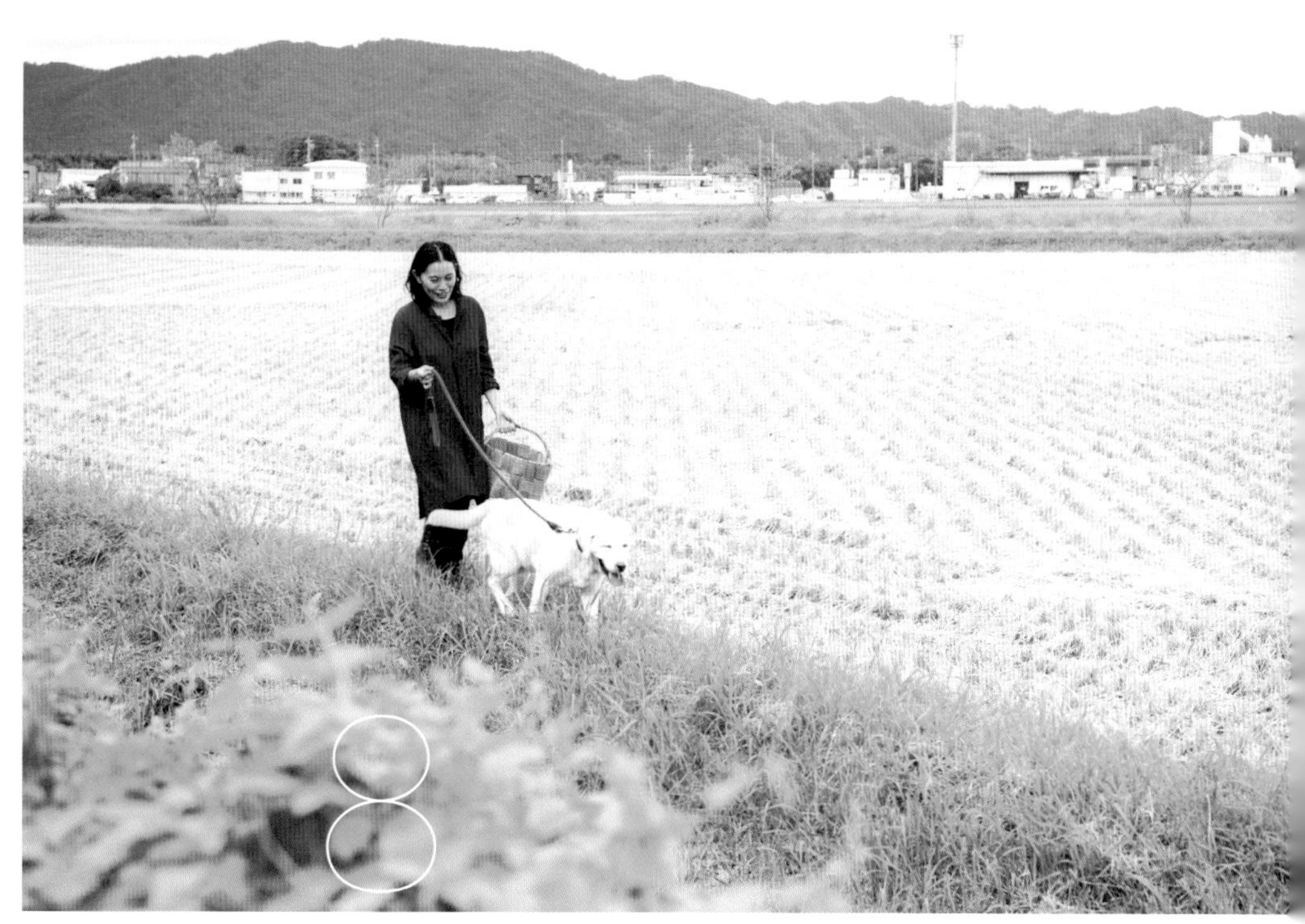

犬との散歩で暮らしのリズムをつくる

ラブラドールのクラッセは、盲導犬を卒業した犬。「夜も足元で一緒に眠っていて、真夏以外の季節は、天然の湯たんぽです」

犬との散歩は、座り仕事で運動不足になりがちな尚美さんの日課。時間は特に決めず、家族が出かけたあとの午前中や、息子さんが小学校から帰ってくる前の夕方など、その季節の気持ちいい時間帯を選んで歩きます。

「制作活動はじっくり考えたり、集中して筆を動かしているから、からだを動かすことでゆるめられます。以前はそのメリハリをつけるのがなかなか難しかったのですが、今は『散歩行こう、行こう』と待っているこの子がいるから(笑)、半ば強制的にリフレッシュができるんです」

田んぼのあぜ道を通り、近くの森まで行って帰ってきて15分。その道中で呼吸が整い、まわりの自然を見ることで、季節の移り変わりにも目が行くように。

自分で「食」を選べると、ラクで楽しくなる

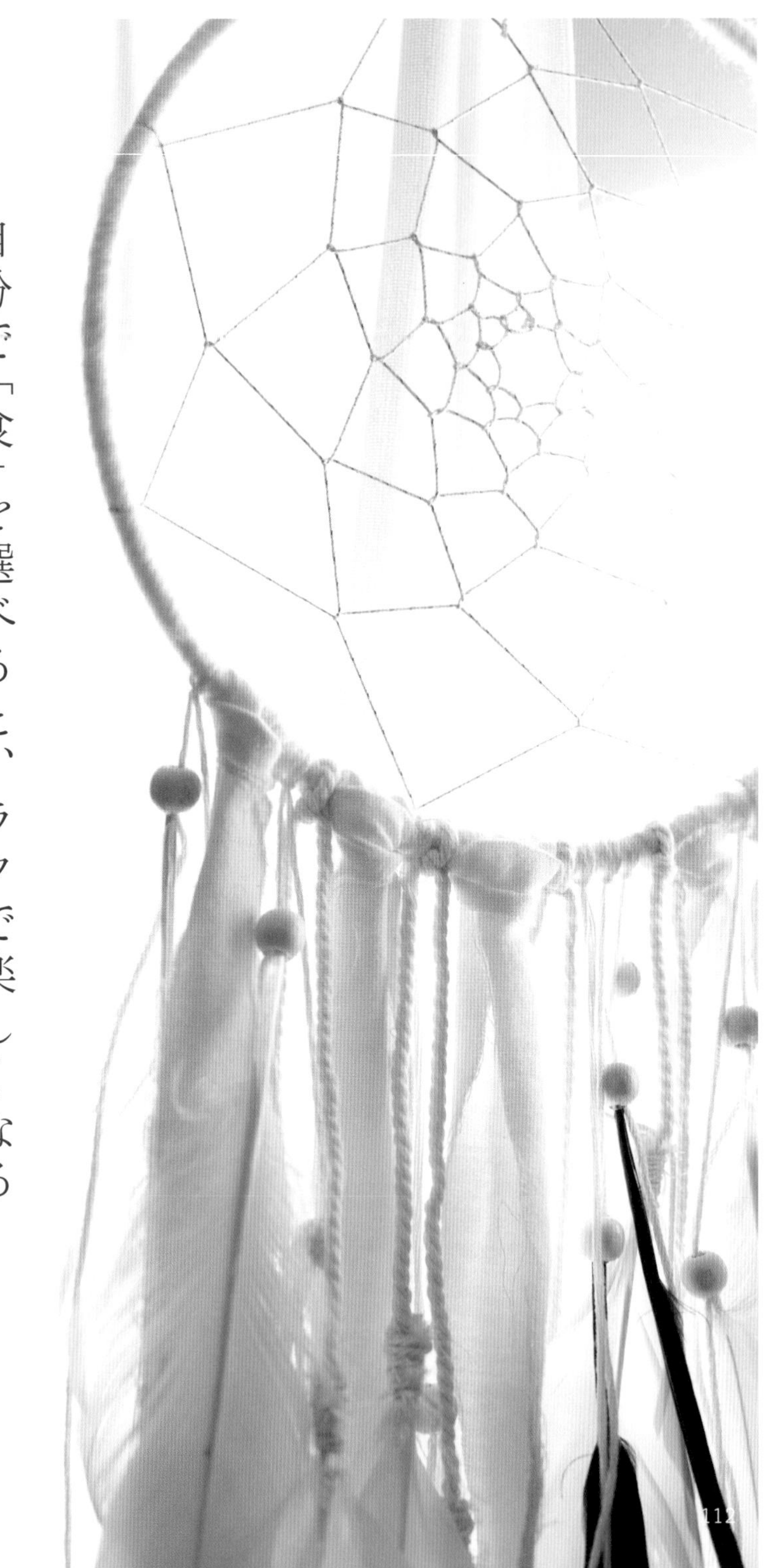

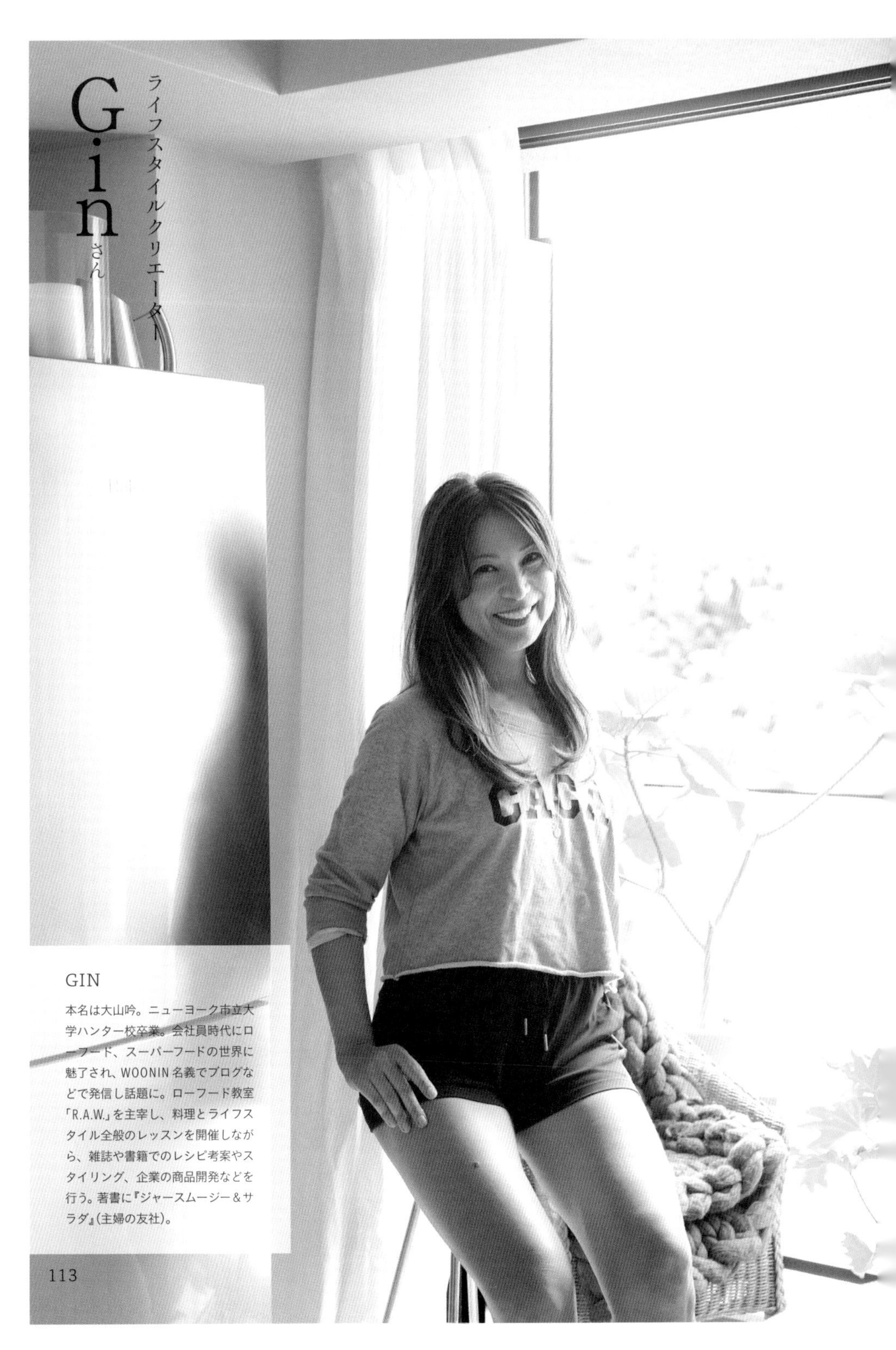

Gin さん

ライフスタイルクリエーター

GIN

本名は大山吟。ニューヨーク市立大学ハンター校卒業。会社員時代にローフード、スーパーフードの世界に魅了され、WOONIN名義でブログなどで発信し話題に。ローフード教室「R.A.W.」を主宰し、料理とライフスタイル全般のレッスンを開催しながら、雑誌や書籍でのレシピ考案やスタイリング、企業の商品開発などを行う。著書に『ジャースムージー＆サラダ』(主婦の友社)。

人に流されず、自分の価値観をつくり上げること。暮らしはそのためにある

Gin（ぎん）さんにローフードのメニューの作り方を教わりました。材料をすべてミキサーに入れて攪拌するだけ。あるいは材料を切ってさっとあえるだけ。「え？　そんなに簡単でいいの？」「あっという間にできちゃう！」。けれども、見た目も香りもよく、ひと口食べると内側から潤うようなおいしさを感じます。自宅で行っているレッスンは、スーパーフードの取り入れ方やコンブチャ（紅茶キノコ。紅茶を発酵させて作る乳酸菌ドリンク）、ロースイーツ、グルテンフリーの焼き菓子の作り方など、実に多岐に渡ります。けれどそれらのレッスンは、詳細なレシピをレクチャーする料理教室というよりは、私たちが知らず知らずに植えつけられている、先入観や思い込みを外す「開放」のほうに重点を置かれている様子です。

「うちの教室に来ていただくとみなさん、『もっとラクになっていいんだ』『もっと自由になっていいんだ』とほっとするみたいですよ。ローフードやスーパーフードは、それ自体が目的ではなくて、自分がしあわせになるための、あくまでツールのひとつ。しばられるものではないんです」

Ginさんの肩書きは「ライフスタイルクリエーター」。長らく「WOONIN（ウーニン）」の名義で活動を続けてきましたが、2019年秋に、本名・大山吟からのGinを名乗ることにしました。それまでの名前は「ローフード」のイメージ

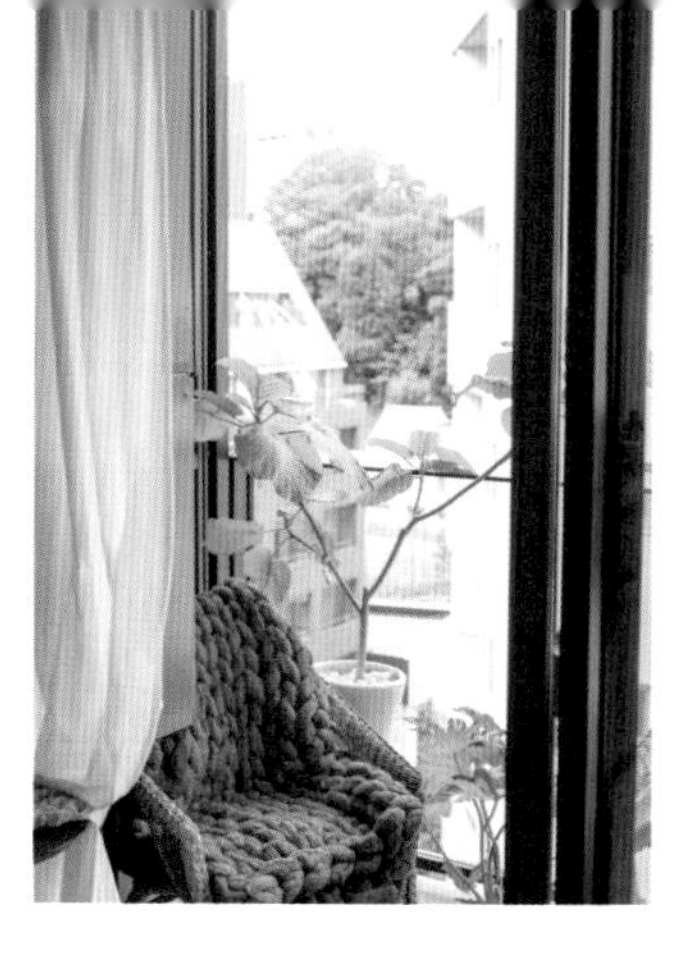

自宅の窓からは東京のパワースポットのひとつでもある、愛宕神社の緑を眺めることができる。「緑のトンネルの中に、勝手に龍穴を想像して、龍を部屋に招き入れるイマジネーションを楽しんでいます」

が強かったのですが、10年に渡る活動を続けた今、提案する領域はもっと広がり、本質的なもの、「暮らしにとって、本当に必要なことは何か?」ということを伝えていきたいと、考えたからだそうです。

8年に渡るニューヨーク留学生活を経て、エステティックや化粧品の会社の宣伝部で働いていたＧｉｎさん。２００５年に会社員時代の健康診断で、大腸検査に引っかかってしまったことが、ヘルシーフードの探求が始まったきっかけでした。２００９年、アメリカではグリーンスムージーやローフードが流行していましたが、日本での情報は皆無に等しい状態。Ｇｉｎさんは現地の文献を直接あたり、半分実験のようなワクワクする感覚で、どっぷり自分の生活に取り入れていったのです。

「当時の私は、普通に『不健康』でした(笑)。便秘になるし、風邪をひくし。肩こりはあたり前で、こむら返りもよく起こしていました。ところが食生活を変えてみると、どんどん健康になって、まるで背中に羽根が生えたようにデトックスされ、からだが軽くなる。『こんなにストレスなく体質改善ができるんだ!』と、驚きました。新しいレシピを考えたり、実践してみたらからだが変わっていくのがおもしろくて、研究発表のようにブログで発信していったんです」

当時グリーンスムージーやローフードについて知りたいと思っていた人は、検

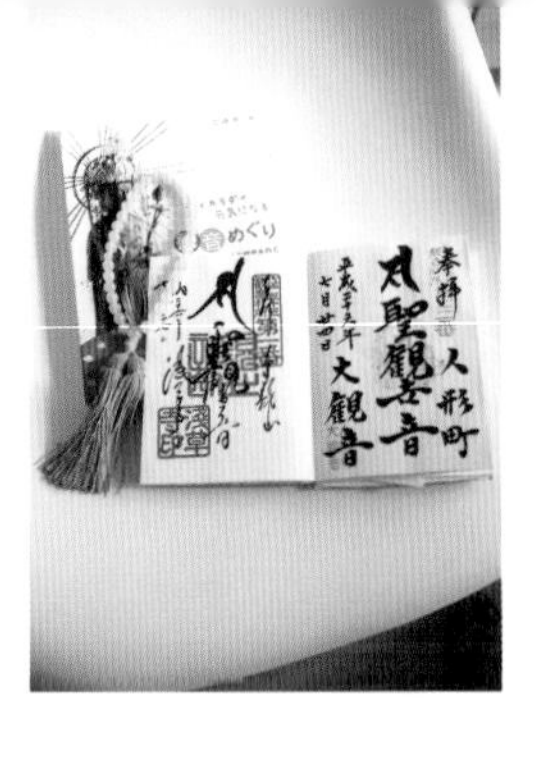

江戸三十三観音めぐりをしていたときのガイドブックと御朱印帳。「全三十三札所をめぐり終えたときの達成感は自信になるし、こころも整うし、パワーをいただけるのでおすすめです」

索するとほとんどが「WOONINブログ」にたどり着いていた様子で、興味を同じくする人たちの交流サロンのような場に育っていきました。会社員だったGinさんは、休みを利用してキッチンスタジオを借りてローフードのイベントを開催、多くの女性が駆けつけました。参加者たちがグリーンスムージーに心躍らせながら、目をキラキラさせて楽しんでいた姿が印象的で、もっとイベントをやりたい、それならばもう少し休みの融通が利く会社に転職しよう……。そう考えていたときに、友人から「何で独立して、ローフードの教室をやらないの？」と背中を押されたのが、今の仕事につながっているそうです。

「会社を辞める前に、引っ越ししようと物件を内見したんです。最初に教室をスタートしたのはすごく味のあるヴィンテージマンションで、足を踏み入れて『ここに人が集まったら、楽しそうだな』と思った瞬間、会社を辞めることの不安が吹き飛びました。その頃どんどんからだが整ってきたから、直観力も冴えていたのかもしれませんね」

はたから見ると、そのノープランぶりにハラハラする人もいそうですが、緻密に計画を立てることは、気質に合わなかったし、自分の場合は逆に負の結果になることが多く、今も苦手なことを無理に克服しようと思わないと、Ginさんはきっぱり。

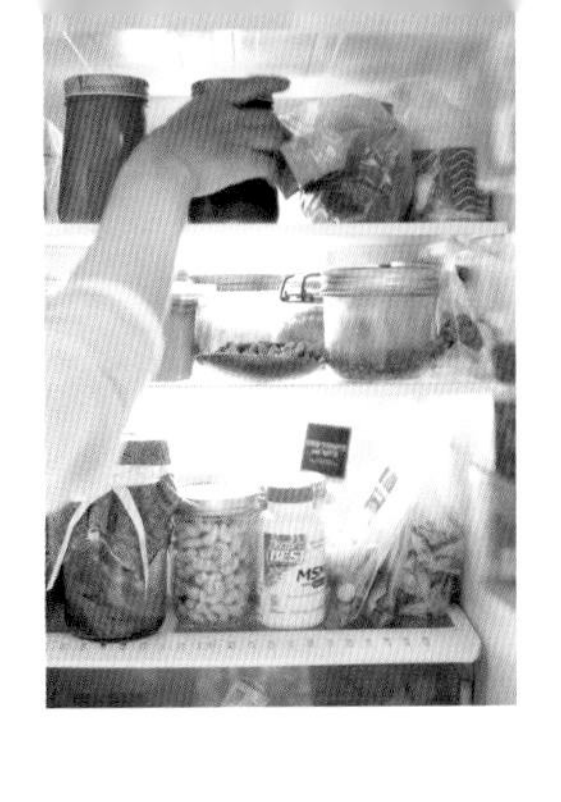
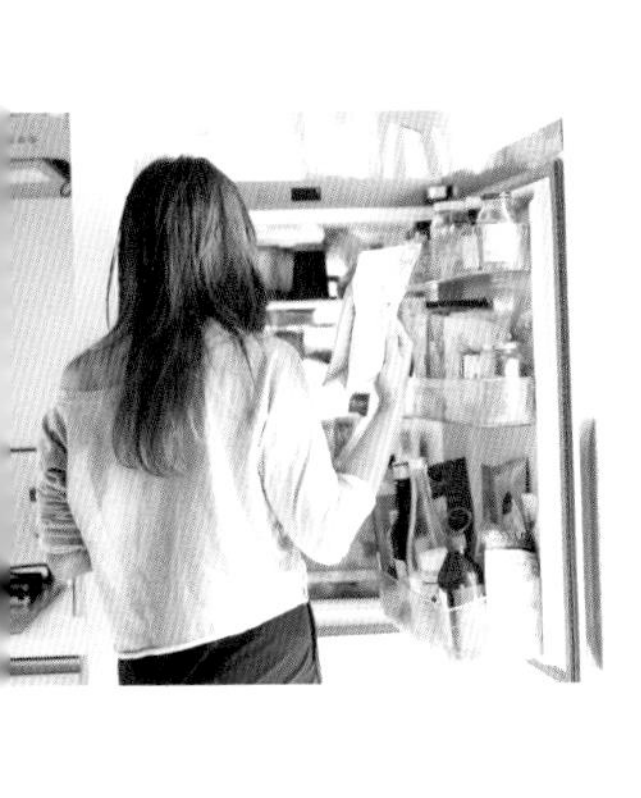
スーパーフードがぎっしり詰まった冷蔵庫。「教室では私が実際に試してみて、効果の感じられた質の高い食品を使い、生徒さんにもそれをおすすめしています」

「頑張るポイントは、そこじゃないと思うんです。向いていること、楽しいことをやっていれば、その人がいちばんキラキラ輝くし、ものごともスムーズにいく。苦手を克服することにエネルギーを注ぐくらいなら、『好き』や『特技』を伸ばしたほうが断然いいですよね。他人は人のことなんか実はほとんど見ていないし、人の目や世間という思い込みを捨てて、自分が自分らしく心地よくいられることをやればいいと思う。うちに来る生徒さんにも、『もっとやわらかい発想で、楽しく自由になろうよ』と、いつも話しています」

その後も探究は続き、最新の栄養科学を確認しつつ、スーパーフードや発酵食、ジュースクレンズやグルテンフリーなど、さまざまな食を検証し、取り入れる暮らしをしてきました。かつて大腸検査でひっかかったGinさん、その後最新型の腸内環境検査では、何とほとんどが善玉菌という驚異の美腸結果をはじき出したとか。肌の調子もよくなり、冷え症が改善。余計な水分や老廃物がたまらなくなったので、からだもすっきり。何より内側から輝くような元気が出てきました。

「私の仕事は、ひとつの食スタイルを絶対的に『いい』とすすめるのではなく、自分自身で食を選択できるような道しるべを示すことだと思っています。判断できて、選べるということは、ラクになるし自由になれるんです。それは前向きに生きていく上での、すごく大きなポテンシャルになると思うんです」

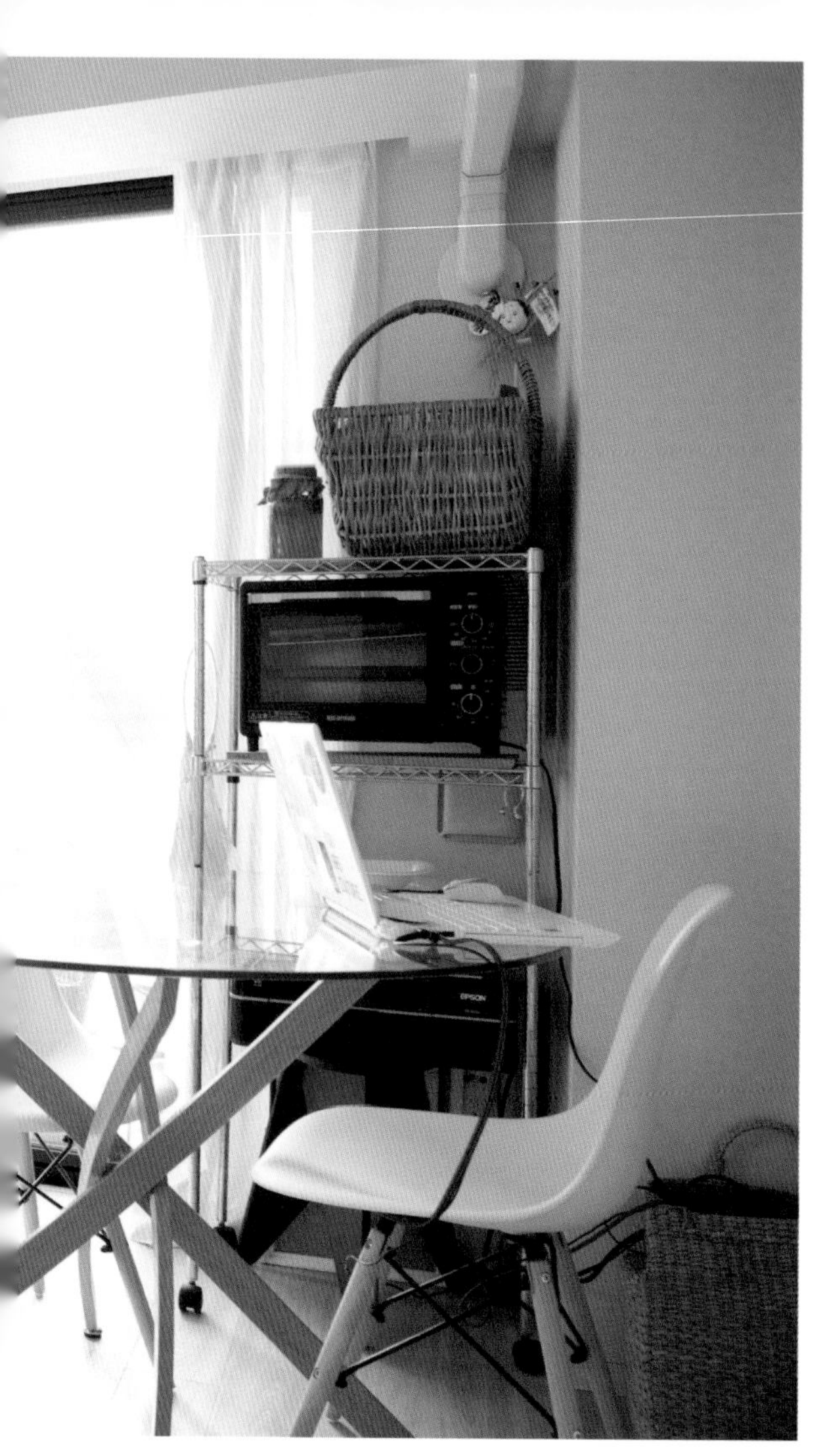

1 自分サイズの空間に暮らす

「人それぞれに適切な、空間サイズやものの量があります。それに気づき、ぴったりはまる感覚に敏感でいられれば、ストレスもうんと軽減するはず」

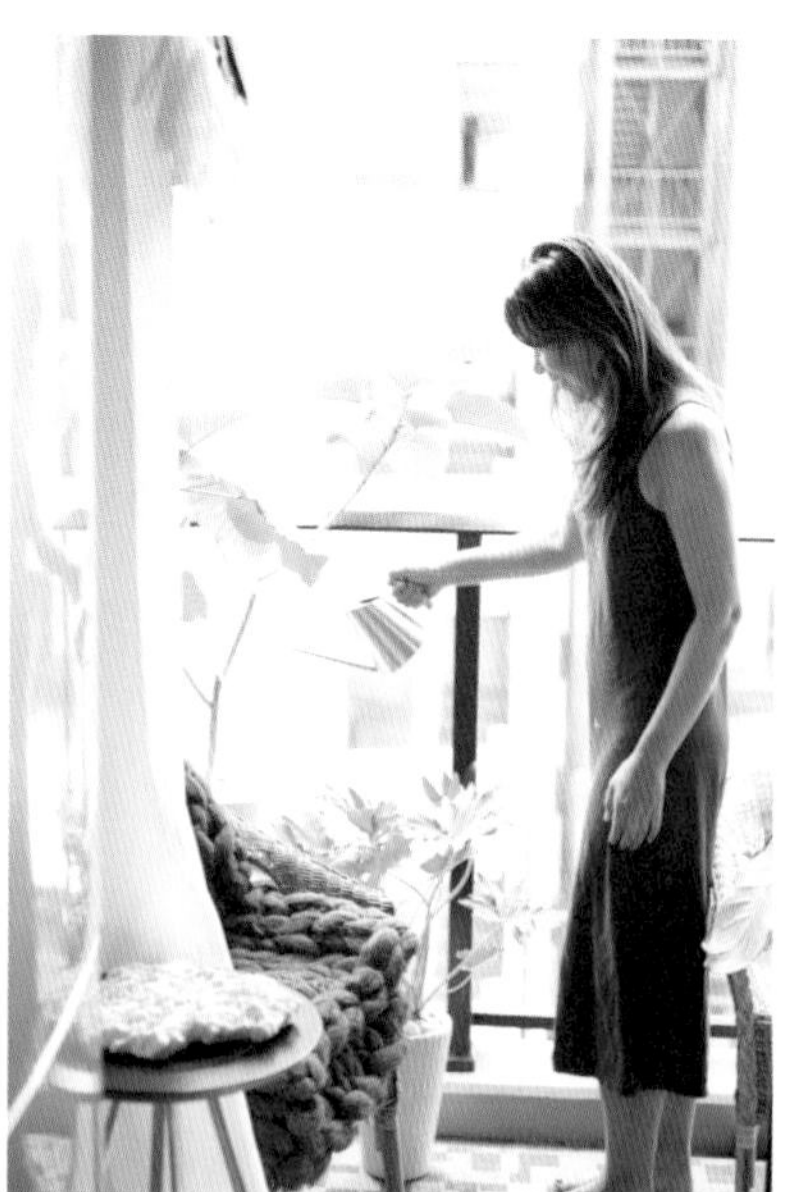

ウンベラータやセロームなど、植物の世話は毎朝の日課。「緑を育てることは、大きな癒し。新しい芽や、葉が育つ様子を眺めるだけで､元気が出ます」

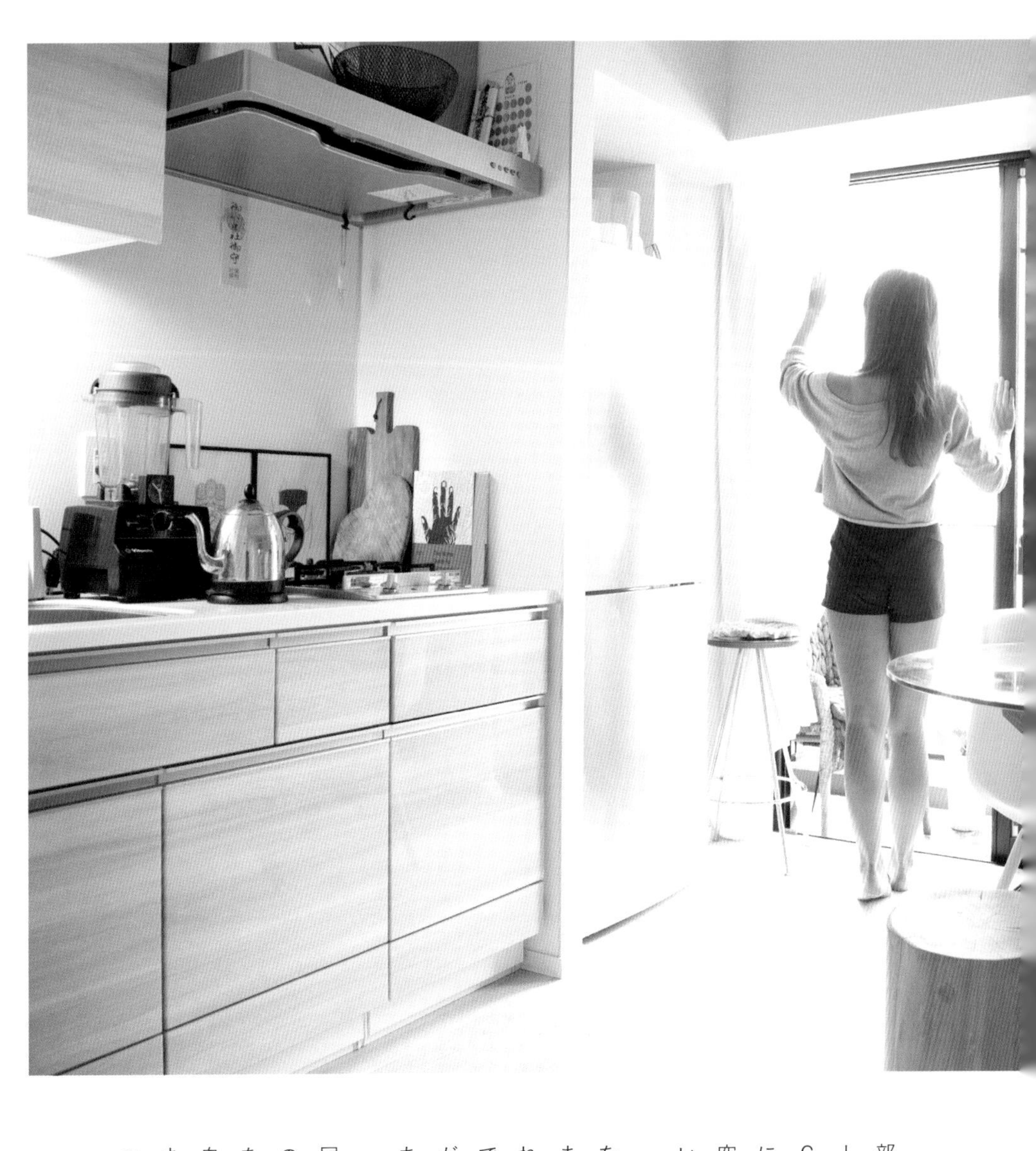

26平方メートルのワンルーム。部屋には小さなキッチンと、テーブルと椅子、それに冷蔵庫。Ginさんの暮らす部屋は、実にコンパクトでミニマル。この空間で、料理の教室も開催しているというから驚きです。

「前の引っ越しで不必要なものを手放して、本当にラクになりました。生徒さんたちにも驚かれますが、逆にこんな狭い空間でも(笑)、豊かで楽しい暮らしができることを実感でき、気持ちが軽くなるみたいです」

ミニマルな空間は掃除が行き届くし、必要最小限の好きなものだけに囲まれていると、ものを管理するストレスも減少する。自分サイズの心地いい空間に住まうことは、こころの安定にもつながっていくのです。

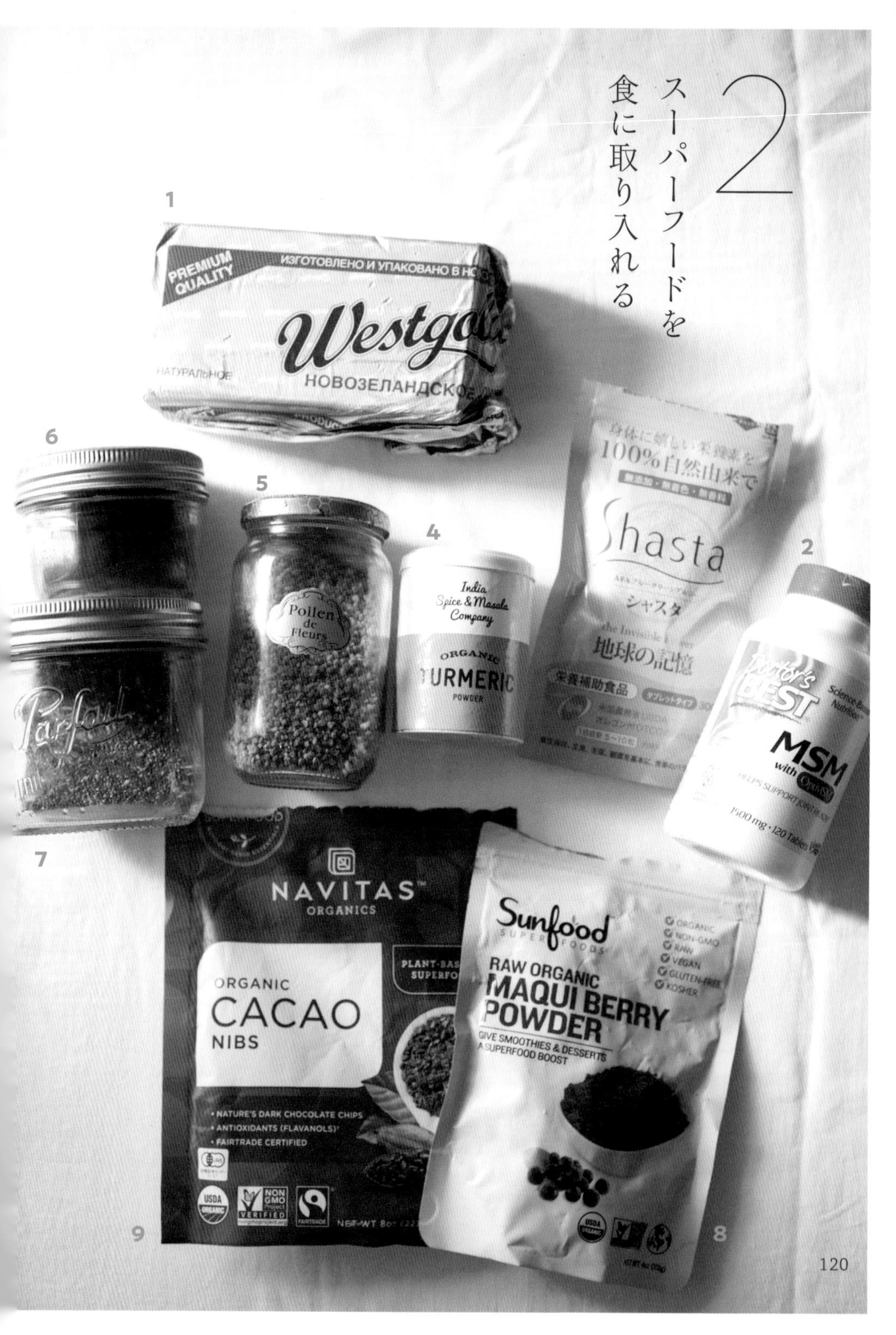

2 スーパーフードを食に取り入れる

からだに余計な毒素をため込まない「クリーンイーティング」を実践しているGinさん。冷凍食品やレトルト、過度に精製された食べ物や添加物、化学調味料をできるだけ避け、自然食材を選ぶ食生活です。その中で活用しているのが、スーパーフード。抗酸化物質、ビタミンやミネラル、アミノ酸など栄養成分を突出して多く含む、主に植物由来の食品のことです。

「スーパーフードを取り入れるとき、期待が大きく、すぐに思うような変化を得られずに止める人が多いんですよね。それよりも、おもしろがって気負わず長くゆっくり構えて取り入れたほうが続くし、からだも変わる気がします。おかげで私も、見違えるほど健康になりました！」

1 ウエストゴールド／グラスフェッドバター
牧草のみで育った牛のミルクからできた無塩バターで、ビタミンや不飽和脂肪酸を豊富に含む。「バターコーヒーにしたり、グルテンフリーのパウンドケーキを作るときに活用します」

2 ドクターズベスト／MSMタブレット
コラーゲンの重要な構成要素である有機イオウ化合物を原料としたサプリメントで、関節の強化、筋肉の張りやツヤ出しに。「髪のハリツヤもよくなった気がします」

3 カラーエネルギー研究所／AFAブルーグリーンアルジー シャスタ
アメリカ・オレゴン州の湖に自生する藍藻の一種を原料にしたサプリメント。天然の必須アミノ酸、ビタミン類、ミネラル、クロロフィルが含まれた、マルチなスーパーフード。

4 ターメリックパウダー
カレーの材料としておなじみのターメリック、別名ウコン。肝機能を高めるほか、抗酸化・抗炎症作用、免疫力アップなどで知られており、飲み物や料理に取り入れているそう。

5 ビーポーレン
ミツバチが集めてきた花粉のことで、ビタミン、ミネラル、必須アミノ酸、たんぱく質などマルチな栄養素が含まれたスーパーフード。「サラダのドレッシングに加えるのがおすすめ」

6 アサイーパウダー
スーパーフードの代表格として人気のアサイーは、アマゾンの熱帯雨林で育つ果実で、ポリフェノール、カルシウム、鉄分が豊富。スムージーにたっぷり加えて。

7 チアシード
ふるふるとした食感が人気のチアシードは、チアというシソ科の植物の種。豊富なたんぱく質を含むだけでなく、便秘対策や美肌効果、アンチエイジングに効果があるという説も。

8 サンフード／マキベリーパウダー
チリ南部に自生するマキベリーは、何世紀にも渡り「神聖な食べ物」として大切にされてきたくだもの。強い抗酸化作用を持ち、紫外線による肌ダメージにも有効だそう。

9 ナビタス・ナチュラルズ／ローカカオニブ
カカオ豆を低温加工し、砕いたもの。抗酸化物質、マグネシウムなどのミネラル、食物繊維を豊富に含む。「こむら返りをよく起こす体質だったのですが、これで改善されました」

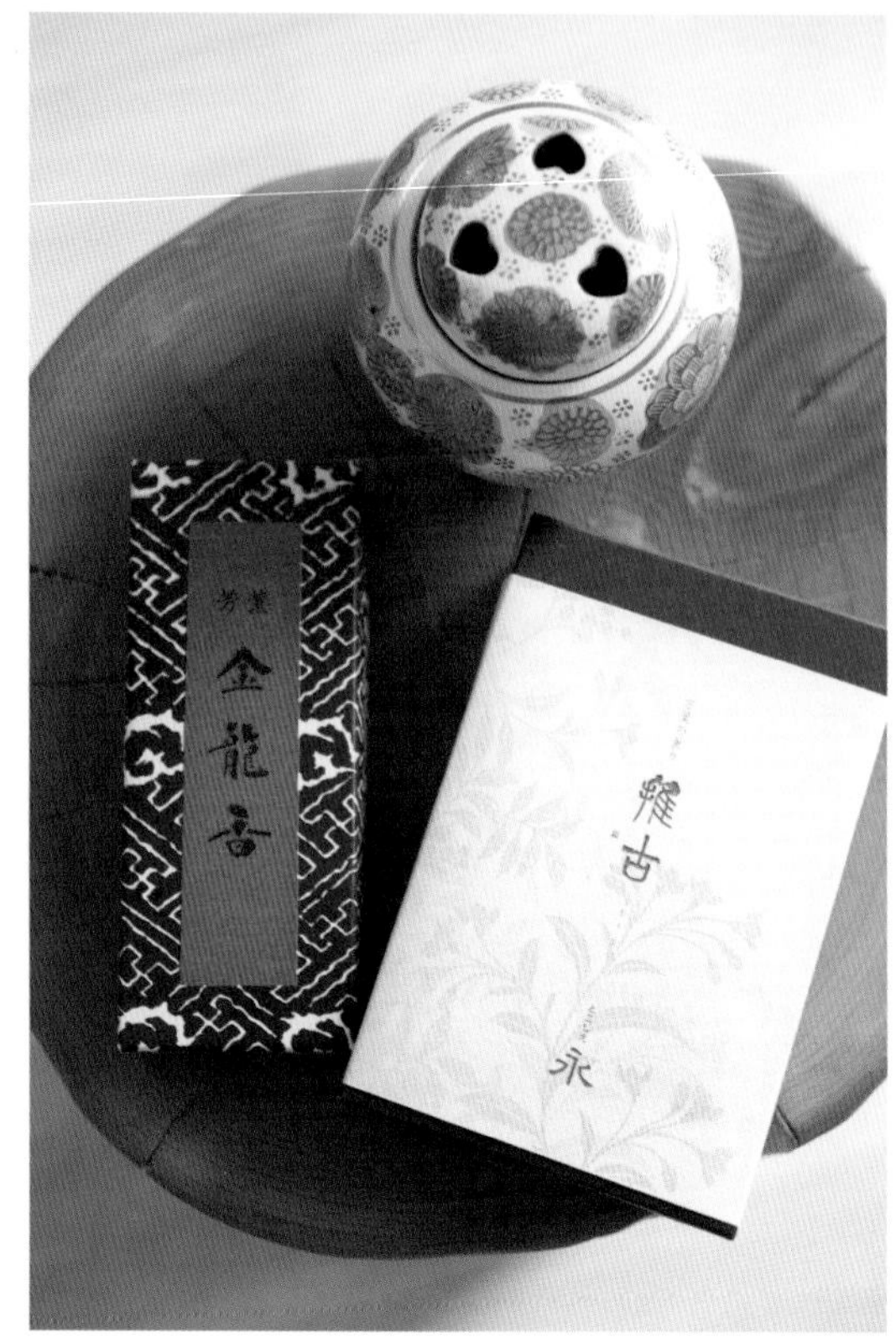

浅草・浅草寺のオリジナル「金龍香」と、麻布十番にあるお気に入りのお店、「香雅堂」のお香「推古」。香炉はもう15年くらい使い続けている九谷焼のもの。

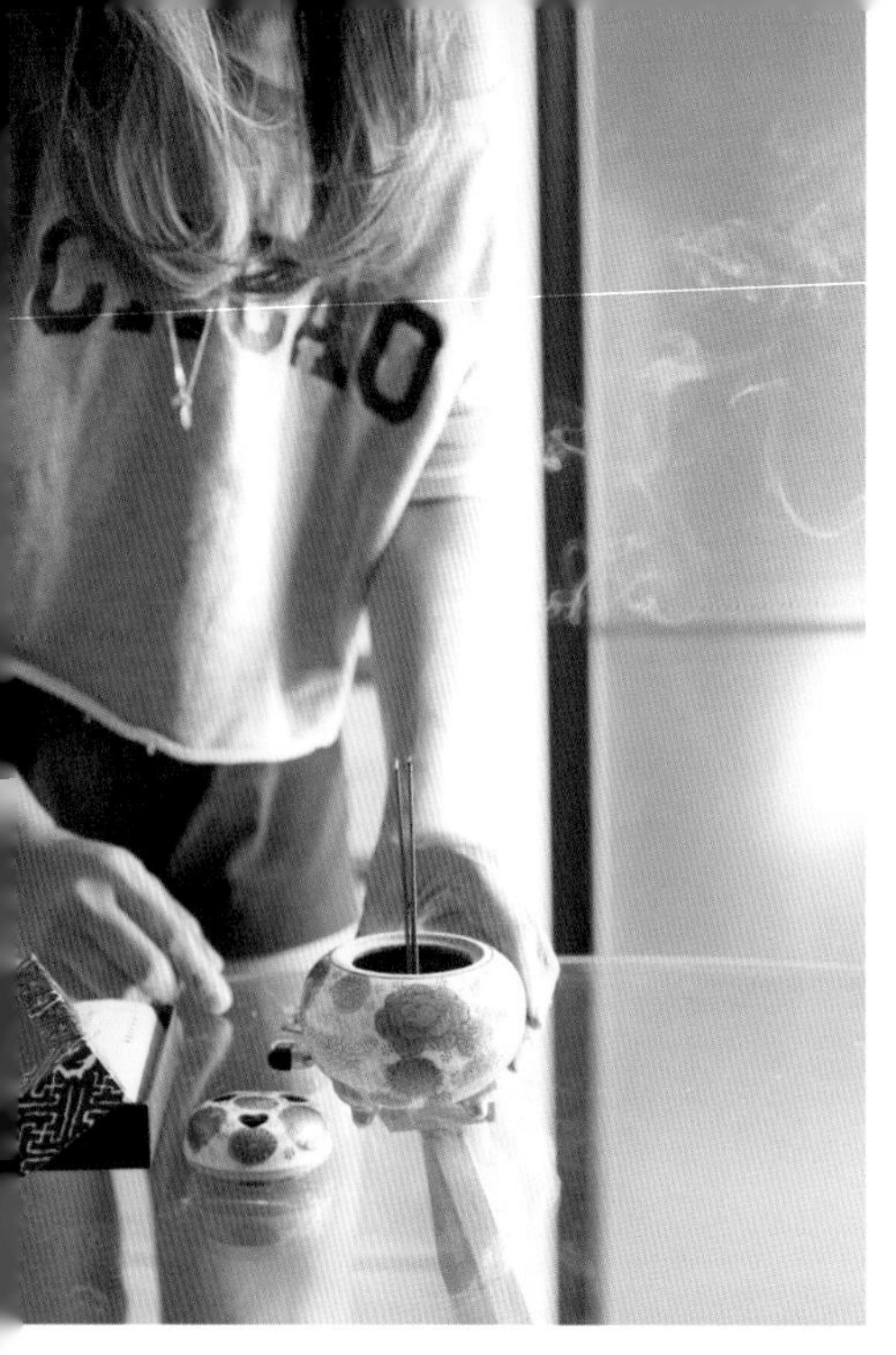

3 朝いちばんに お香で空間の浄化

「朝起きて、最初にお線香をたくことは、スーパーフードやローフードよりも、長く続けている習慣なんです。何となくよどんでいるような感じ、もやもやとした感じがあるときも、お香をくゆらせ、しばらく静かな時間を持つと、清々しく晴れやかな空間に変化します」

一時期よく、東京のお寺をめぐっていたというＧｉｎさん、お寺オリジナルの線香もいろいろと試していたそう。

「定番は、浅草・浅草寺のお香。すごくいい香りで、たいている間に、部屋の空気が澄んでいく感じがします。深川不動堂はローズ香なんかがあって、おすすめ。部屋はもちろん、洗面所やお風呂、トイレなどでたくこともあります」

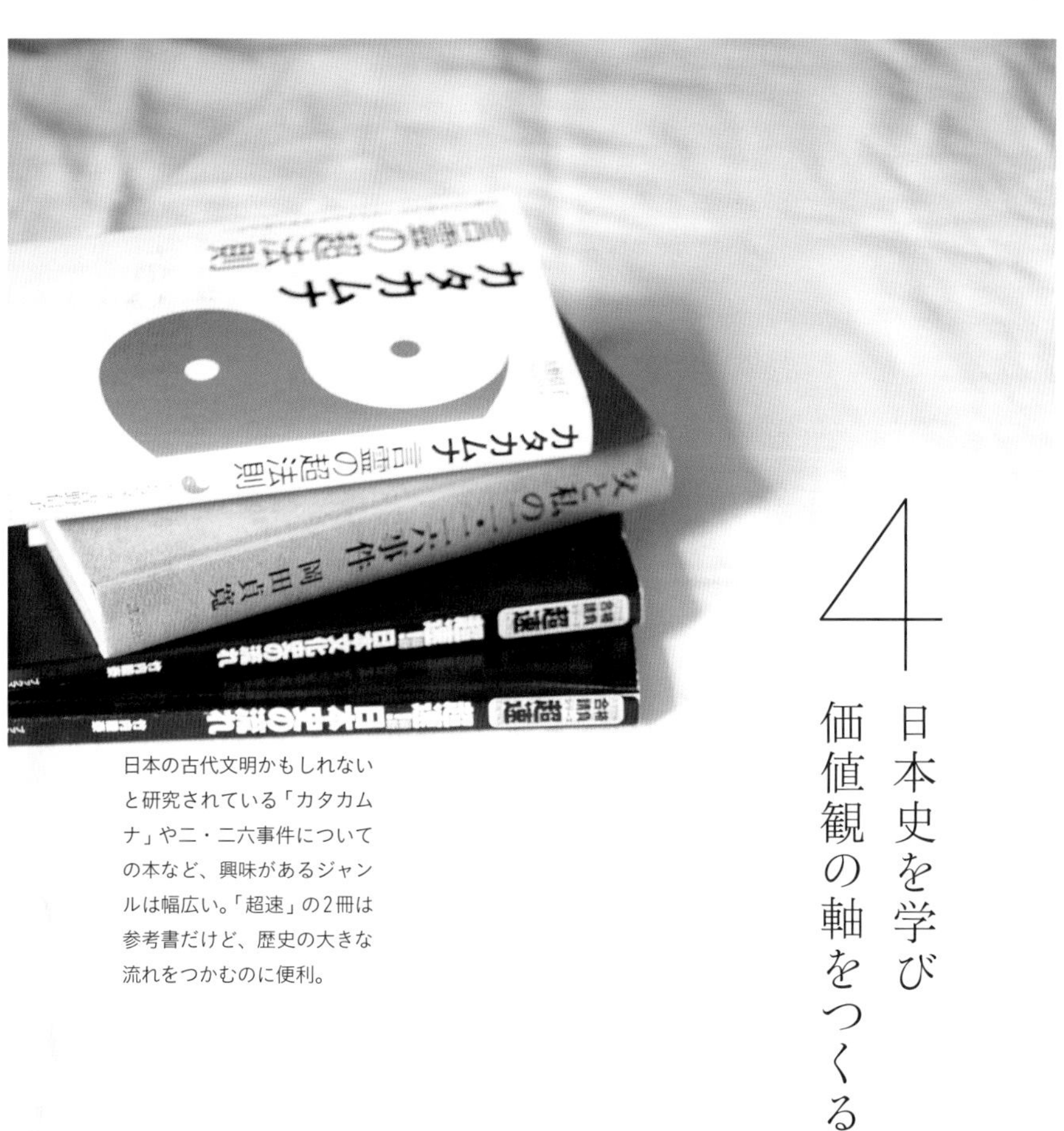

日本の古代文明かもしれないと研究されている「カタカムナ」や二・二六事件についての本など、興味があるジャンルは幅広い。「超速」の2冊は参考書だけど、歴史の大きな流れをつかむのに便利。

4 日本史を学び価値観の軸をつくる

とかく情報が飛び交う時代。自分自身の軸や尺がないと、情報にふり回されるばかり。ものごとをいろんな視点から見て、自分なりの意見を持つためには、歴史の知識が必要不可欠だと考えるようになったというGinさん。そもそも歴史をよく知らないコンプレックスがあり、いつか学ぼうと思っていたそう。今は日本史がマイブーム。本を読み、ユーチューブでお気に入りの歴史講義の動画を見るたびに「知ることは、強さにつながる」と、実感しているそう。

「今住んでいる場所は皇居や霞ヶ関のそばですが、数々の歴史的事件の舞台となっていて、興味深いんです。東京も江戸の歴史を知っていると、街歩きが100倍おもしろくなりますよ」

5 ハーブを飲む、ハーブを食べる

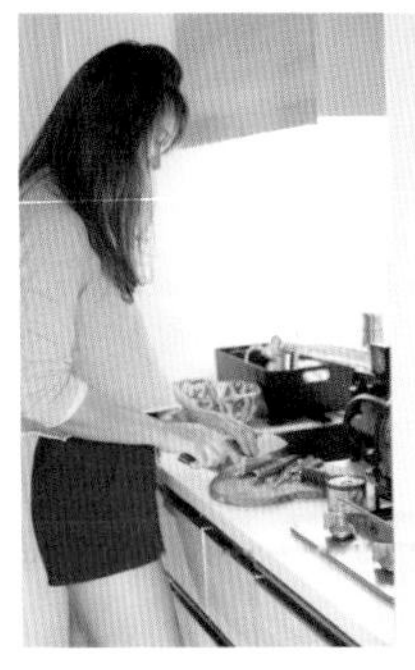

ヘンプシードは、手軽に取り入れられる上質な植物性たんぱく源。「オメガ3、オメガ6のバランスがよく、必須アミノ酸9種類すべてが揃います。ごま感覚で使えて便利です」

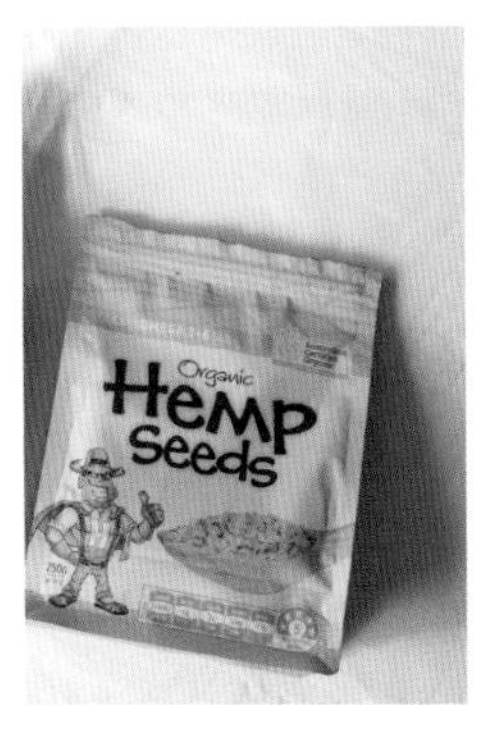

コリアンダー、パクチーとも呼ばれる香菜はビタミン群の宝庫で、抗酸化作用&アンチエイジング効果も注目されている。バナナと相性がいいので、スムージーに活用したい。

サラダに入れたバジルは女性ホルモン「エストロゲン」に似た成分があり、月経まわりのトラブルにも効果的。「オイルとしっかりからめると、食べやすくなります」

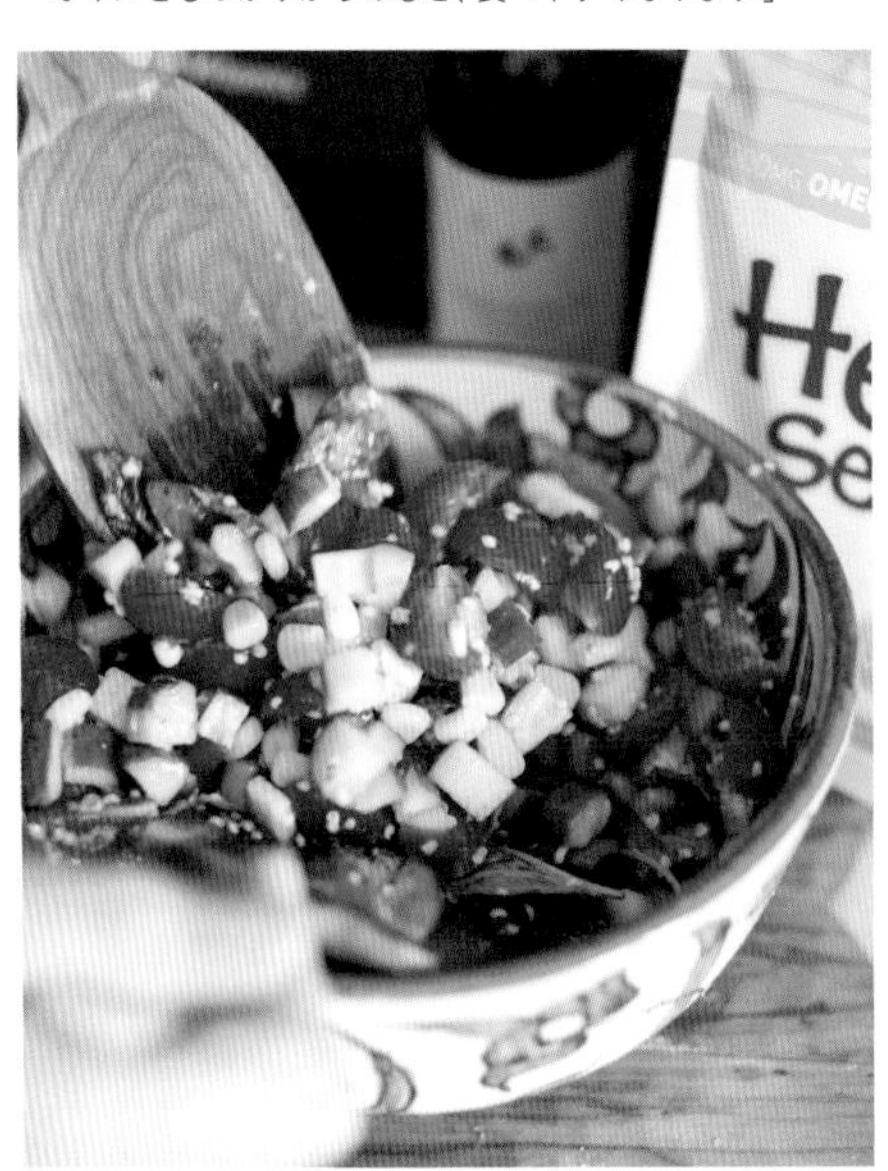

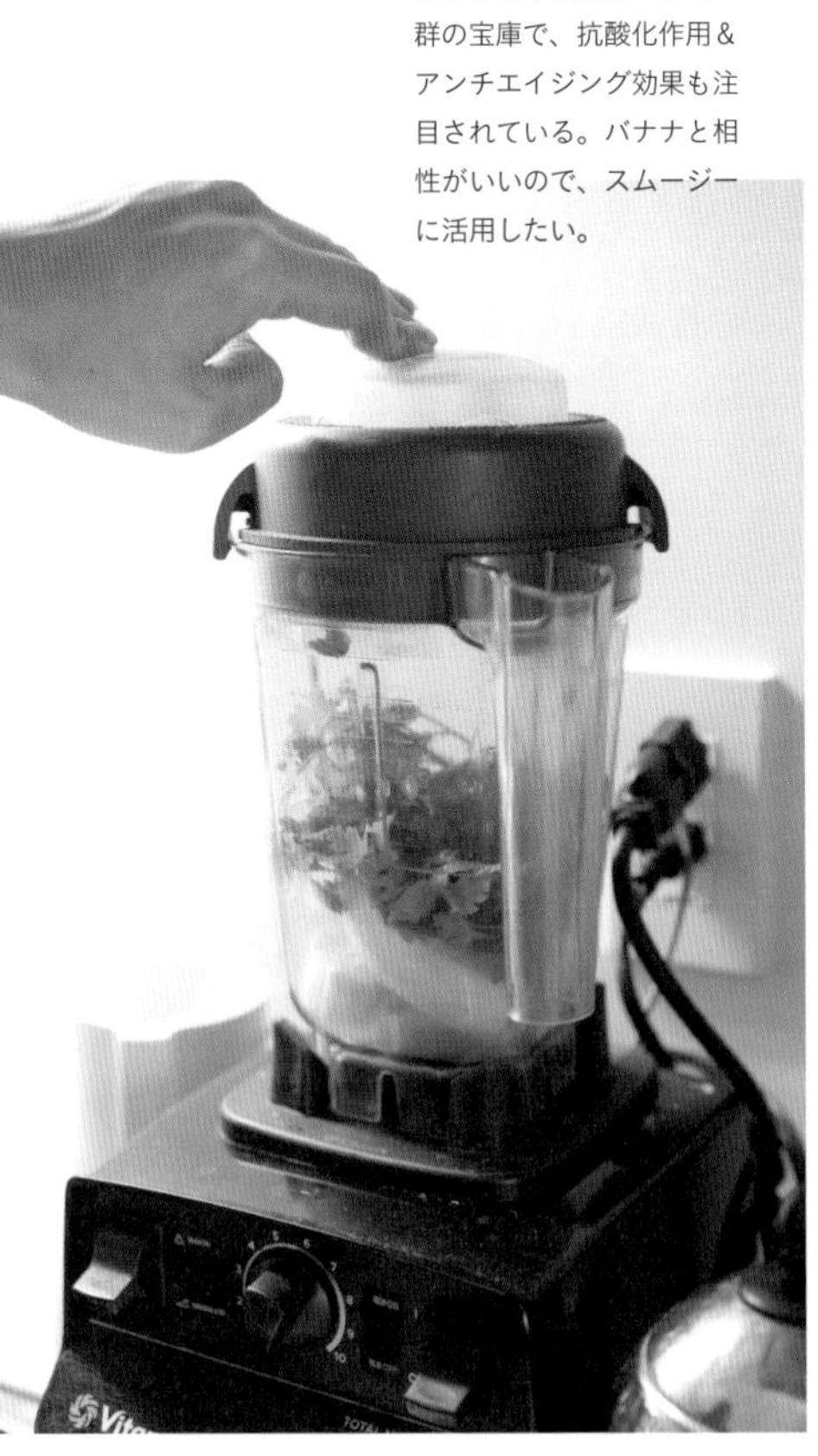

クリーンイーティングやスーパーフード、美腸デトックスのレッスンをするときに、よくすすめているのが、もっと積極的にフレッシュハーブを食生活に取り入れること。

「最近はフレッシュなバジルやミント、香菜などがスーパーなどでも手に入りやすくなりました。体にいいのはもちろんのこと、単純に香りがよくて、パッとこころが明るくなるのが、すごくいいですよね。いつものサラダやスープに入れたり、スムージーに加えるとぐっとおしゃれな味わいになります」

香りがいいと、動物性を含まないメニューでも、口にしたときの満足度が上がる効果も。

「さっと加えるだけでいい手軽さもいいんです」

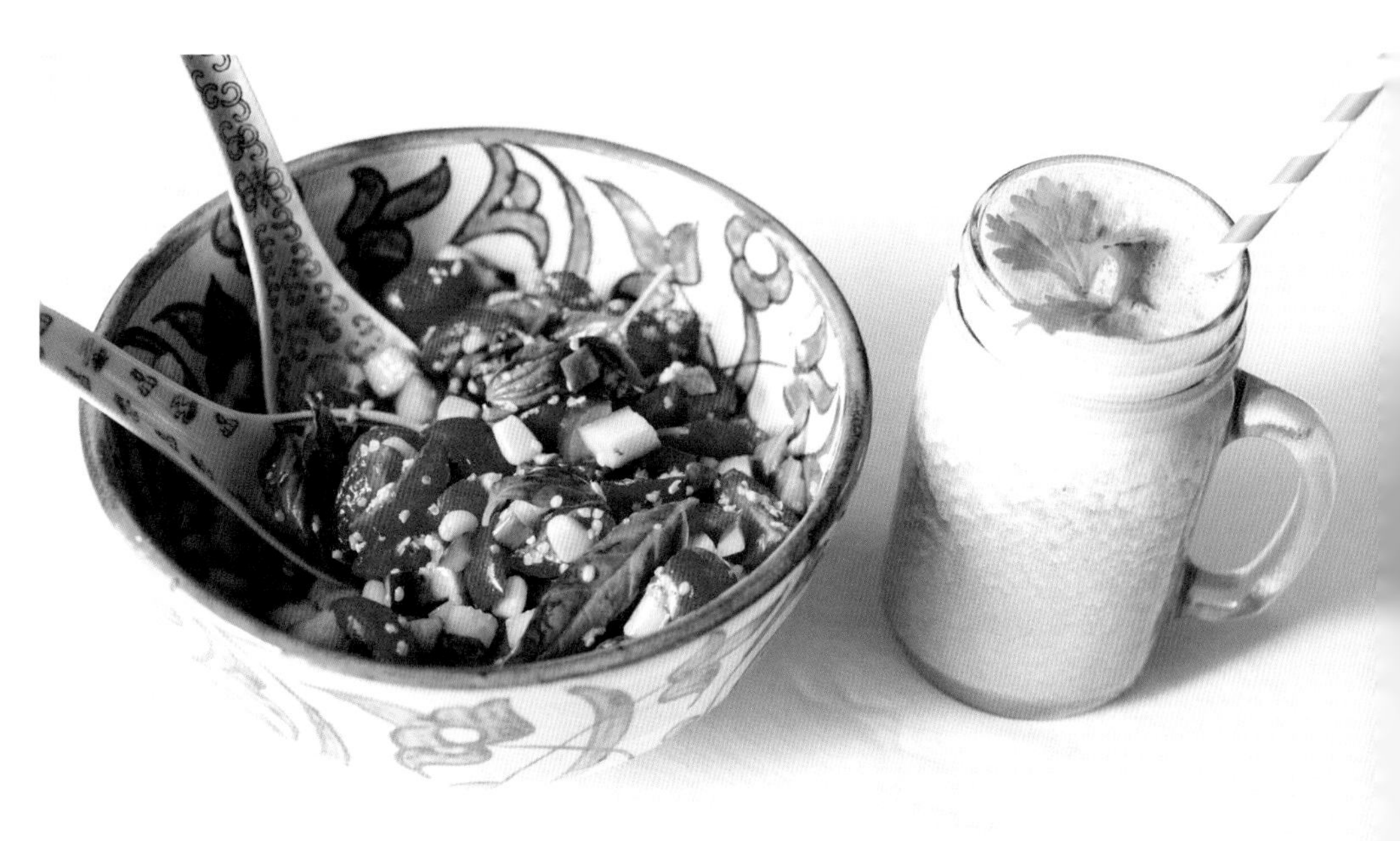

ヘンプシード入り中東風サラダ

材料と作り方（1～2人分）

1 きゅうり2本は角切り、プチトマト1パックは4～6等分に切る。

2 ボウルに**1**、バジルの葉ひとつかみ、汁けをきったスイートコーン水煮缶（80g）1缶分、ヘンプシード大さじ2～3、オリーブオイル大さじ3、レモン汁大さじ1、海塩小さじ½を入れ、よく混ぜる。

バナナと香菜のスムージー

材料と作り方（1～2人分）

バナナ1と½本は皮をむき、適当な大きさに切る。ミキサーにバナナ、香菜2株、レモン汁大さじ1、水300㎖を入れ、攪拌する。

6 デリケートゾーンのお手入れをする

「40代になったら、スキンケアより膣ケアのほうが、早くて効果がある！」と力説するＧｉｎさん。膣まわりは女性にとって大切な場所なのに、日本女性にはまだタブー意識が強く、正しい知識や的確なケアも広まっていません。けれどココナッツオイルやアビアンガオイル、ＣＢＤオイルなどを使い、清潔な手でマッサージなどのケアを続けると、血行がよくなって肌のトーンが明るくなり、からだの芯からポカポカ温まるなど、想像以上の効果があるのだそう。

「ＶＩＯゾーンの肌色がバービー人形のように整ってくるし、何よりも自分自身を愛しむ感覚が芽生えて、こころにもどっしりとした安心感が芽生えるのが、素敵だと思っています」

CBDオイル

大麻草の種と茎から採れる「カンナビジオール」オイルのこと。抗炎症作用や、ストレスで狂ってしまった恒常性（ホメオスタシス、心身を健やかに保つ自衛能力）を整える作用がある。

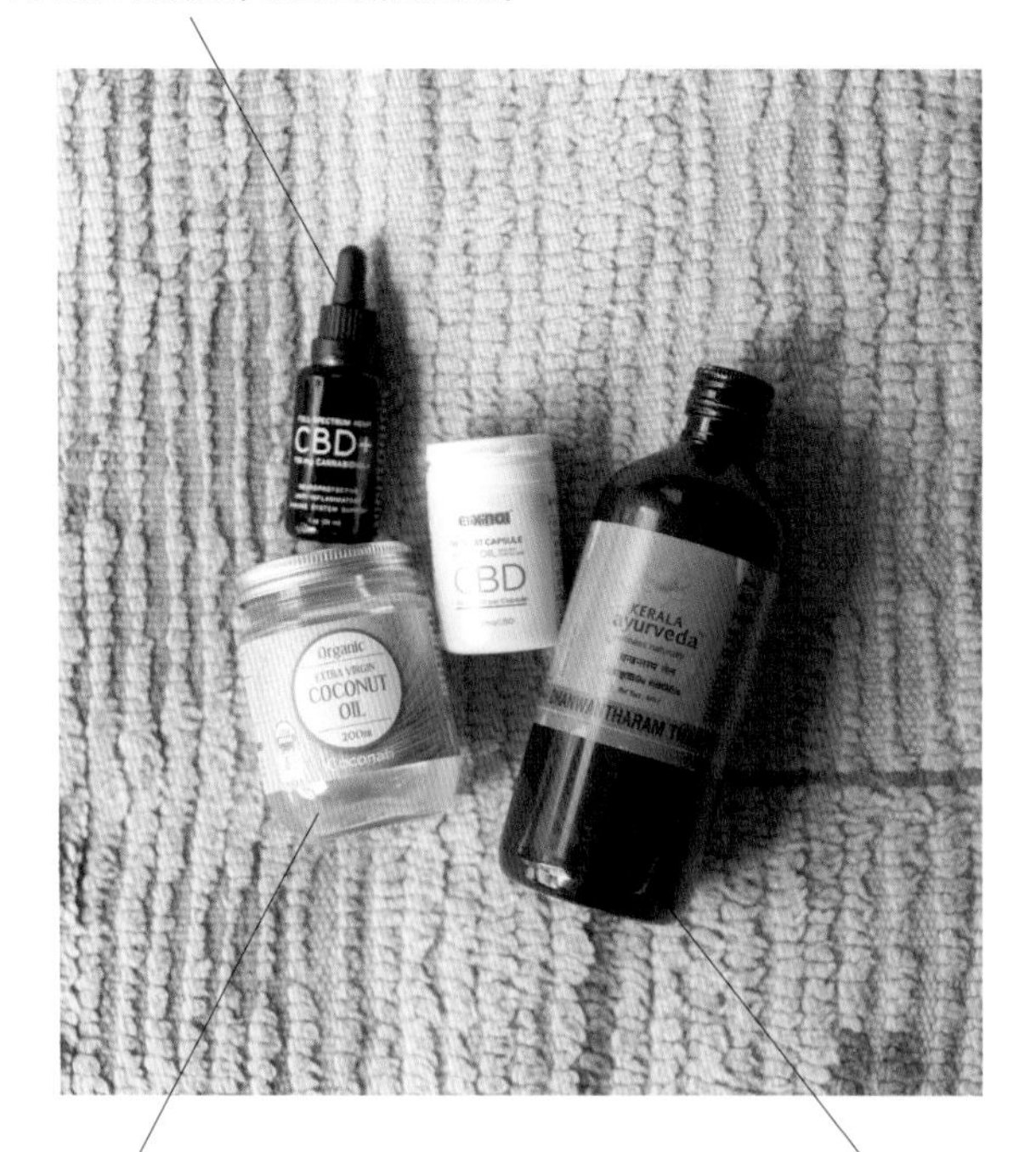

アビオス
エキストラバージンココナッツオイル

免疫力を高めてくれるというラウリン酸を豊富に含んでいるココナッツオイル。酸化しにくく、髪や肌に塗ってもベトつかずに優れた保湿力や鎮静効果を持つことから、スキンケアやヘアケアに活用されることも多い。

アビアンガオイル

アーユルヴェーダのオイルトリートメントで使うオイル。ごま油をベースに、数10種類のハーブが煎じ込まれたもの。ごまは体内の活性酸素を減らすと言われており、アンチエイジングにも効果が高い。

2018年に沖縄・慶良間諸島の渡嘉敷島を訪れ、スキンダイビング（水中の呼吸装置を使用せず、自分の息だけで潜水すること）を初体験。澄んだブルーに色とりどりの熱帯魚、サンゴ礁、「こんな世界があるなんて、知らなかった」「美しすぎる！」と、夢中になり、以来機会があるごとに、沖縄を訪れるようになったそう。

「大自然の中にどっぷり身をゆだねると、癒されると同時に、エネルギーをたっぷり満たしてくれます。あの圧倒的な感覚、『海の中にいる自分』をしっかり体験しておくと、都会に暮らしていても、ふとした瞬間にその感覚が再生できる。そういう心地よい記憶が、自分の支えになるんですよね」

7 スキンダイビングでこころの浄化

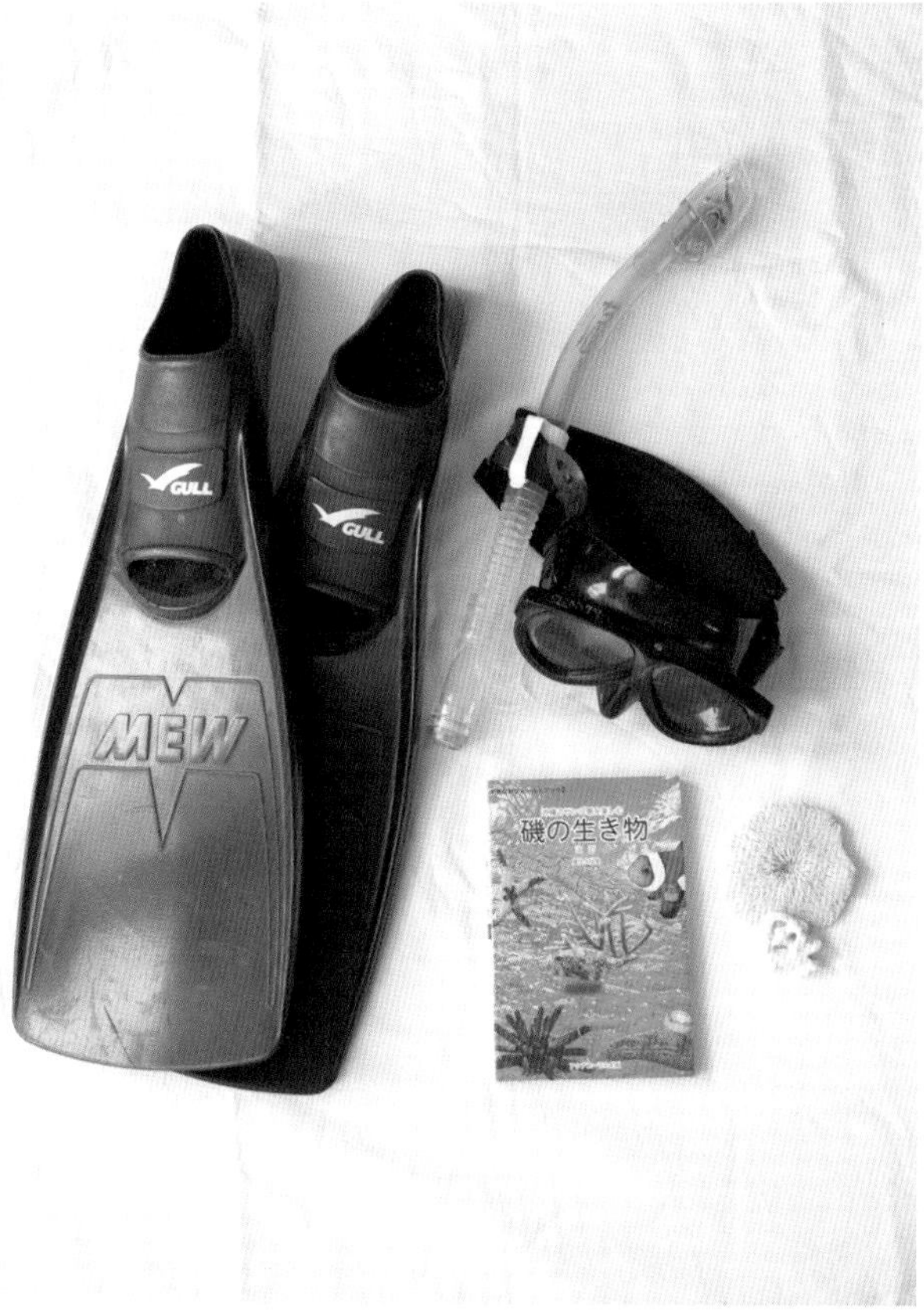

愛用のシュノーケルマスクとフィン。「美しい海は、こころとからだを元気にしたいときの特効薬。神さまのような海ガメに出会えたことは、一生の思い出です」

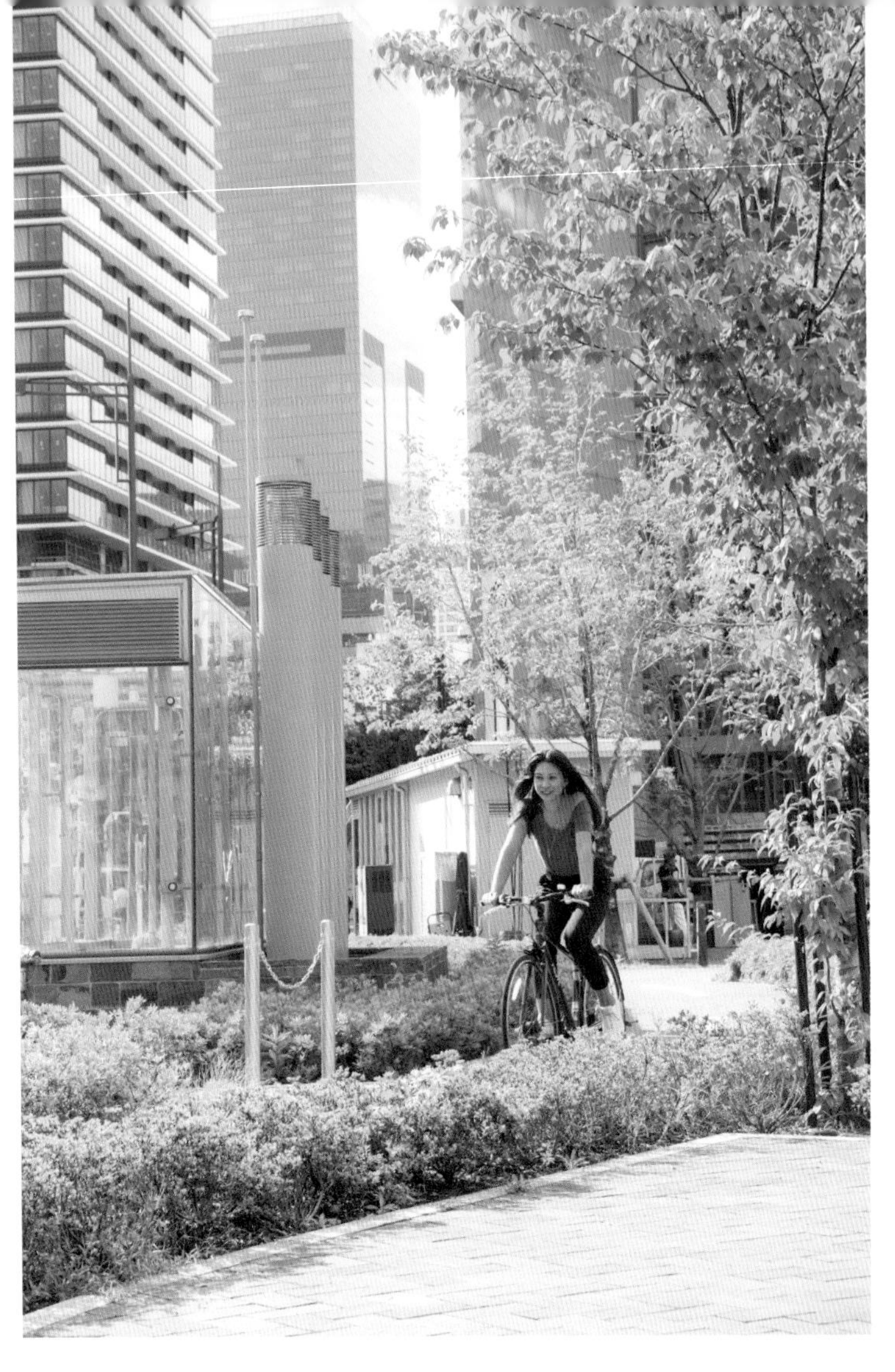

8 自転車で軽やかに移動する

カゴがついていたのを取り外し、軽量化。取材前日も六本木→西麻布→広尾→麻布十番→芝公園と、港区をぐるりサイクリングしたそう。食材の買い出しもリュックを背負って身軽に。

4年前に「女性の加齢はお尻に出る、目指せ美尻！」と始めた、引き締めやボリュームアップのエクササイズ。その延長としてクロスバイクを購入。都内の移動手段はすっかり自転車に。「早朝皇居のまわりをぐるぐる走ったり、思い立って護国寺に足をのばしてみたり。日頃は近距離・中距離の視点ばかりで生活しているけれど、自転車に乗ると五感のセンサーが遠くまで働くのを感じられて、『いつもは眠っている脳の部位を使っているな〜』と、新鮮なんです」

電車に乗るよりも「ちょっとそこまで」と気軽に出かけられるようになり、行動の幅も広がりました。風を受けて気ままに移動できる爽快感は、何よりのリフレッシュになっているそう。

9 ジュースクレンズでデトックス

1年のうち春と夏の2回、デトックスに向いている時期に、ジュースクレンズを行っているGinさん。ジュースクレンズとは、数日間食事をとらず、代わりにコールドプレスジュース（低速回転式のジューサーで作られた野菜やくだもののフレッシュジュース。栄養素の破壊が少なく、丸ごと摂取できる）のみで過ごす健康法。不溶性食物繊維が入っていないのが特徴で、からだの隅々まで成分が行き渡り、速やかにデトックスできるという仕組みだそう。

「これを体験すると、日常のストレスや環境汚染でもいかに毒素をためているかがよく分かります。終わったあとはすっきりむくみが取れて軽くなり、リセットされた状態になっていることが実感できますよ」

ジュースはできるだけオーガニックや無農薬の素材を使っているものなど、高品質なものを選ぶのが鉄則。Ginさんは信頼しているカフェに相談し、取り寄せているそう。

VEGETARIAN CAFE LOONEY
岩手県盛岡市津志田南2-6-15
☎019-613-5776
https://www.looney.info/

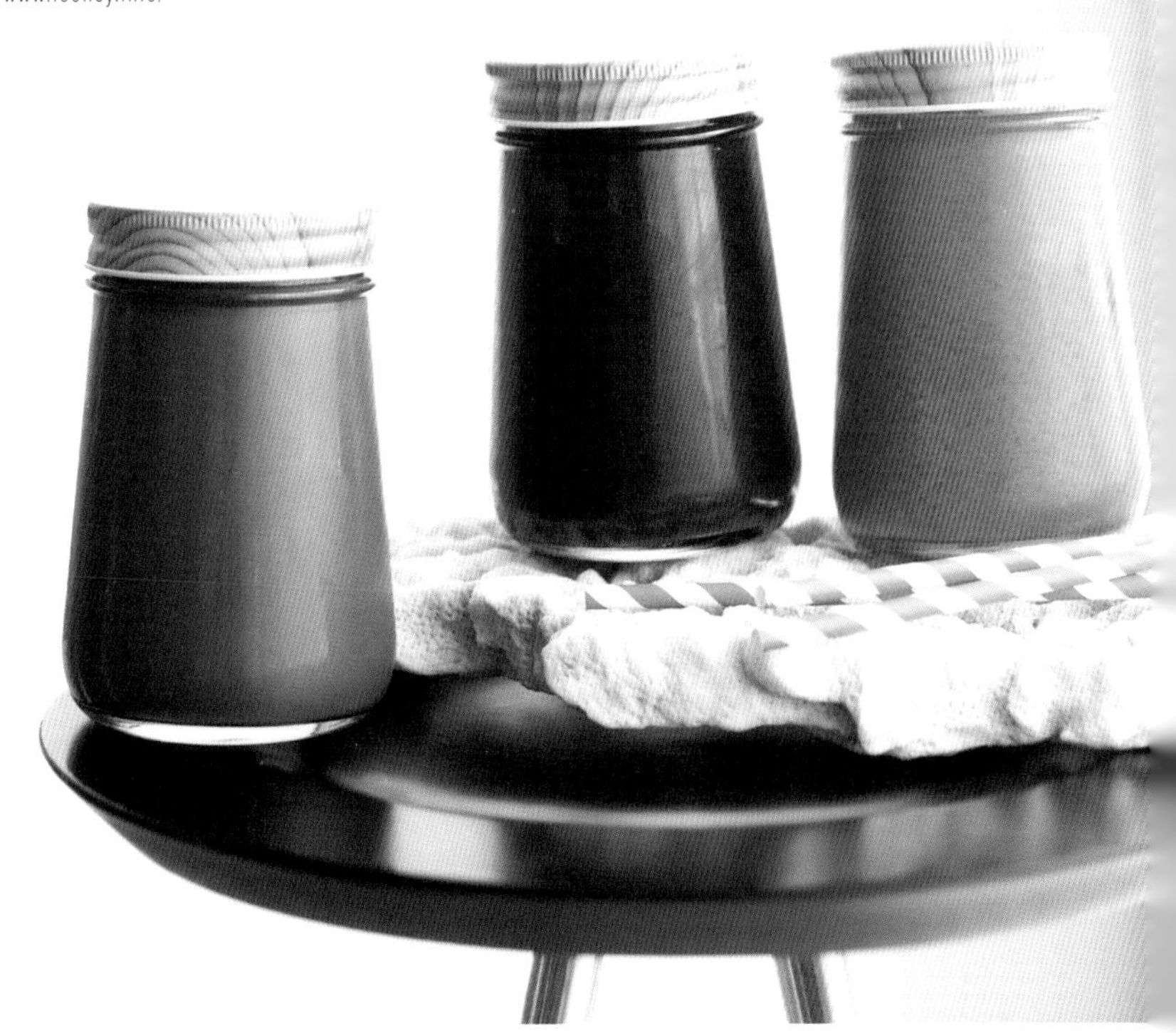

Q4
ヘアケアには どんなアイテムを 使っていますか？

ワタナベマキさん

「アヴェダ」
シャンプー、トリートメント
「ニールズヤード レメディーズ」
ヘアブラシ

自然由来の成分、動物実験をしない、継続的に手に入りやすく、パッケージのリサイクルなどを行っていることなどから、ヘアケア製品は「アヴェダ」を長く活用しているワタナベさん。「シャンプーはベルガモットやイランイラン、トンカビーンなどの香りで癒されます。ニールズヤードのヘアブラシと一緒に頭皮マッサージしながら使うと、頭もすっきり」

水野久美さん

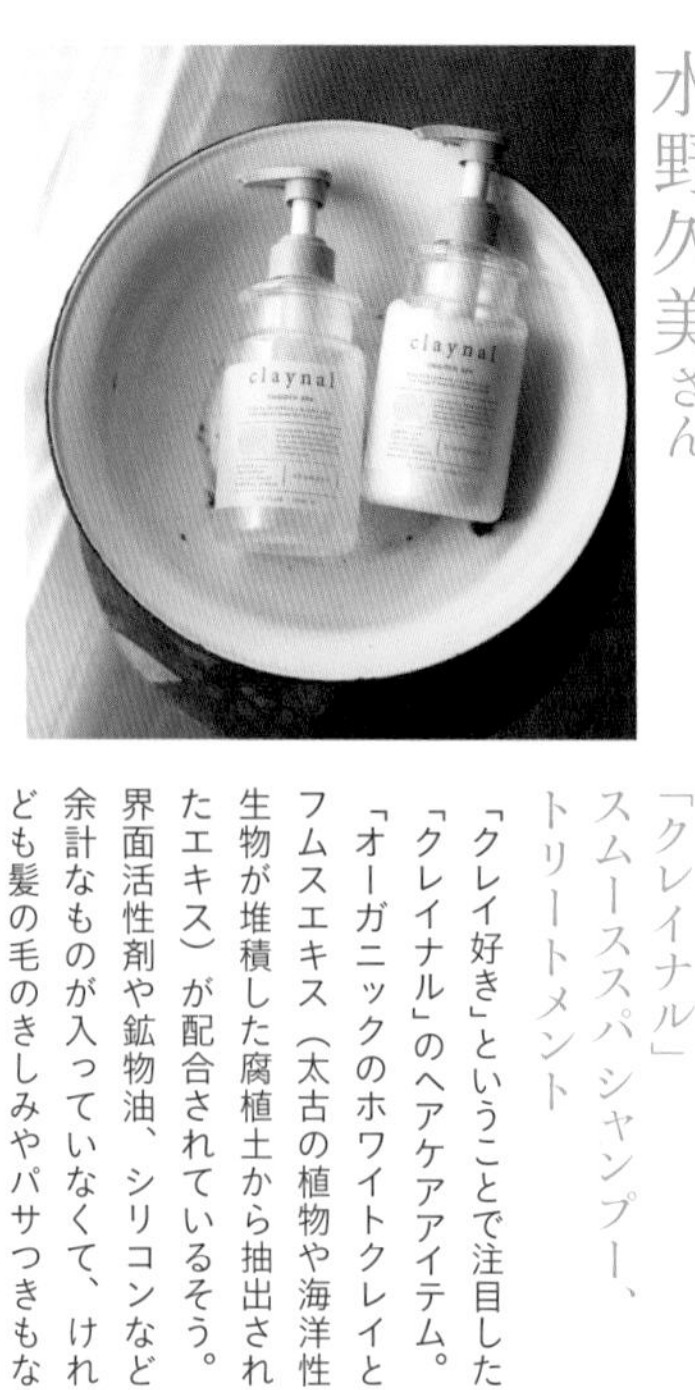

「クレイナル」
スムーススパシャンプー、トリートメント

「クレイ好き」ということで注目した「クレイナル」のヘアケアアイテム。「オーガニックのホワイトクレイと、フムスエキス（太古の植物や海洋性生物が堆積した腐植土から抽出されたエキス）が配合されているそう。界面活性剤や鉱物油、シリコンなど余計なものが入っていなくて、けれども髪の毛のきしみやパサつきもなく、潤い面も満たしてくれます」

中山晶子さん

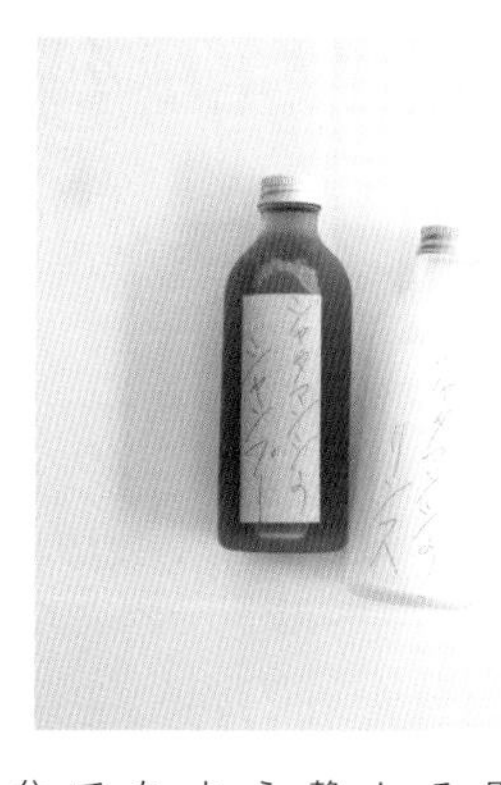
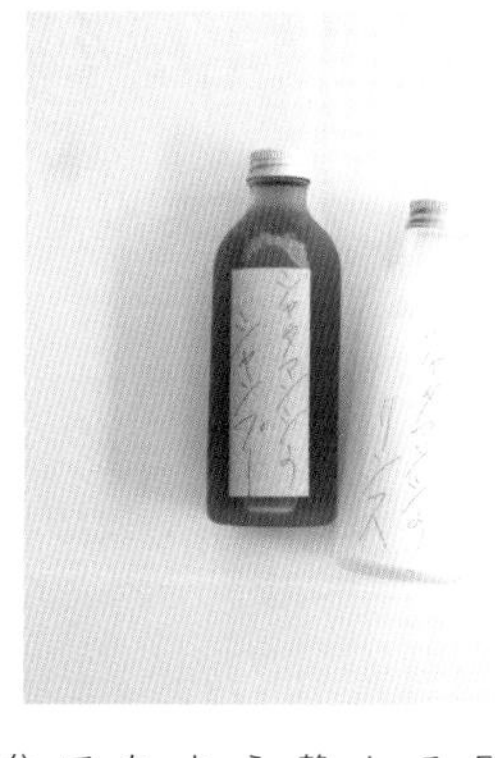

「ヨーガンレール ババグーリ」
ジャタマンシの
シャンプー、リンス

別名「スパイクナード」とも呼ばれるジャタマンシは、インドやチベットなどの高山に自生するハーブ。「鎮静作用や消炎作用があり、瞑想に使うといいとも言われているそうですよ。パソコン仕事で頭を使ったあとなど、これで頭を洗うとすーっとして、リラックスできます。地肌に余分なものを残さない、すっきりした洗い心地も気に入っています」

Ginさん

「ルーヴルドー」
復元ドライヤー®

熱で乾かすのではなく、マイナス電子と育成光線を低温で当てることにより、キューティクルを引き締め、潤いとまとまりを与えながら、振動で水分を吹き飛ばすという、画期的なドライヤー。「電磁波カットされていて、顔やからだに当てても、ケアができるという優れもの。髪もやわらかく、ツヤが増しました」※現在は上位機種の「復元ドライヤー® pro」のみサロンで購入可能

AYUMIさん

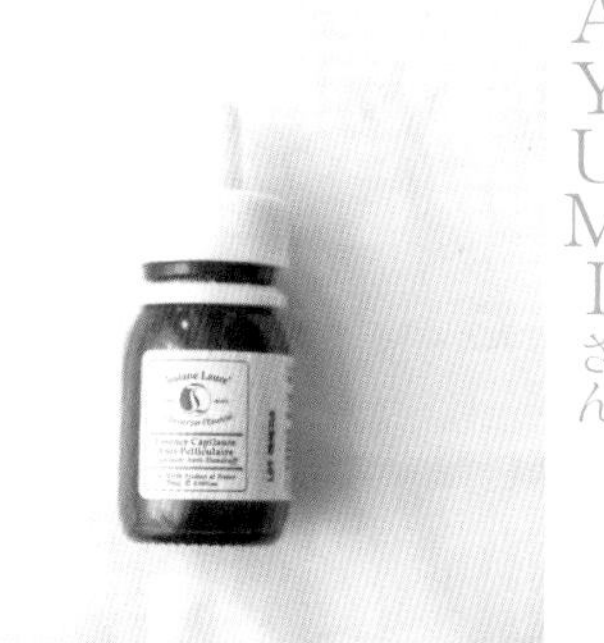

「ジョジアンヌ ロール」
エッセンスキャピロールAS

髪の毛のスペシャルケアに愛用しているのが、フランス・ブルゴーニュにあるスカルプケアのパイオニア的ブランド、「ジョジアンヌ ロール」のオイル。「お風呂に入ったとき、頭皮のマッサージをしたあと、しばらく湯船につかってなじませ、シャンプーをします。自分に手間をかけている感じが心地いいし、ラベンダーやイランイランの香りにも癒されます」

松下るなさん

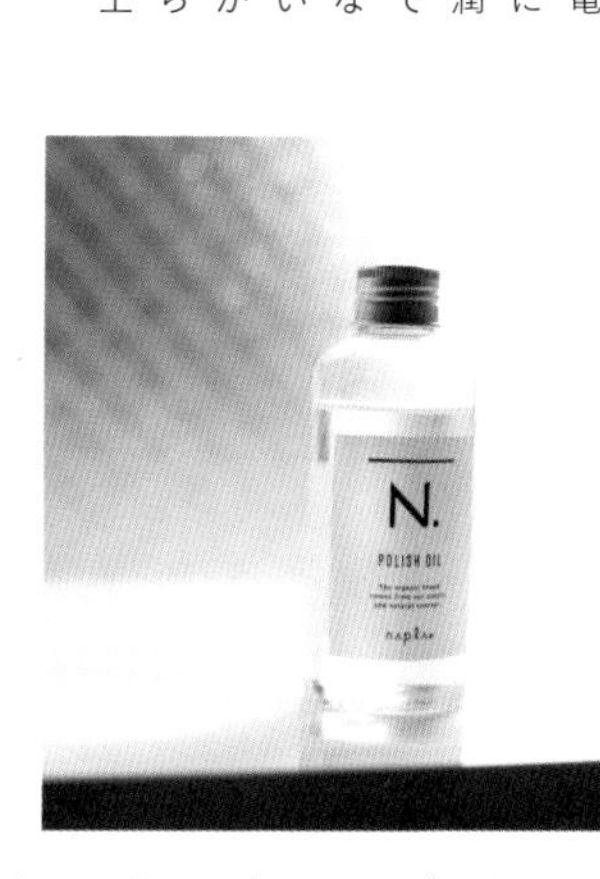

「ナプラ」
N.ポリッシュオイル

マンダリンオレンジやベルガモットオイル、ホホバオイルなど、天然由来成分だけでできたヘアオイル。スタイリング剤のほか、シャンプー後のトリートメントとしても使用できます。「行きつけのサロンのおすすめで使い始めました。オイルなのにベタつかず、それでいて髪型がまとまります。香りもよくて、つけていると安らぎます」※美容院専売品

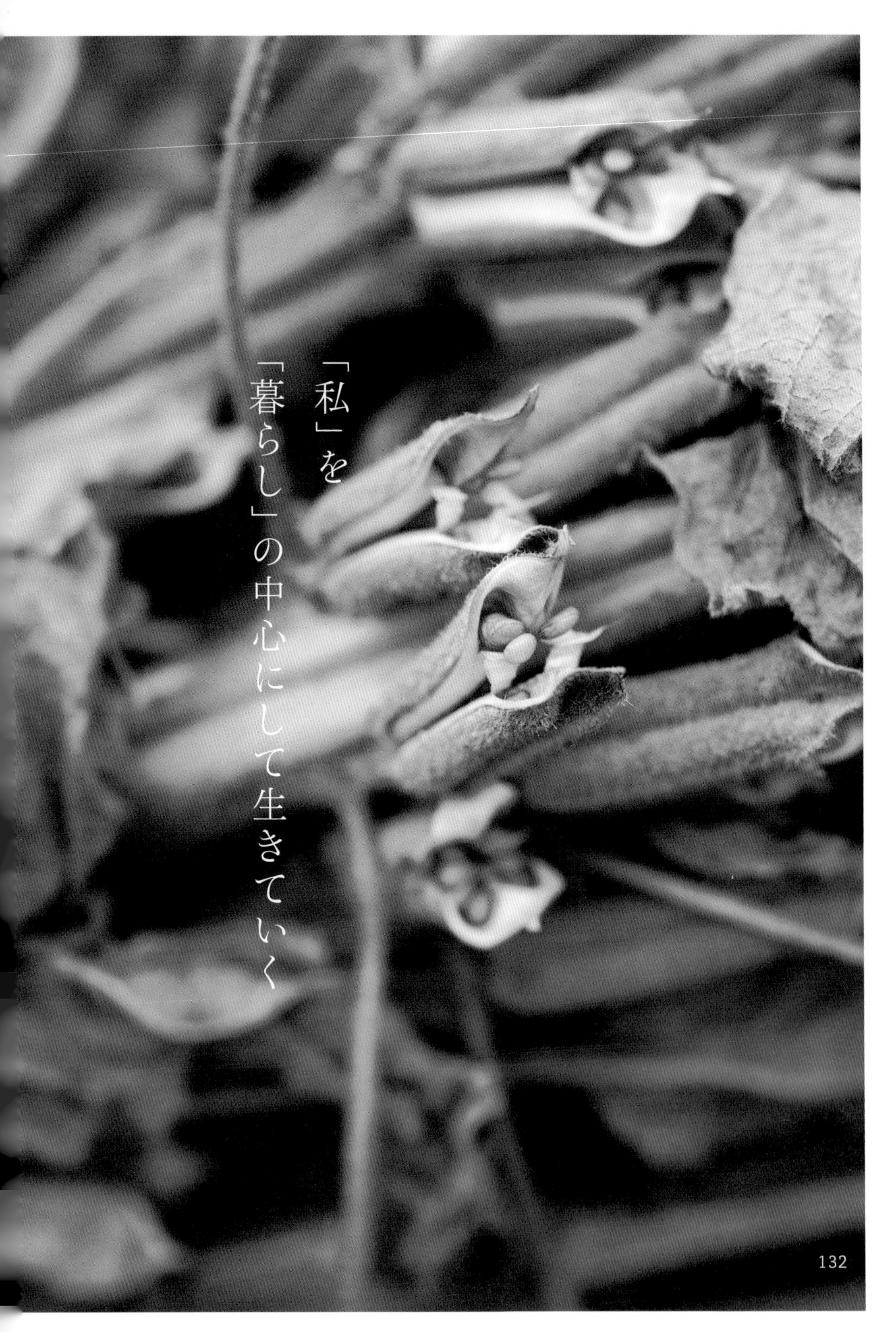

「私」を「暮らし」の中心にして生きていく

料理家

丸瀬由香里さん

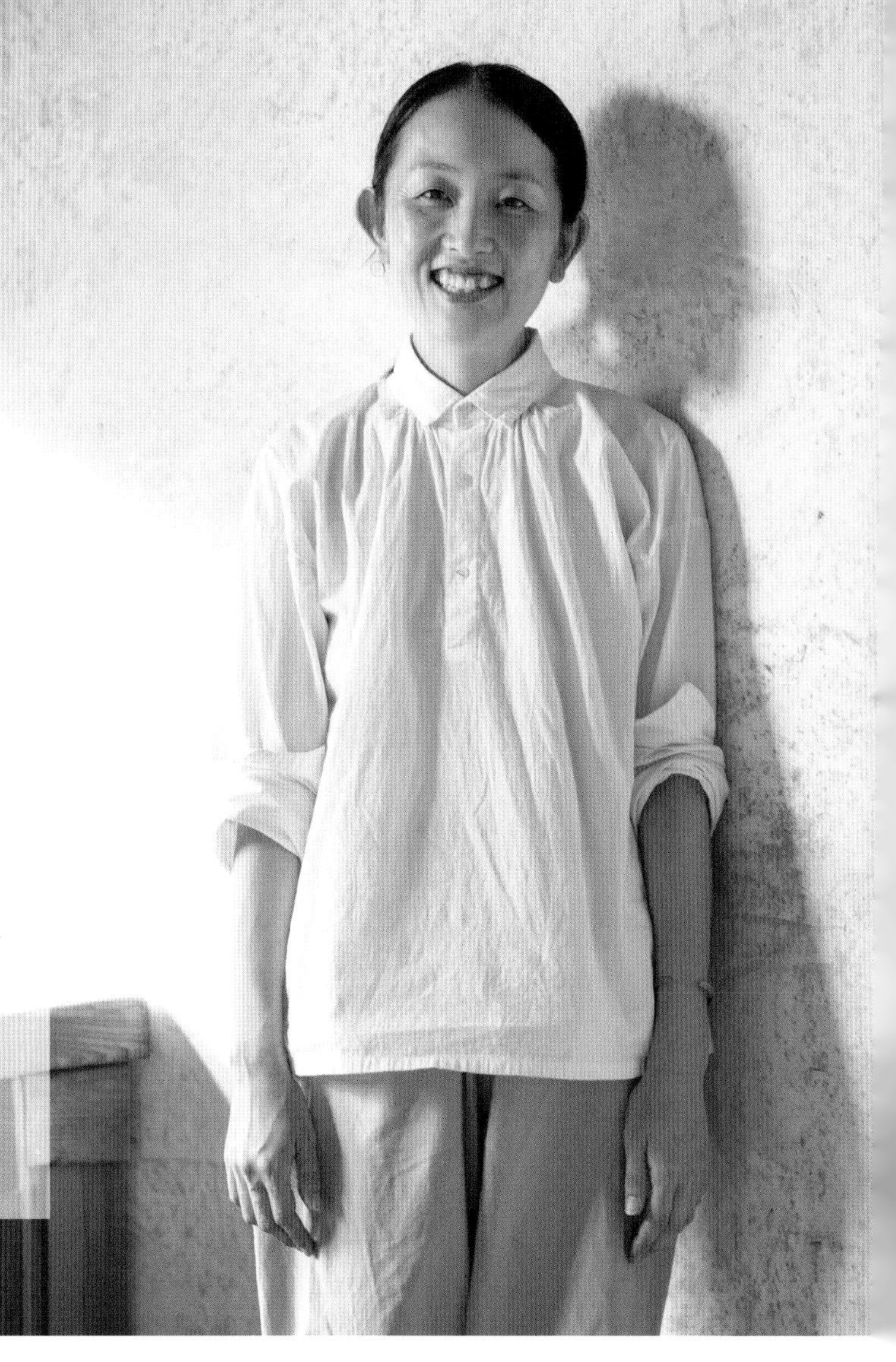

YUKARI MARUSE

千葉のオーガニックカフェ勤務、お菓子ユニットでの活動を経て、「可笑しなお菓子屋kinaco」としてイベント出店やワークショップなど活動をスタート。2016年結婚を機に、鳥取に移住。自然栽培を営む夫・丸瀬和憲さんとともに「丸瀬家」として、「土ある暮らし」の提案を始める。2019年7月アトリエショップ「食べれる森シュトレン」をオープン。

健康にいいことも「しすぎる」と不健康になることもある

丸瀬由香里さんのことを、みんなは親しみを込めて「きなこさん」と呼びます。それはかつて「可笑しなお菓子屋kinaco」という屋号で活動していたからで、彼女が作るお菓子は、バターや卵を使わないのにボリューム満点。イベントでもあっという間に完売するほどの大人気です。いつもにこやかで、頑張り屋さん。とても健康そうなイメージだったので、「かつて体調をくずして、引きこもってしまった時期がある」と聞いたときには、ものすごく驚きました。

「某コーヒーチェーン店で販売していたお菓子が大好きで、ごはんのように毎日食べてしまって。そうしたら高2のときに、慢性蕁麻疹を発症。思春期だから真っ赤な湿疹が出た姿が嫌で嫌で、一歩も外に出られなくなってしまったんです」

少し収まったと思って食事をすると、また反応して湿疹が出てしまう。何が原因でそうなるかが分からず、食べること自体がどんどん不安になっていきました。自分のからだに何が起こっているのか分からない、でもどうにかして、この状況から脱け出したい！　本を読んだり、パソコンで調べたりするうちに、桜沢如一氏が提唱した「マクロビオティック」に出合います。玄米菜食を中心に陰陽のバランスを取り、「身土不二」（暮らす土地の旬の食材を食べる）や「一物全体」（ひとつの食材を丸ごと食べる）などの法則を大切にする食養法。「マクロビの教室に行きたい！」という強い衝動で、長い引きこもり生活から、ようやく外に出ること

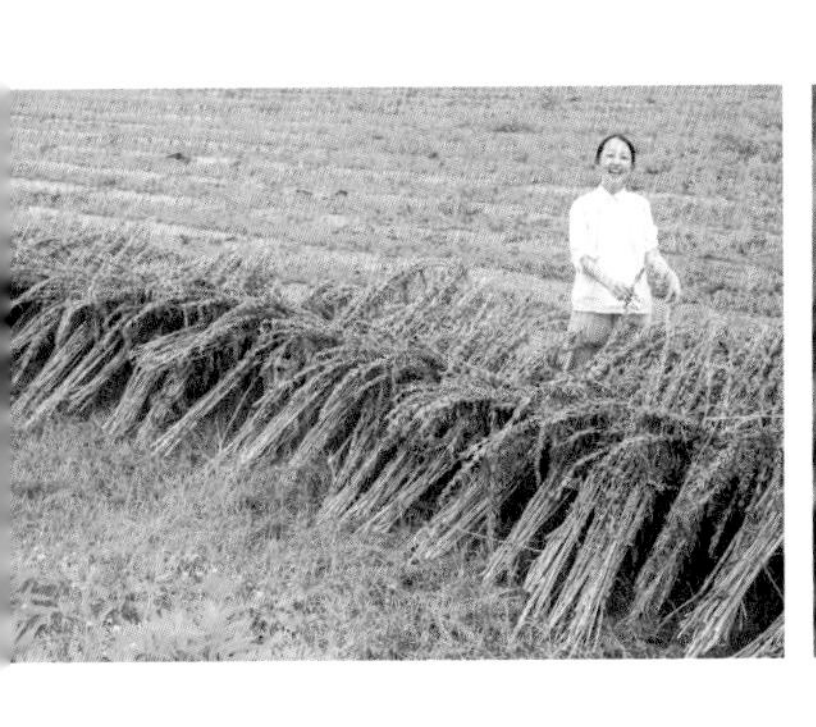

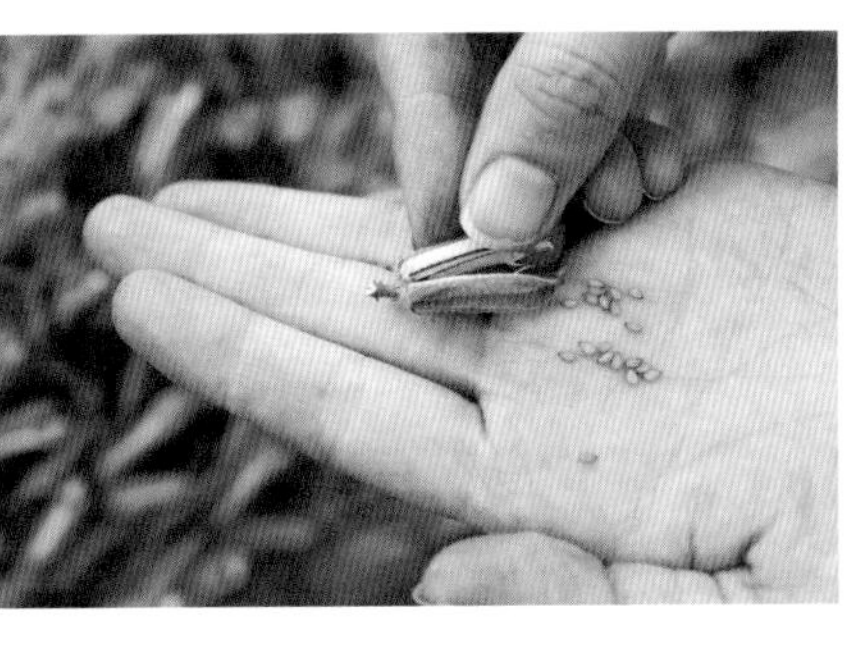

収穫を終え、乾燥中のごま。日本に流通するごまの99.9%は輸入品で、自然栽培で育てている農家は、本当に希少。「ひと粒ひと粒が大切に感じられます」

ができたのです。

からだは食べ物でできている。ごくあたり前の真理のように世間で言われていることですが、学びを深めるにつれ、20代のきなこさんはそれを強く実感することになりました。肉や魚もまったく食べず、旬の素材以外は一切口をつけない。厳格な食事療法で体調はどんどんよくなり、やがてオーガニックカフェで元気に働けるまで回復しました。ところが別の弊害が生まれます。食に厳しくしすぎるあまり、人づき合いがストレスになってしまったのです。

「友だちとごはんを食べても、帰宅して『毒出ししなきゃ』と慌てて大根おろしを食べたり、『甘いものは厳禁』と、りんごジュースすら口にできなかったり。頭でっかちになりすぎていたんですね。でもあるとき思い切って、大好きな友人と外食で、わいわいおしゃべりしながらラーメンを食べてみたら、お腹の底から『何ておいしいんだろう！』とびっくりしたんです」

不調があり、からだを治すまでは、厳密な食養法はとても意味があります。けれど本来「食」は楽しいもの。「食べたいときに、食べたいものを、食べられるからだ」に整ったら、こころとからだがほっする、好きなものを口にしてもいい。そもそも整ったからだであれば、不調を招くような食べ物は、ほしくなくなっていく……きなこさんはそんなふうに考え、暮らすようになっていったそうです。

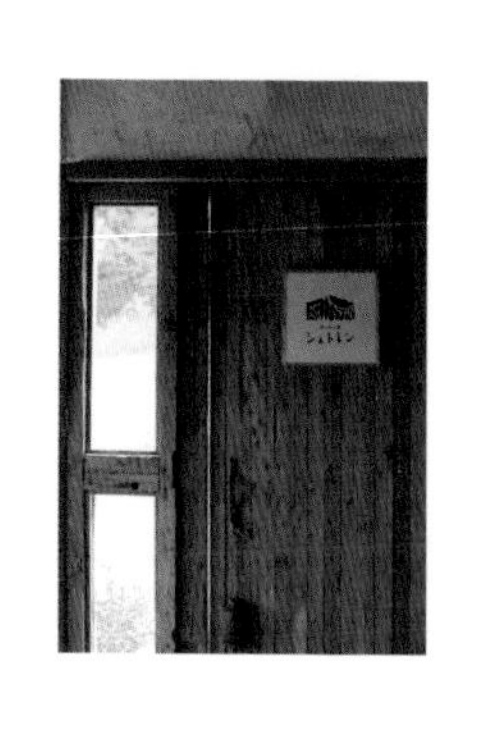

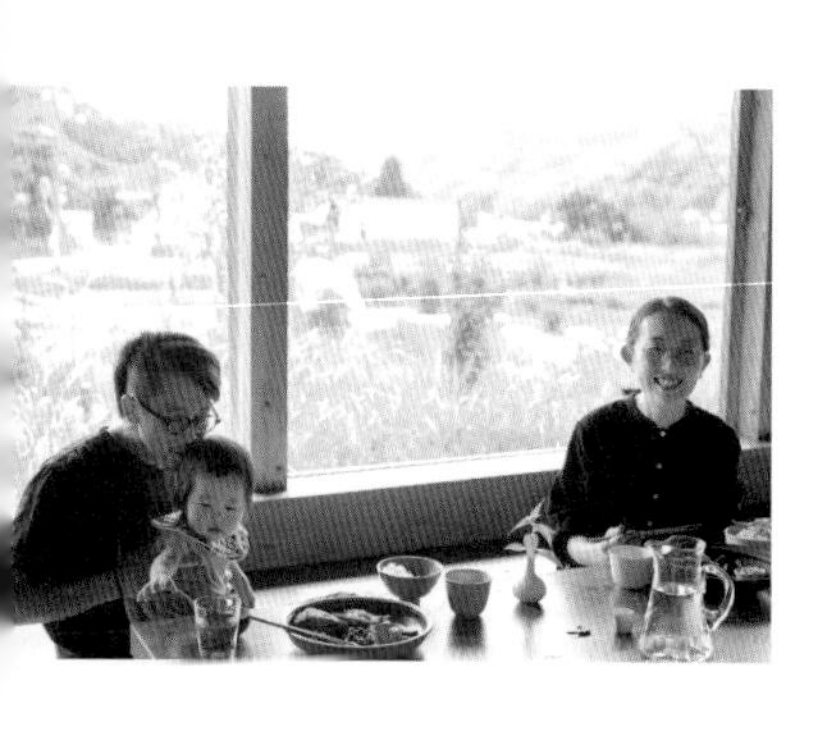

「からだを壊すたびに、気づきがある人生」と笑う、きなこさん。次の転機は２０１６年の秋。原因不明で10万人にひとりと言われる難病、視神経炎を発症して、失明の危機に瀕してしまったのです。

　当時のきなこさんはフリーの料理家として独立し、ケータリングやイベント出店、それに初の著書のための撮影やレシピ書きなど、とにかく忙しい日々。人から求められればうれしいから、応えようと頑張ってしまう。10代から20代にかけて空白の時間があったから余計に、「働かない自分は、存在価値がない」と追い込み、休むことに罪悪感を持ってしまいました。それ以前にも耳の穴がふさがるほどの中耳炎や、卵巣嚢腫で救急車に運ばれるほどの不調があったにも関わらず、アクセルを踏みっぱなしのような状態が長く続いていました。目に現れた不調は、からだからの最終通告のようなＳＯＳサインだったのかもしれません。ちょうどその時期、鳥取・米子市で自然栽培を営む丸瀬和憲さん、通称・丸ちゃんと結婚することになり、視力がどんどん衰える不安を抱えながらも、それまで暮らした横浜を離れ、西に移り住むことになりました。

「丸ちゃんは、もともと思うようにならない自然を相手にしているから、いい意味で適当でマイペース。失敗しても落ち込まず、『行きあたりばっちり』とあっけらかんとしていて。彼と暮らすことで、『あ、自分ももっと大らかでいいんだ』

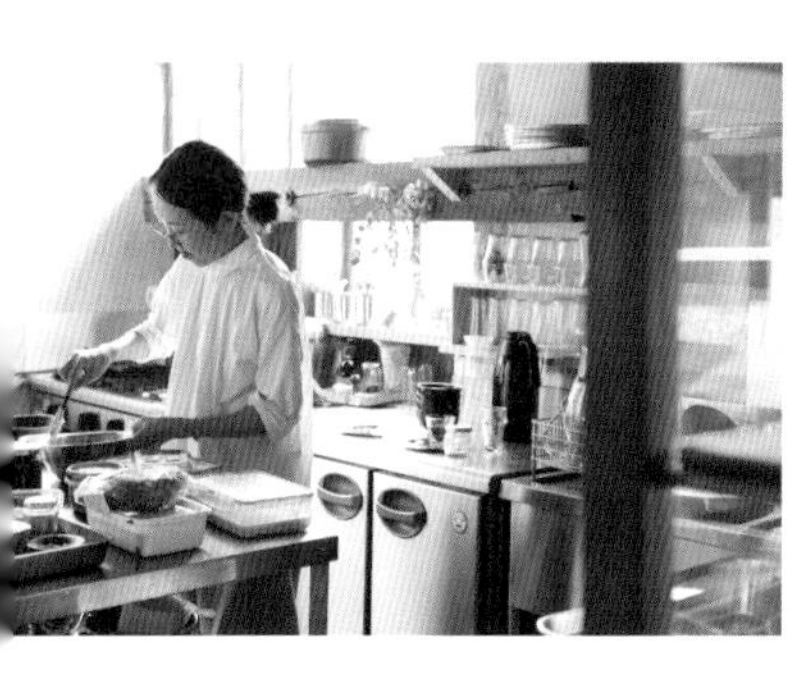

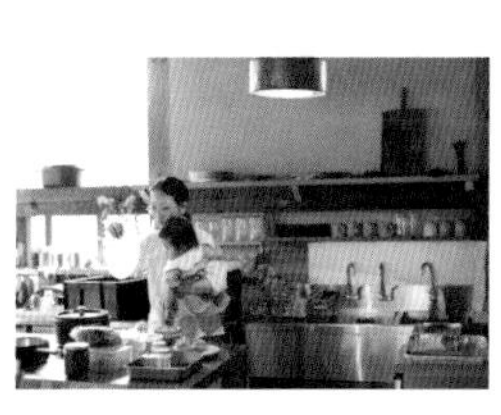

「食べれる森シュトレン」のキッチン。大学では建築を専攻していた丸ちゃんが、プロたちの腕も借りながら、5年の年月をかけて完成させた。

『休んでもいいんだ』と、ようやくゆるむことができたんです」

病院で治療を受けつつ呼吸法を実践したり、丸ちゃんが育てた力強いお米や野菜を食べたり。ふと見上げれば、霊峰・大山の姿が目に入って、自然を身近に感じる暮らしを続けるうちに、きなこさんの眼は少しずつ回復していきました。やがて長女の芽依ちゃんを授かり、「出産は失明のリスクがある」と医者に言われたものの、ふたを開ければ驚くほどの安産でした。そして何と、２０２０年にはさらに新しい家族が丸瀬家にやって来るそうです。

「ここで暮らしていると、夜になったら寝て、朝になると起きる、疲れたら休むなど、あたり前のことが、あたり前にできるようになりました。そうする中で、自分が作りたい料理やお菓子も、少しずつ変化していったように思います」

現在きなこさんと丸ちゃんは「丸瀬家」の屋号で、自然栽培の田畑と発酵を生かした台所から生まれる「土ある暮らし」を提案しています。丸ちゃんが育てた素材を使って、きなこさんがお菓子や料理を作る。不定期オープンの店「食べれる森シュトレン」ではそんなメニューとともに、丸瀬家の商品の販売も。自分を生かすリズムを見つけ、それを実践する日々。きなこさんの作るものは以前よりもふくよかで、どっしり力強く、それでいて「おいしい！」の喜びに満ちあふれているように感じられました。

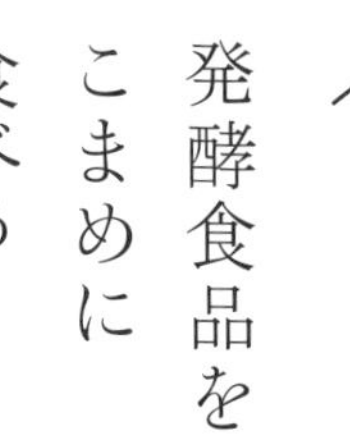

発酵食品をこまめに食べる

千葉のカフェで働いていたとき、自然酒造りや発酵食の研究で知られる「寺田本家」とおつき合いが始まり、以来発酵食品を暮らしに積極的に取り入れるようになったというきなこさん。

「塩麹や甘酒など、発酵調味料は、加えるだけで味に奥行きが出ておいしいし、ピタリと味が決まりやすいから、結果的に調理もラクチン。お肉や魚を食べるときも、あらかじめまぶしておくとやわらかくなって消化しやすくなるのもうれしい」

きなこさんがよく使っているのは、酒粕、塩麹、柿を発酵させて作る柿酢、しょうゆ麹など。悪玉菌を抑制し、腸内環境を整え、免疫力をアップさせてくれる効果があるという発酵食品。

「おかげで私も便秘知らずです」

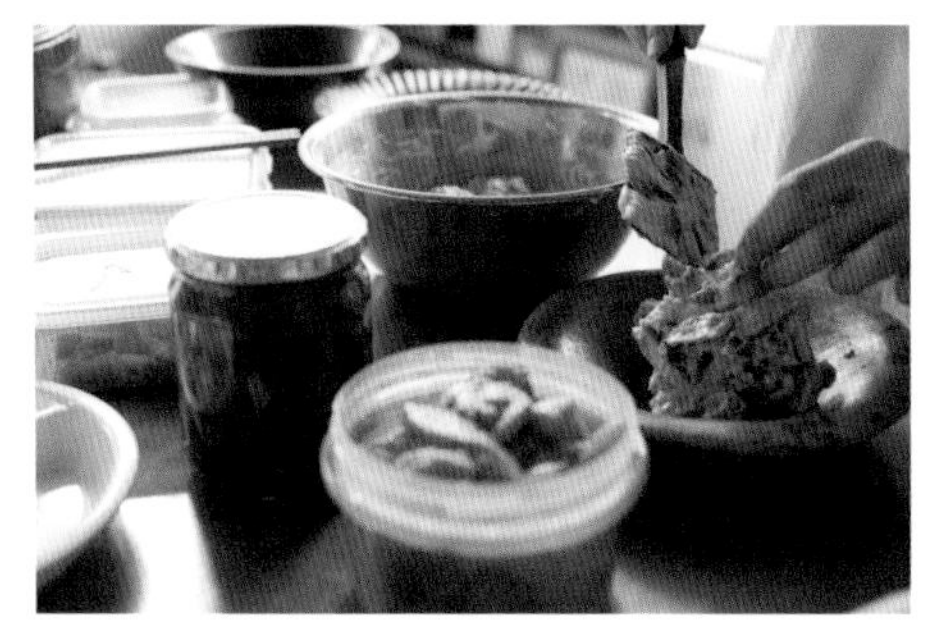

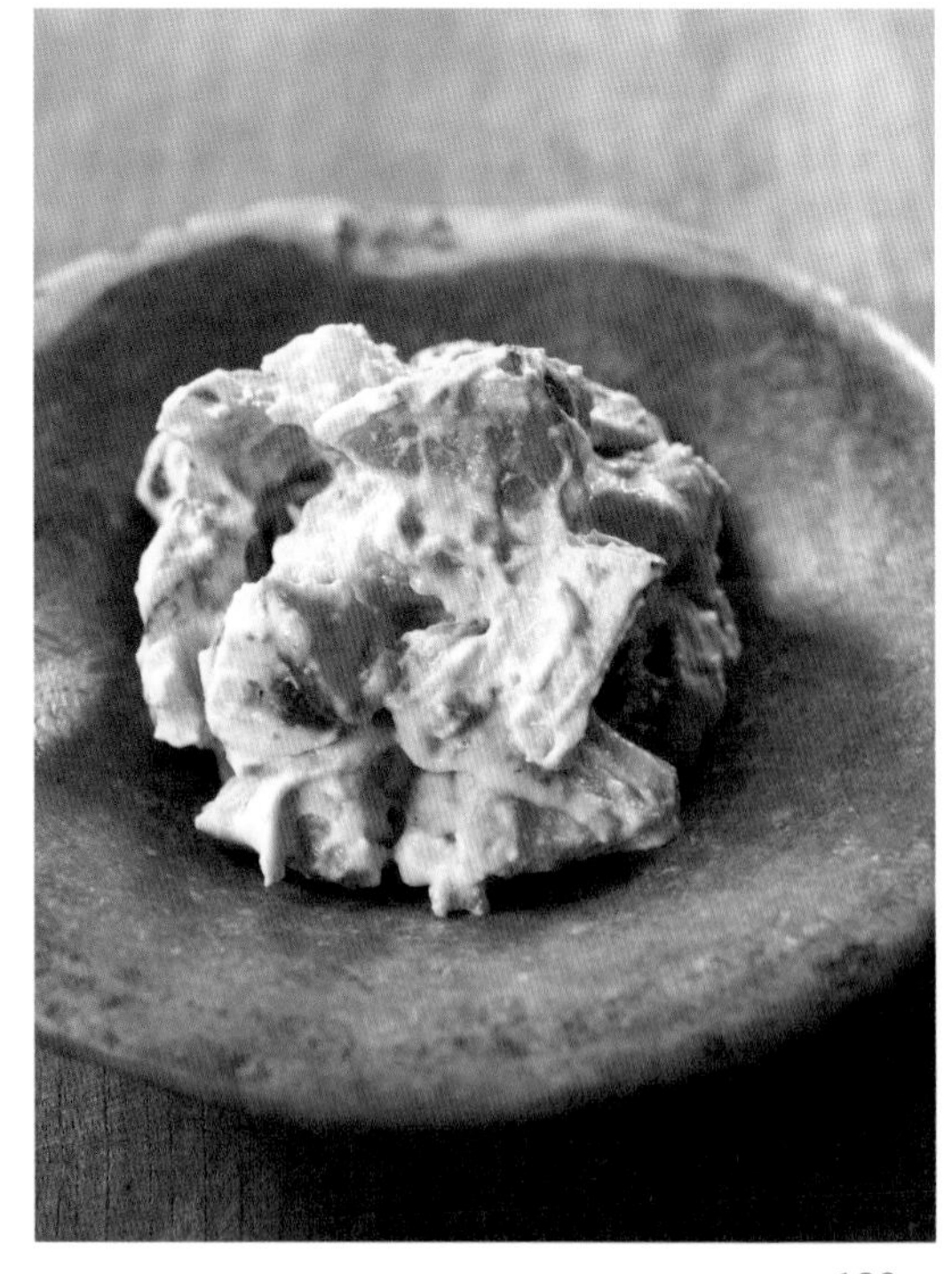

さつまいもといちじくの酒粕白あえ

材料と作り方（作りやすい分量）

1 さつまいも250gは皮ごと3cmの輪切りにして鍋に入れ、塩ひとつまみを軽くふり、水を底から2cmほど加えて中火にかける。沸騰したら弱火にし、ふたをしてさつまいもがやわらかくなるまで蒸し煮にする。水けが残っていたら飛ばしておく。粗熱が取れたらひと口大に切る。

2 いちじく3個は皮をむいてひと口大に切り、くるみ（ロースト）25gは手で適当な大きさに割っておく。

3 木綿豆腐200gはキッチンペーパーに包み、重石をしてしっかり水切りをしておく。

4 酒粕大さじ1、甘酒大さじ2、白練りごま小さじ2、塩小さじ1/4、**3**をすべてフードプロセッサーに入れ、なめらかになるまで攪拌する。

5 食べる直前に、ボウルに**1**、**2**を入れ、**4**でさっとあえる。冷蔵庫でよく冷やすとおいしい。

なすの翡翠(ひすい)炒め煮

材料と作り方(作りやすい分量)

1 なす中4本はピーラーで皮をむいて横半分に切り、さらに縦6〜8等分くらいに細長く切る。桜えび大さじ1、にんにく1片、しょうが親指の爪くらいはみじん切りにしておく。

2 フライパンに菜種油大さじ1弱を入れて弱火にかけ、桜えび、にんにく、しょうがを加え香りが立ったら、なすを入れて中火で炒める。途中焦げつきそうになったら水50㎖を少量ずつ加え、なすから汁けが出て少しくったりしてきたら塩麹小さじ2を入れ、ふたをして弱火で7〜8分煮る。

3 ふたを開け、汁けが残っていたら火を強め水分を飛ばし、味見をして足りなかったら塩で味を調える。

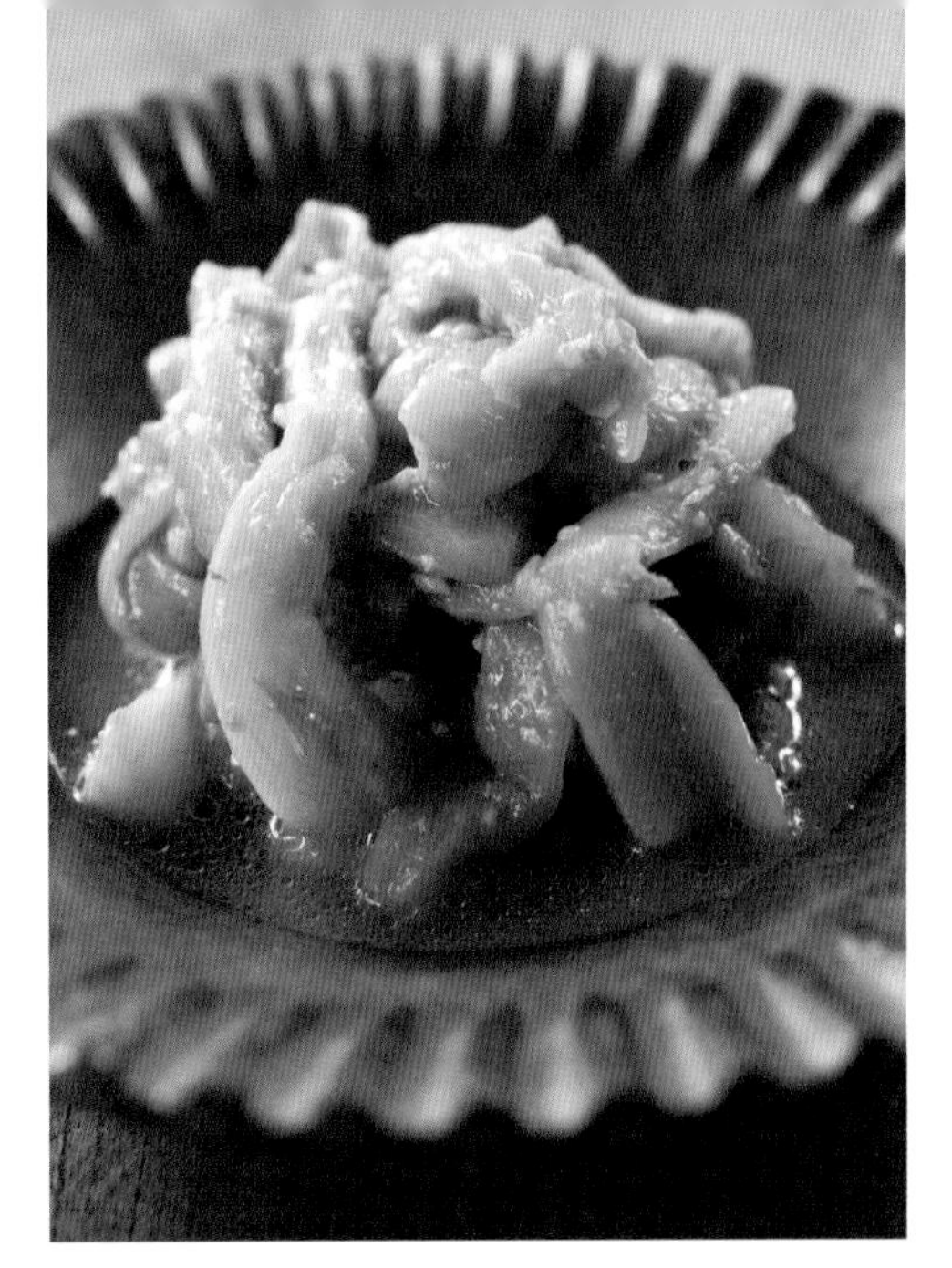

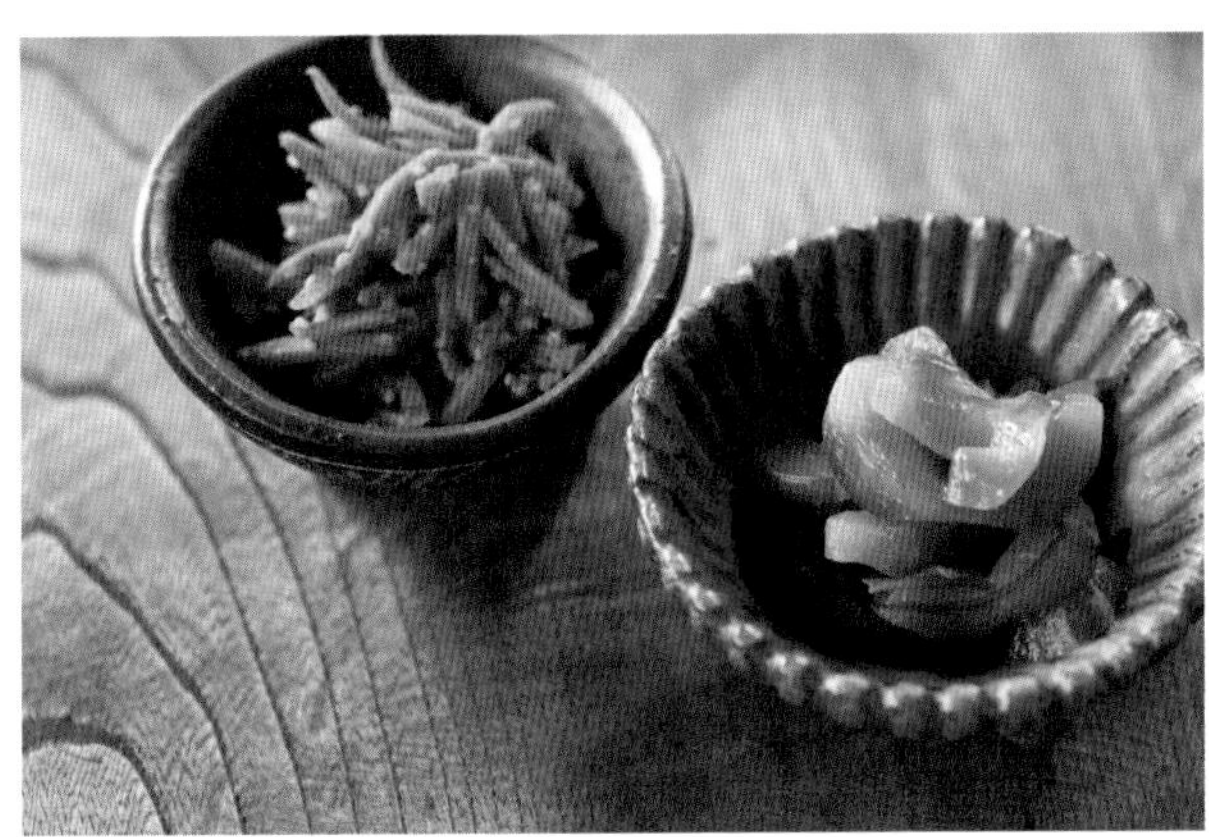

にんじんのしょうゆ麹ナムル

材料と作り方(作りやすい分量)

1 にんじん中1本は太めのせん切りにし平らになるように小鍋に入れ、しょうゆ麹小さじ3/4、水大さじ2を加え弱火にかける。沸騰してきたらふたをし、にんじんに軽く火が通る程度まで5〜6分加熱する。ふたを開け、水けが残っていたら飛ばしておく。

2 **1**の粗熱が取れたらボウルに移し、ごま油小さじ1/2、すり金ごま大さじ1、しょうが汁少々を加え、手で全体をあえる。

きゅうりとしょうがの香り漬け

材料と作り方(作りやすい分量)

1 きゅうり3本はピーラーで皮を縞目にむいて縦半分に切り、1㎝厚さに切る。ボウルに入れ、塩小さじ1/2をふって混ぜ、30分ほどおく。

2 鍋にしょうが(せん切り)10g、しょうゆ大さじ2、みりん大さじ4、てんさい糖(お好みで)小さじ2、柿酢または酢大さじ1と1/2を入れて中火にかけ、沸騰してきたら、**1**の水けをしっかり絞り、加える。

3 混ぜながら2〜3分軽く火を入れてコンロから下ろし、そのまま粗熱が取れるまでおく。保存容器に移し、半日ほど漬けておくと味がなじみよりおいしい。

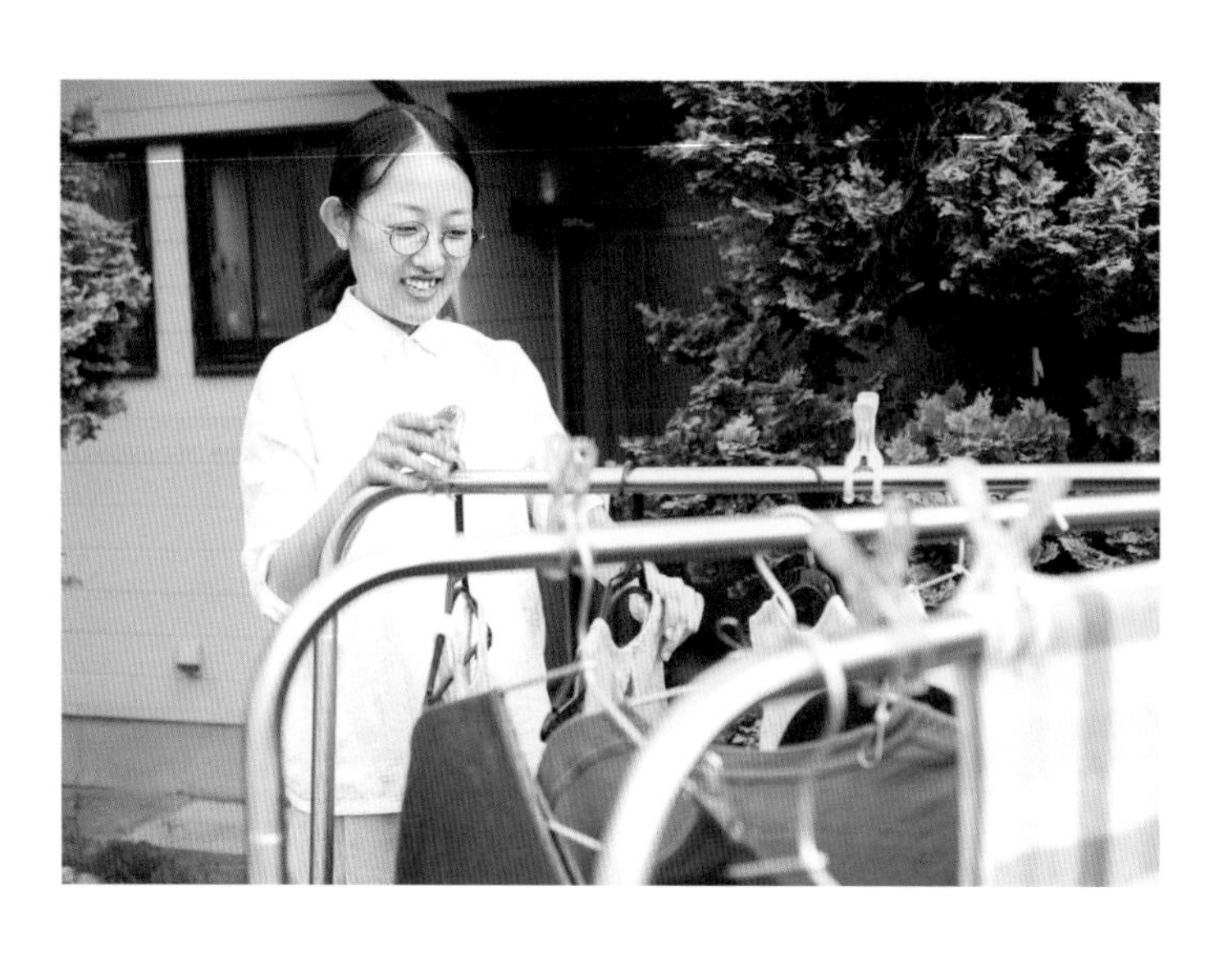

2
家事は午前中にすませ、余白の時間をつくる

「あれをしなきゃ」「今日中にやらなきゃいけないのに、まだ終わらない」……そんなプレッシャーに頭が占領されていると、こころもからだも重く感じられる。なので、仕事や家事など「動」は午前中にできるだけ集中し、午後にゆったり過ごす「静」の時間を確保するように。

「もともとワーカホリックな気質もあるので、以前はなかなか休めなかったんですが、午後にきちんと休む時間を取るために、午前中の密度を上げ、メリハリを意識するようになりました」

タスクばかりに追われていると、つい自分を大切にすることをあとまわしにしてしまいがち。しっかり働いたら、そのぶんしっかり休む。そういう緩急をつけることが、心身をおだやかに保つ秘訣になっているそうです。

起きたらまず、「今日すること」を紙に書いてリスト作りを。やるべきことをはっきりさせることで、仕事や家事もスムーズに進む。

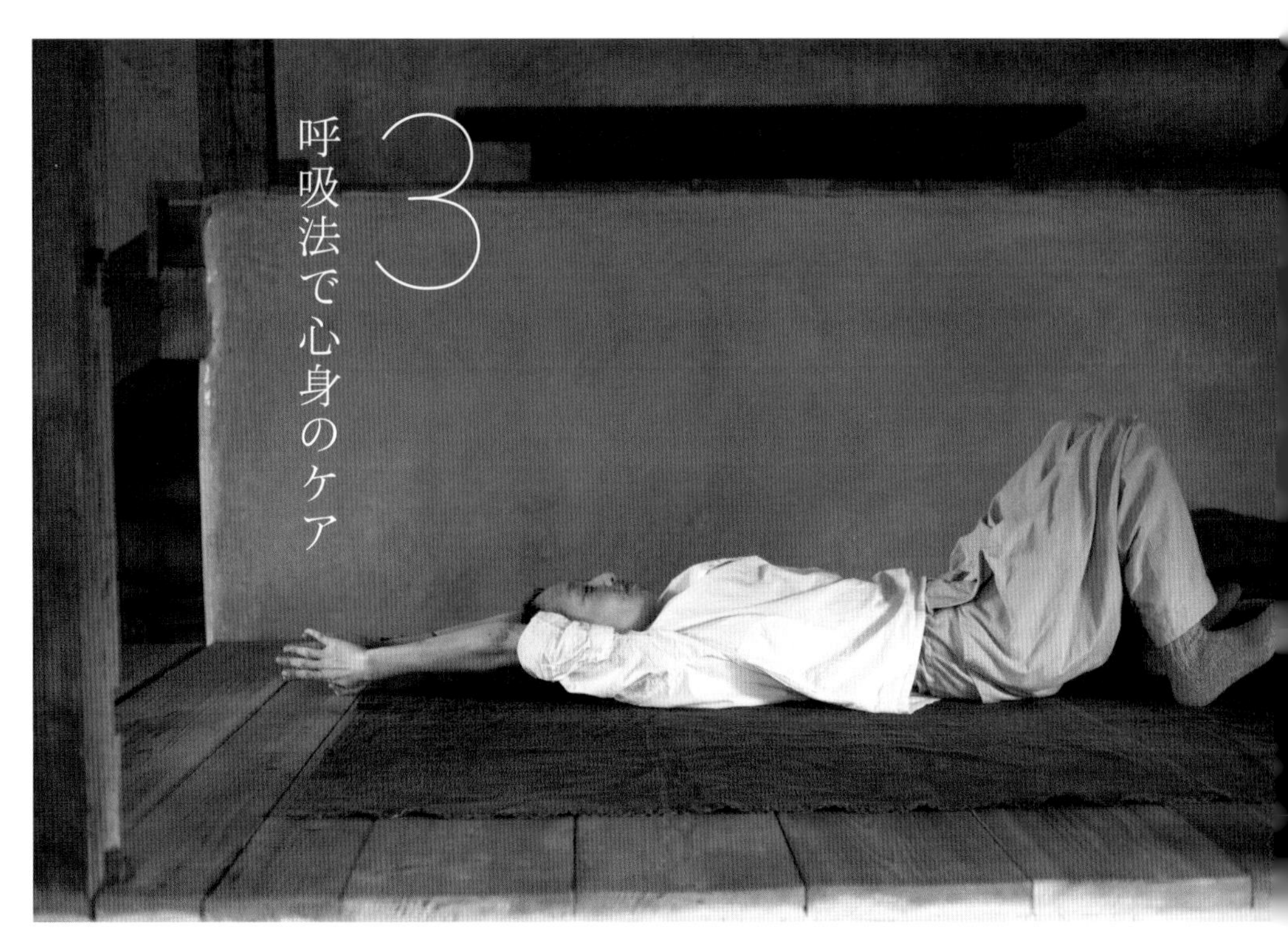

3 呼吸法で心身のケア

呼吸法を行うのは、夜寝る前や朝起きた直後など。からだの力みをほぐすのがコツ。

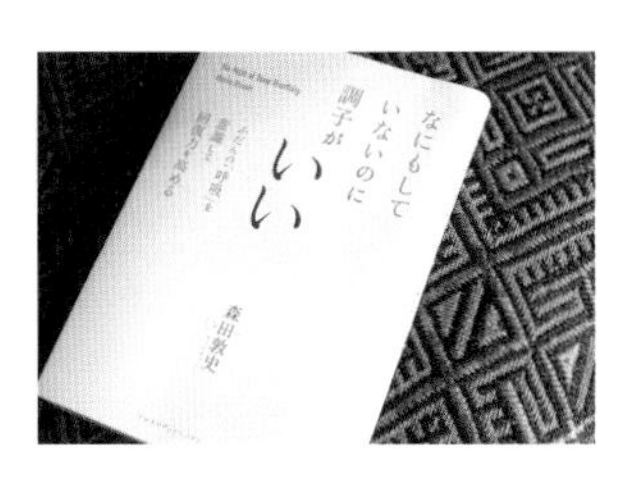

森田さんの著書『なにもしていないのに調子がいい　ふだんの「呼吸」を意識して回復力を高める』を見て、おさらいを。

眼の病気が悪化してしまったとき、友人の紹介で始めるようになったのが、呼吸・整体勉強会代表の森田敦史さんが提唱している呼吸法。

「それまで呼吸のことをあまり意識せずに生活してきましたが、呼吸法を実践していくうちに、呼吸を整えることが、いかに心身の健康につながっているのかを強く実感するようになりました。そして『息がきちんと吐けていないな』『疲れがたまっているな』など、今の自分の状態をチェックするのにすごくいい方法だと分かったんです」

丹田を使って深い呼吸をし、しっかり脱力して緊張をほぐす。これを続けていると、普段の呼吸も少しずつ変わり、体調も整っていくそうです。

4 砂糖の量・質を気をつけて摂取する

お菓子の試作を続けていたとき、目がかゆくなったり、目ヤニが出やすくなったりしたことがあったというきなこさん。砂糖のとりすぎは血糖値を急激に上げて血管を傷つけたり、糖尿病を誘発したり。マクロビオティックでは、からだが酸性にかたむき、中和のためにカルシウムを始めとしたミネラルが消費され、骨や歯が弱くなるとも言われています。

「自分自身が大のお菓子好きだけど、砂糖のとり方には気をつけるようにしています。料理には砂糖を使わず、お菓子で使う場合は、ミネラル分を多く含んだオーガニックの黒糖やてんさい糖を選ぶように」

そしてからだが重たく感じたら、しばらく砂糖を控えることもあるそうです。

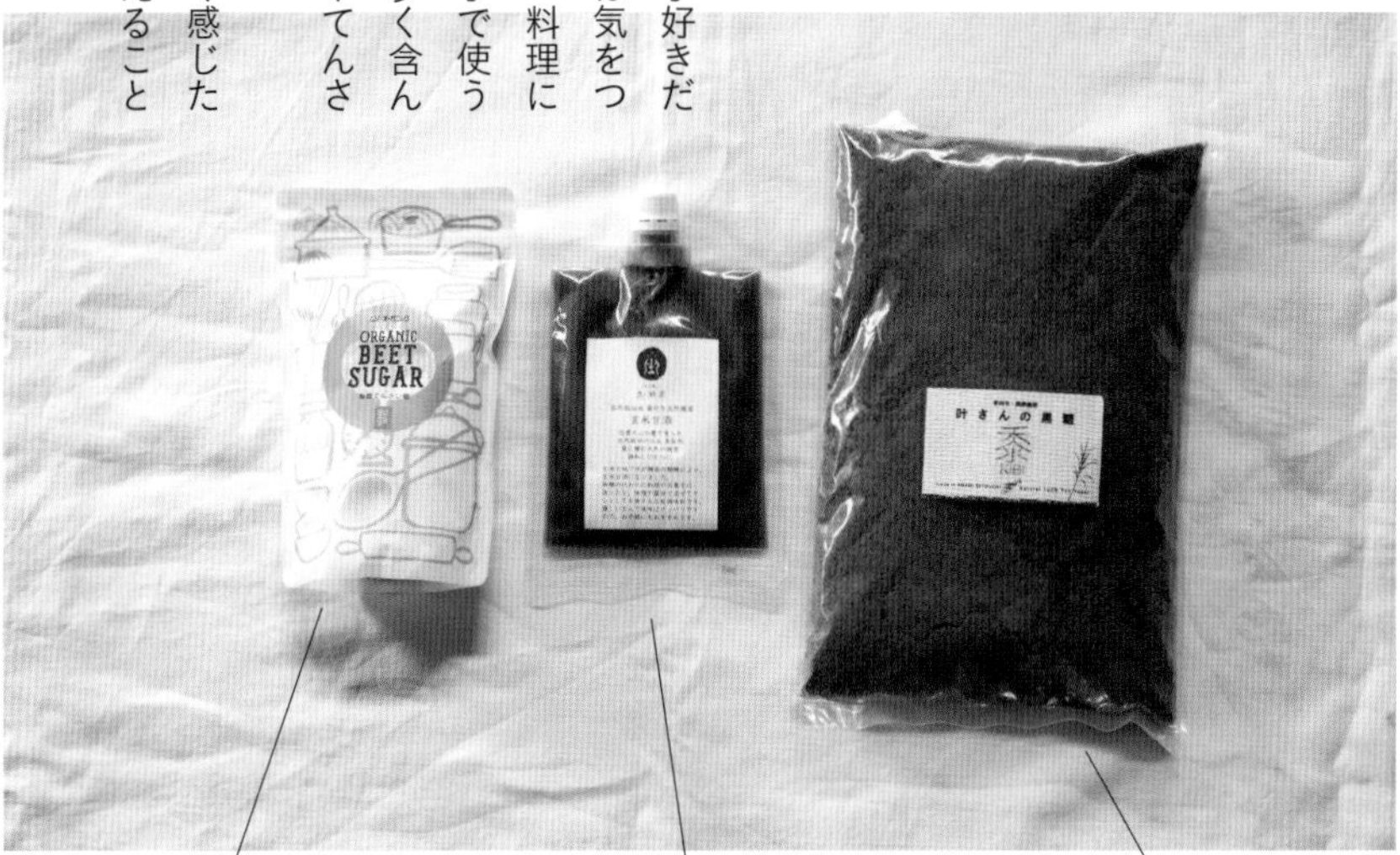

てんさい糖

「ムソー」の「有機てんさい糖」は、雑味が少なく合わせる素材の風味も生かせるすっきりとした味わい。「漂白した白砂糖と同じように色もつかないから、販売するお菓子に活用しています」

玄米甘酒

丸ちゃんが育てた玄米に、天然の麹菌と地下水を加えて仕込んだ「丸瀬家」の玄米甘酒。料理では砂糖代わりに活用。しょうゆや味噌と混ぜれば、あえ物や炒め物など料理にも幅広く使えるそう。

黒糖

鹿児島・奄美大島で、無農薬の自然栽培で育てられたさとうきびを原料にした「叶さんの黒糖」は、蒸しパンなど自宅で食べるおやつ作りに。「うま味が強く、食べたあともからだがすっきりします」

米粉の黒糖蒸しパン

材料（直径7.5cmのプリンカップ3個分）

A
- 米粉…100g
- ベーキングパウダー…5g

B
- 水…100g
- 粉末黒糖…25g
- 菜種油…10g
- 塩麹…小さじ½

作り方

1 ボウルに**B**の材料をすべて入れ、泡立て器でよく混ぜる。

2 **1**に**A**を加え、泡立て器で粉っぽさがなくなるまでよく混ぜる。生地はリボン状に線が描けるくらいのゆるさ。米粉によって水分を調整する。グラシン紙を敷いたプリンカップに3等分に注ぐ。

3 フライパンの底から2〜3cmまで水を入れ、火にかける。沸騰したら**2**を入れ、ふたをして12〜13分蒸す。

4 竹串を刺し、生地がついてこなければ蒸し上がり。トングで鍋から取り出し、粗熱が取れたらいただく。

朝食やおやつの時間によく食べている蒸しパンは、米粉で作ることが多い。「叶さんの黒糖で作ると、満足度のある甘味なのにあと味はすっきり。夫の丸ちゃんにも好評です」

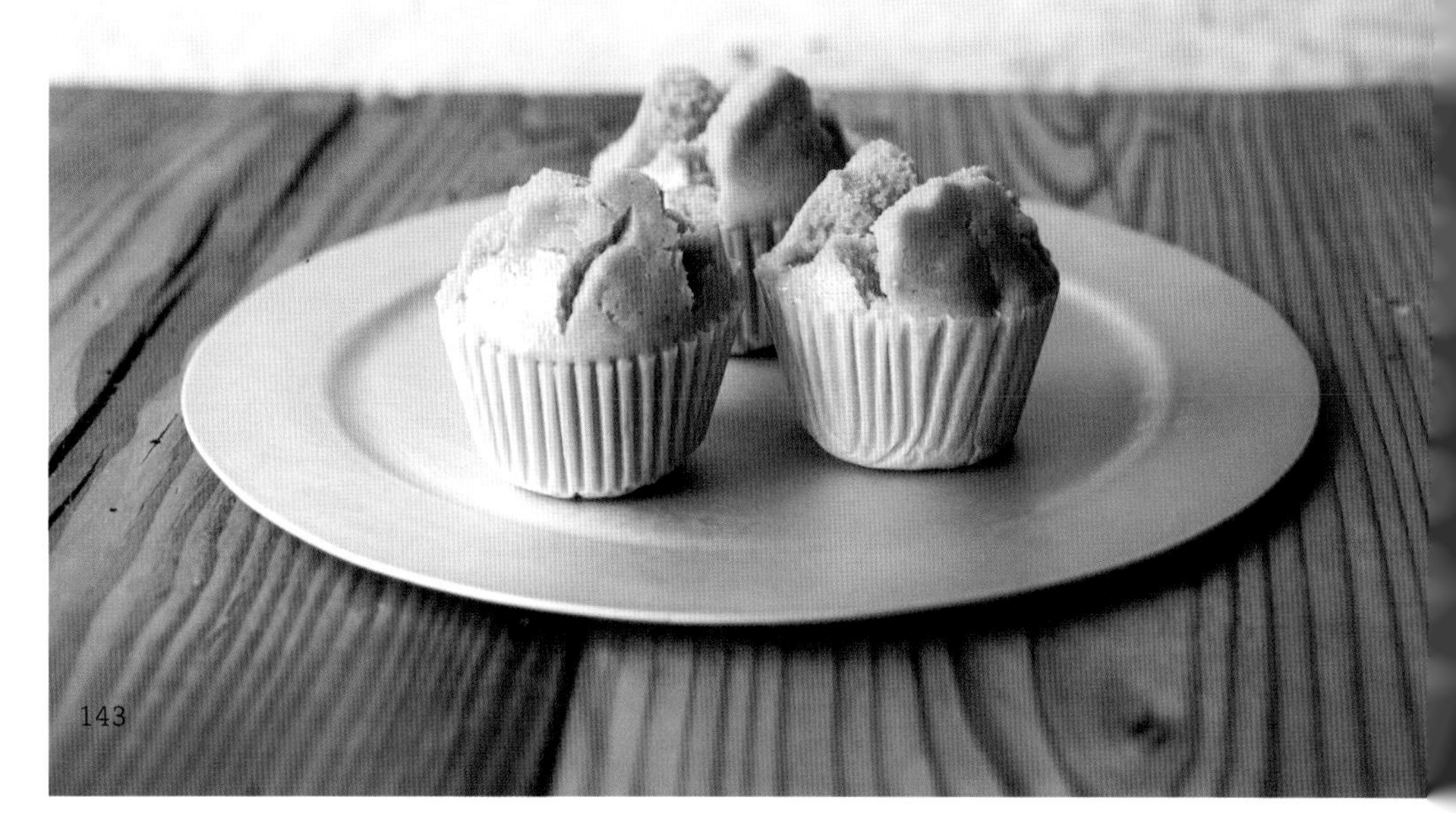

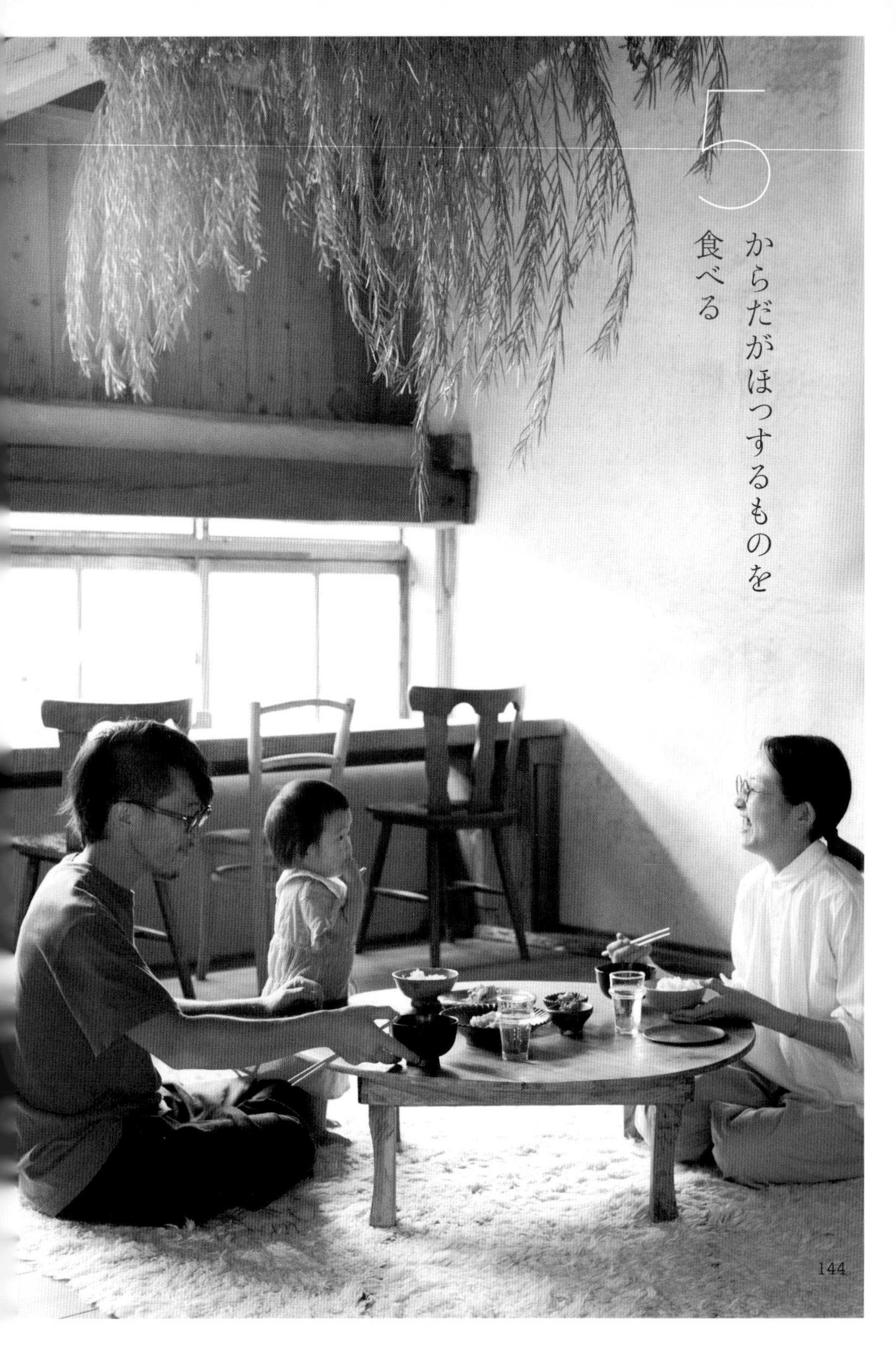

5 からだがほっするものを食べる

「マクロビオティックの食養法を実践していたときは、からだを温める素材か冷やす素材か、食べ合わせは大丈夫かどうかなど、とにかく頭でっかちで、考えながら食べてばかりでした」
けれど鳥取で暮らし、家族が育てた新鮮な野菜やお米を口にしながら養生するうちに、からだが素直に「食べたい！」と感じたものを口にするだけで、自然に健康でいられるようになっていったそうです。

「不思議なんですが、人ってストレスを感じていると、からだに悪いものを食べたくなって、逆におだやかだと、食べたいものを食べているだけで、健やかでいられるそう。健やかさのベースには、やっぱりこころの安定が不可欠なんだと思います」

6 娘と過ごす時間を確保する

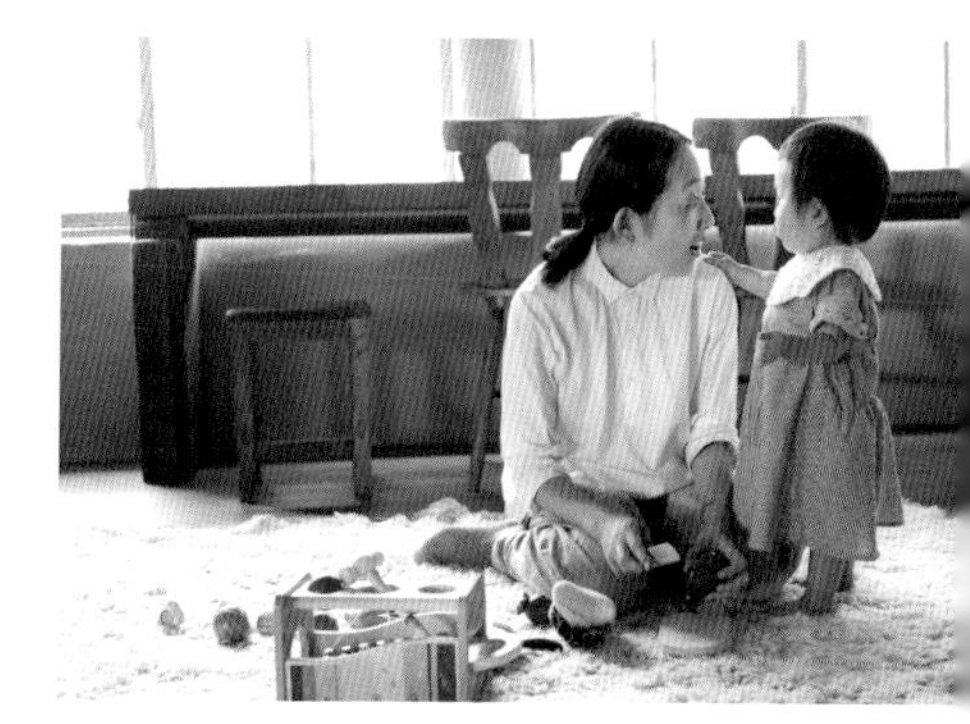

子育てと仕事を両立していると、「仕事がおろそかなのでは」「子どもの相手が不十分なのでは」と、それぞれに罪悪感を持ちがち。だからこそ、ときには子どもと、とことん遊ぶ時間を積極的に持つように。そうすると、ときに手をかけてあげられない日があったとしても、「あのときしっかり遊んだから」「今度また、存分に遊ぶ時間をとろう」と考えられて、生活にもこころの中にも、メリハリをつけられるそう。
「子どもは可愛くて仕方ないけれど、自分は仕事も好きで、しっかりしていたいタイプ。気持ちよく働き続けるためには逆に、子どもと密に向き合う時間を確保しておくほうが、結果的に心理的な負担も少なくなることに気づきました」

7 志を同じくする友人と会う

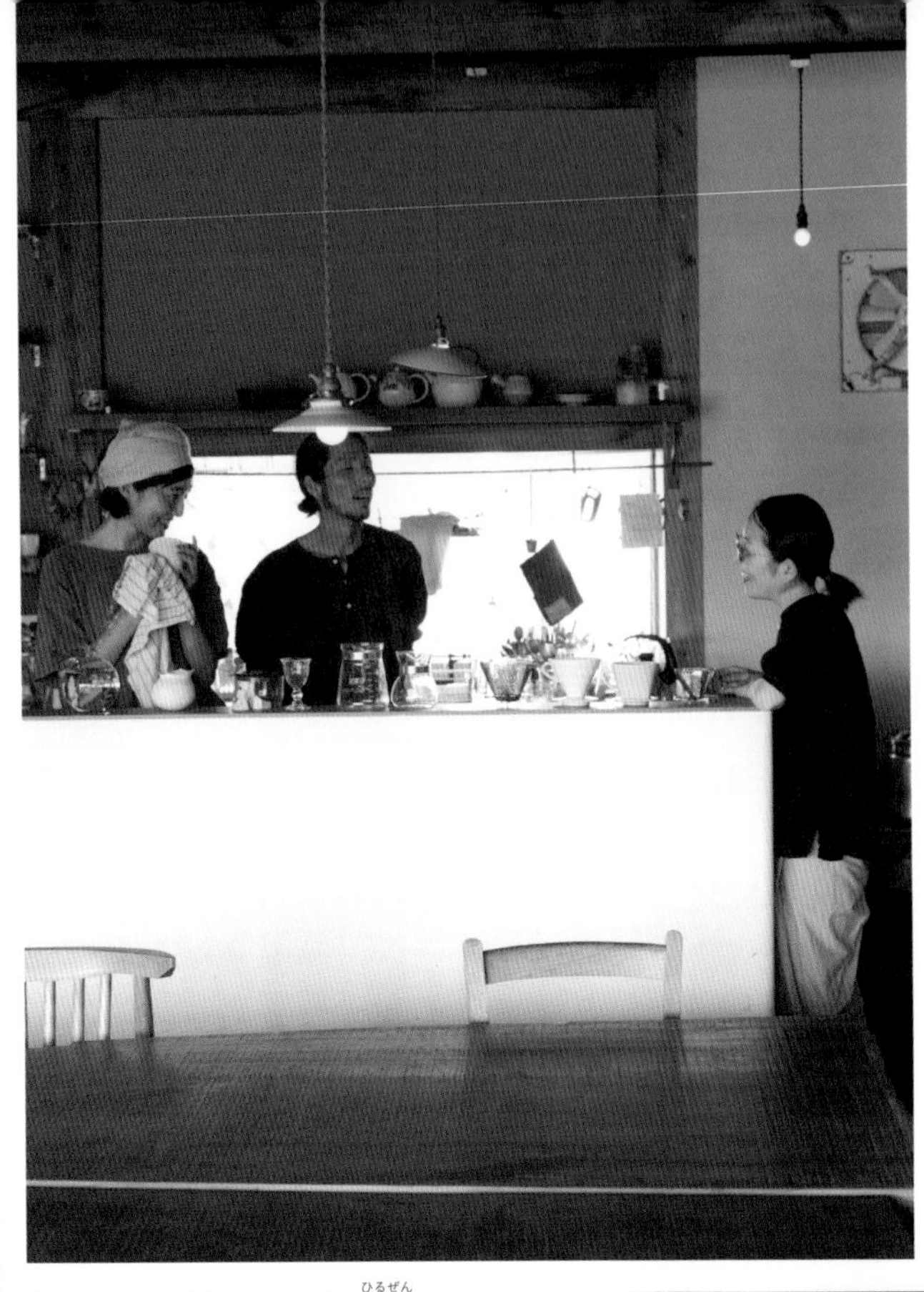

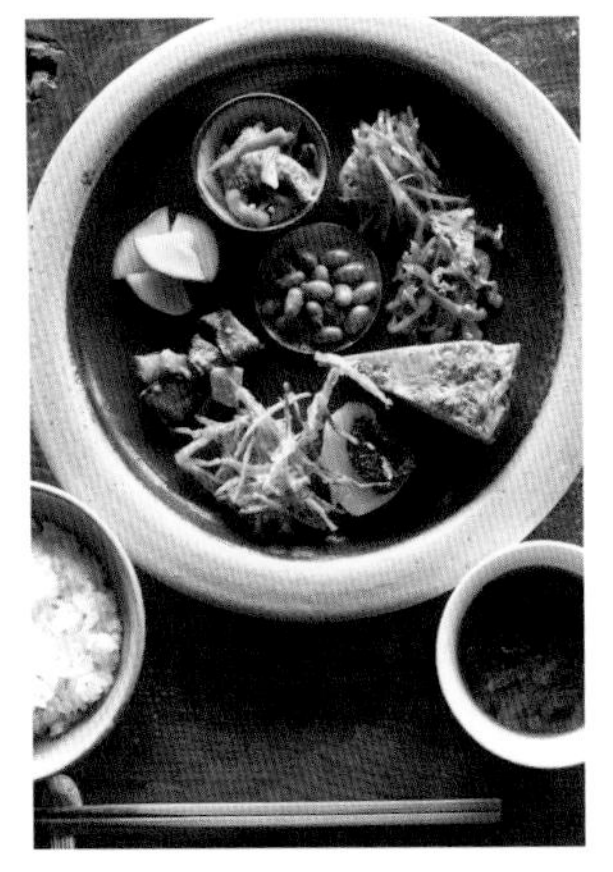

米子から車で1時間ほど、岡山・蒜山（ひるぜん）高原で自然栽培で作物を育てる「蒜山耕藝」の高谷裕治さんと絵里香さん。育った作物を使った料理を提供するカフェ「くど」は、きなこさんのオアシス。

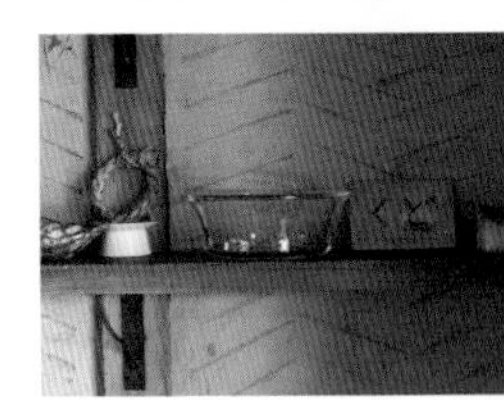

くど
岡山県真庭市蒜山下和1418-2
☎0867-45-7145
http://hiruzenkougei.com/

２０１９年7月に牛舎だった建物を5年以上かけて改装したアトリエショップ「食べれる森シュトレン」をオープンした丸瀬家。穀類や野菜を育て、それを使った料理やお菓子を作って、「土ある暮らし」を提案していきたい……。そんな思いを実現させるに至るまでは、志のある友人たちの存在が大きかったと、ふり返ります。

「高谷夫妻は２０１１年に岡山に移住し、作物を育てて加工品を作り、『くど』というお店を運営しています。裕治さんと丸ちゃんは、共通の取り引き先である「ナチュラル・ハーモニー」で知り合った縁。そこに行くと『私も頑張ろう！』と思える、大好きな場所があることは、大きな支えになっています」

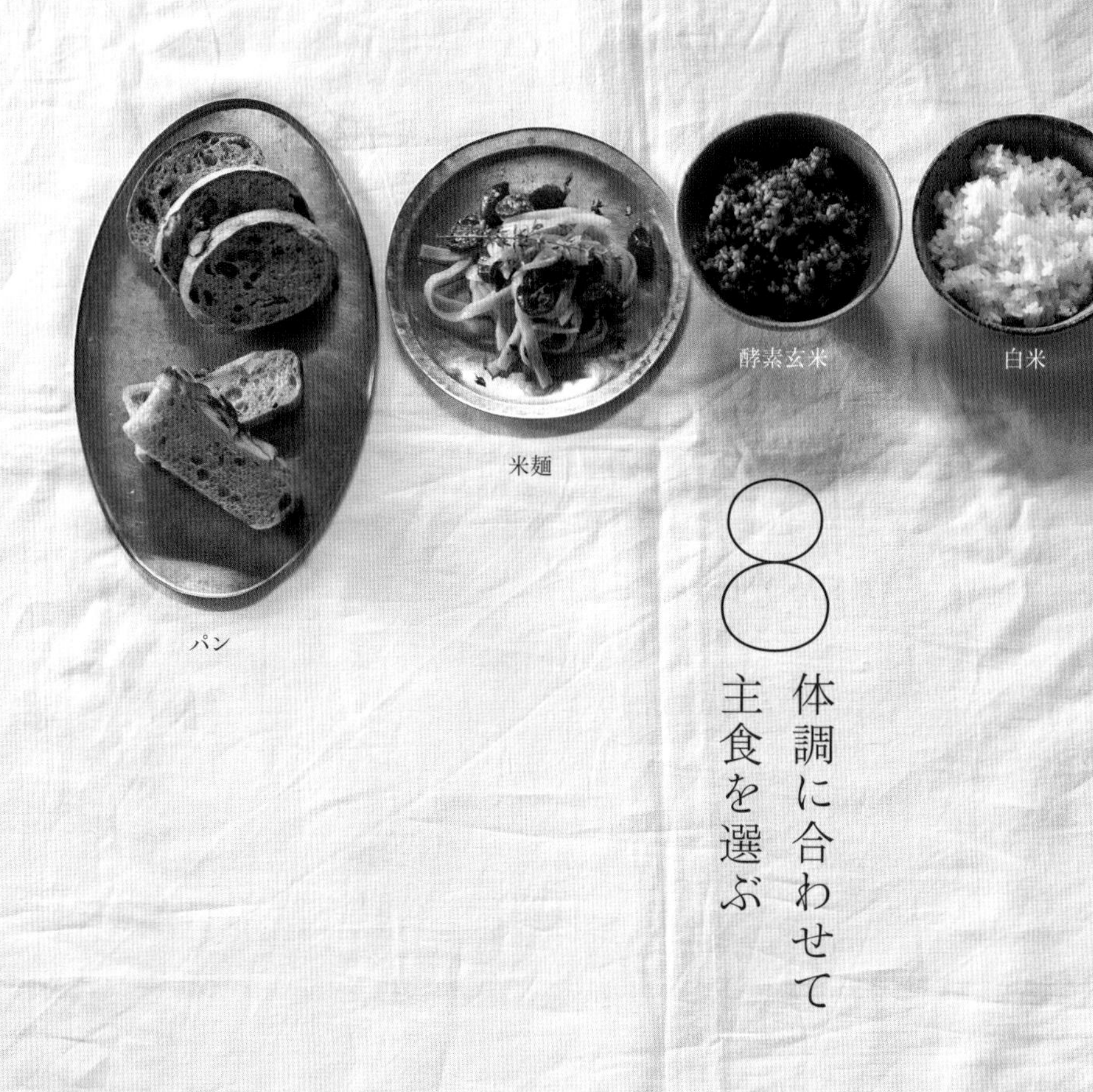

8 体調に合わせて主食を選ぶ

常日頃、食べるもので体調が変わるということを実感しているきなこさん。特に主食はそのときどきの体調に合わせ、臨機応変に変えているそう。

「普段は基本的に白米を。いろんなおかずに合うし、今の自分の体質にも合っていると感じます。疲れていたり、妊娠後期でお腹が張って辛かったりしたときは、消化がよく、おかずいらずでも満足感がある酵素玄米。お菓子の試作が続き、小麦粉をとりすぎる時期は、米麺を。『丸瀬家』の玄米米麺は食感がモチモチして、食べごたえもあります。パンはわが家ではスペシャルなお楽しみ。近所の大好きなパン屋『小さじいち』のパンなどを冷凍しておき、ここぞというときにいただきます」

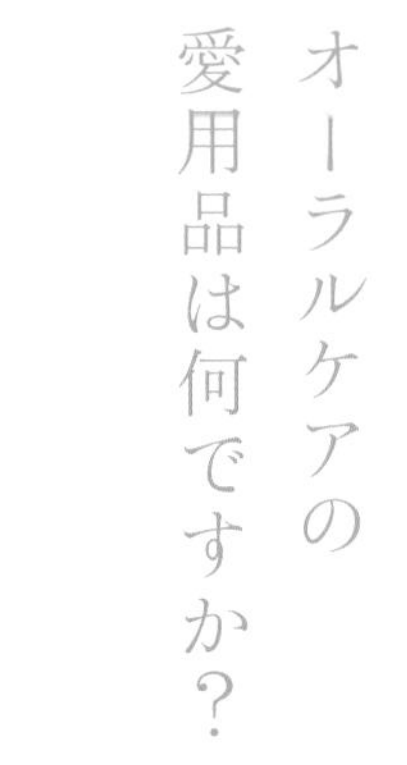

Q5 オーラルケアの愛用品は何ですか？

中山晶子さん

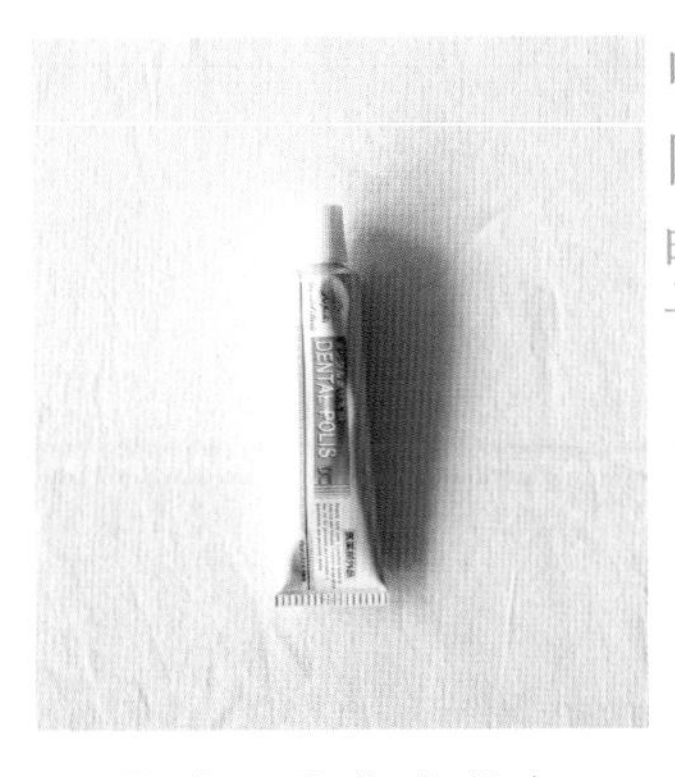

「日本自然療法」デンタルポリスDX

「マヒナファーマシー」でも人気の、プロポリス配合の歯磨き粉。プロポリスとはミツバチが作る天然の抗菌成分。強力な殺菌力で、歯肉炎や口臭などを予防するとともに、歯茎の血行をよくしてくれて、口内の新陳代謝を促進してくれるそう。「歯茎の調子が今ひとつで、口の中が何となくもやっとしたときにこれを使うと、てきめんに効果が感じられます」

AYUMIさん

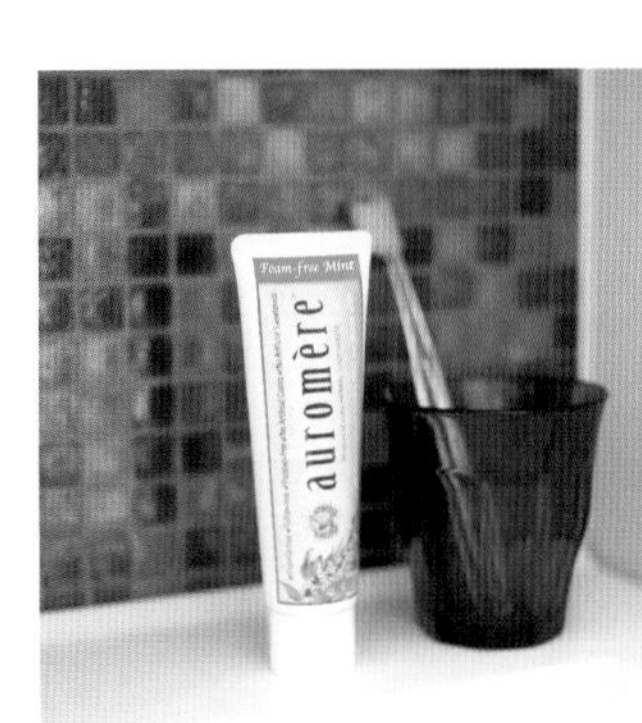

「オーロメア」歯磨き粉

リピート買いして、家族みんなで愛用しているという「オーロメア」。アーユルヴェーダの思想をもとに、植物由来の成分を使ったプロダクトを作るブランド。この歯磨き粉は天然の防腐剤といわれるニーム、歯を白くする成分を含むといわれるピールなど、20種類以上のハーブを配合。「フレッシュミントのフレーバーは、口が本当にすっきりして気持ちいいですよ」

Ginさん

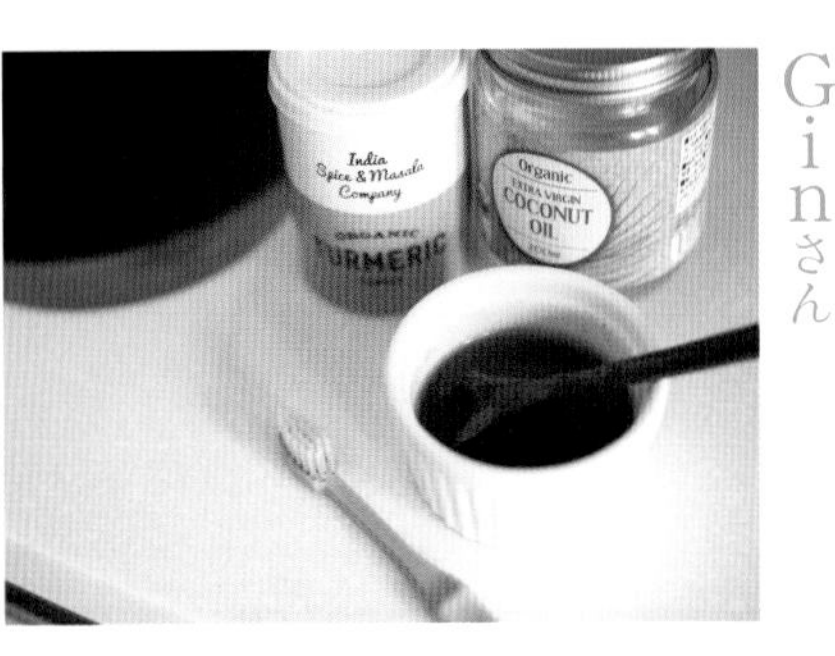

ターメリック&ココナッツオイル

「オイルプリング」は、ココナッツオイル大さじ1を口に入れ、20分ほど口の中でくちゅくちゅとゆすぎ、それを吐き出す健康法。「口内細菌をオイルでからめ取り排出できるので、歯周病予防にもなり、免疫力もアップ。私はそれに歯を白くする効果があると言われているターメリックパウダーを加えてときどき実践しています。口がすっきりしますよ」

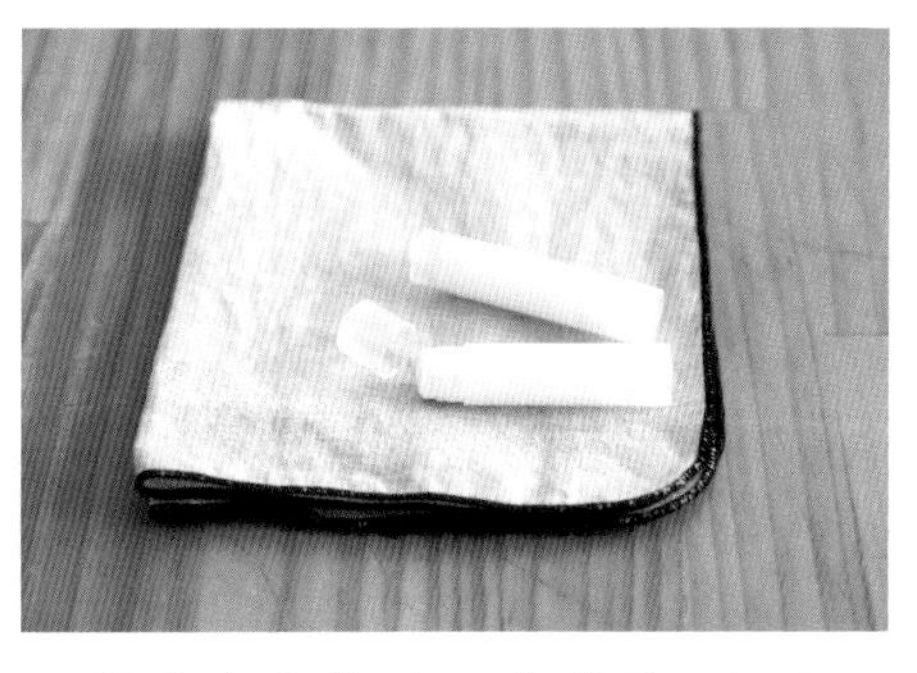

Q6 おすすめのリップケアは？

すずきちえこさん
手作りリップクリーム

リップクリームは手作りしているすずきさん。マカダミアナッツオイルまたはスイートアーモンドオイル3g、蜜ろう1.2〜1.5g、キャスターオイル（ひまし油）1gをよく混ぜて湯せんにかけ、さらによく混ぜる。リップクリームケースに注ぎ、動かさずにしばらくおいて固めてでき上がり。オイルと蜜ろうのおかげで、保湿効果も抜群。

Q7 ハンドケアはどんなものを？

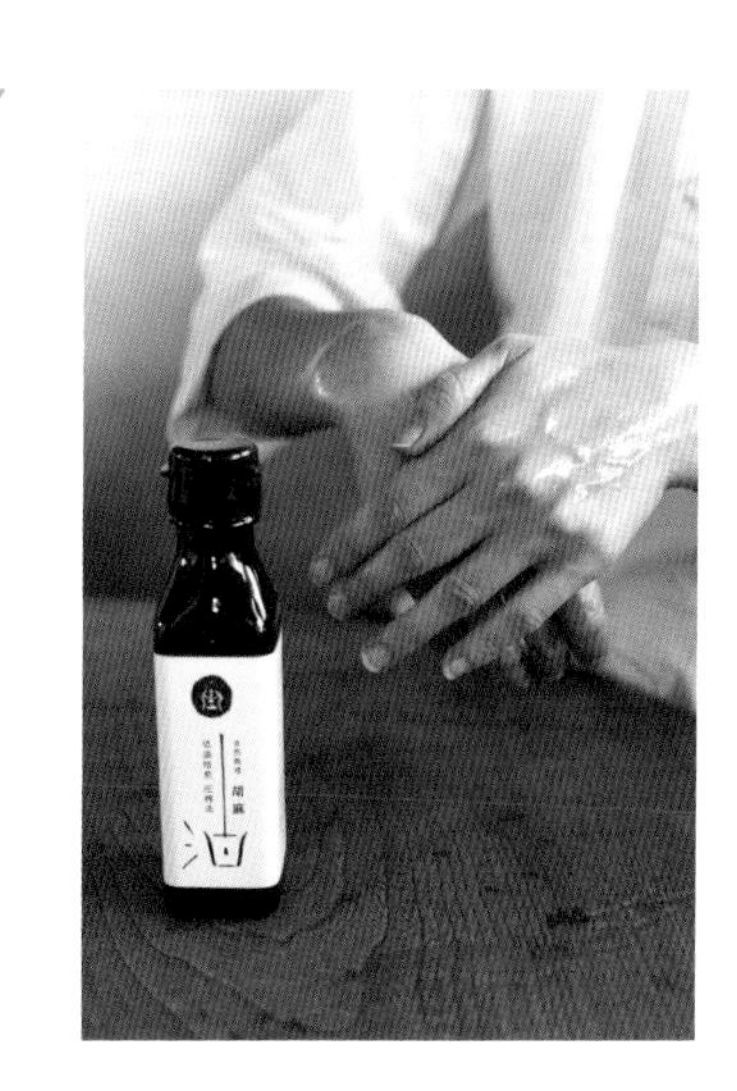

丸瀬由香里さん
「丸瀬家」胡麻油

食べ物の仕事をしているので、強い香料のハンドクリームはNG。何かないかと思ったときに、「丸瀬家」のごま油を使うようになったというきなこさん。「お店に来たお客さんに『保湿オイルとして使えるわよ！』と教わって。食べられるくらいのものだからもちろん安全だし、ほんの少しだけでもすーっと伸びて、すべすべになるんです」

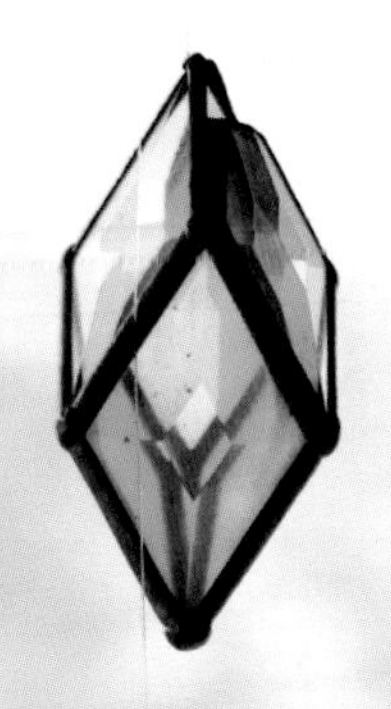

花や植物が「素の自分」に戻してくれる

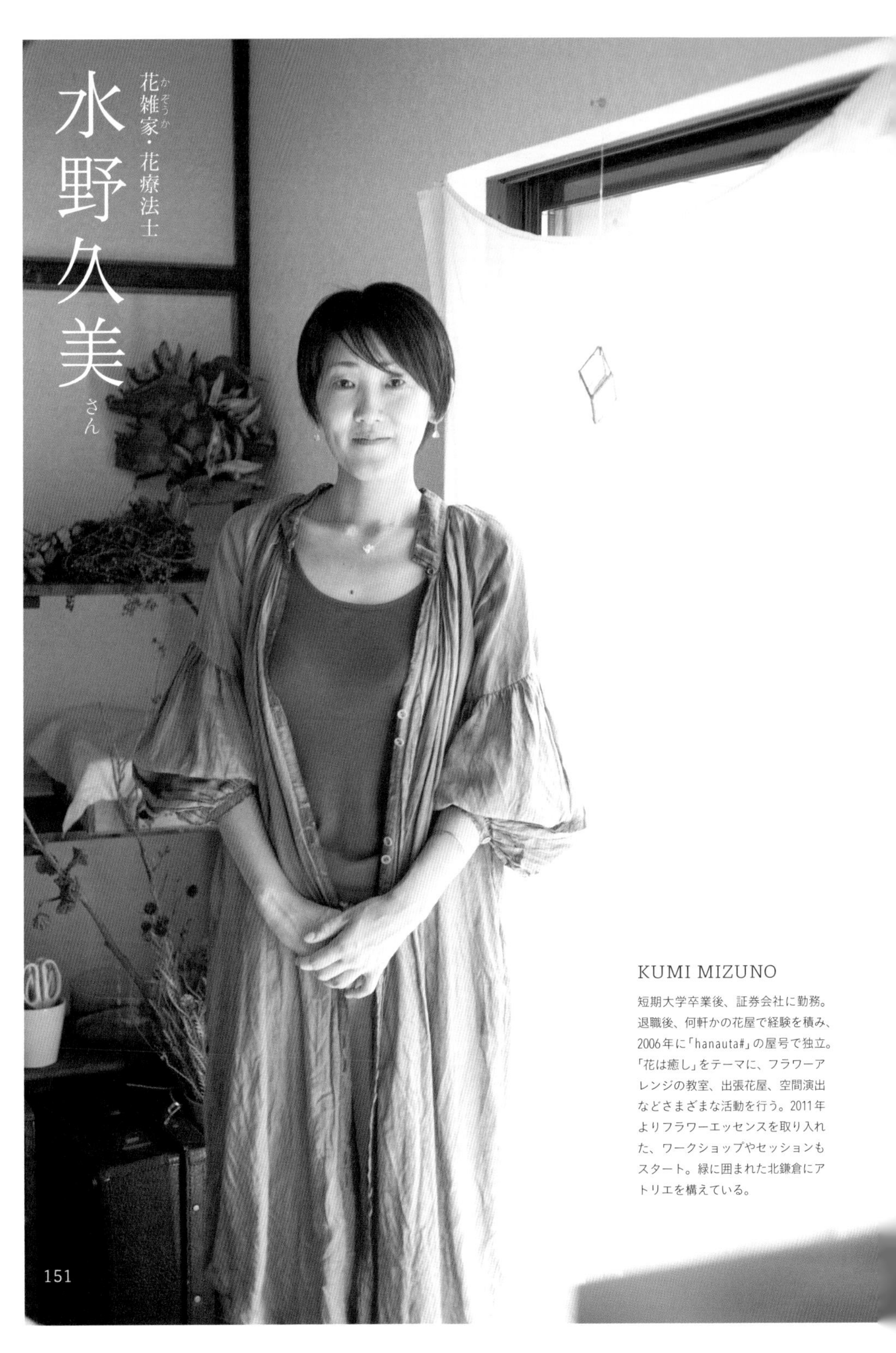

花雑家（かぞうか）・花療法士

水野久美さん

KUMI MIZUNO

短期大学卒業後、証券会社に勤務。退職後、何軒かの花屋で経験を積み、2006年に「hanauta#」の屋号で独立。「花は癒し」をテーマに、フラワーアレンジの教室、出張花屋、空間演出などさまざまな活動を行う。2011年よりフラワーエッセンスを取り入れた、ワークショップやセッションもスタート。緑に囲まれた北鎌倉にアトリエを構えている。

自然に束ねた花のほうがこころになじむし、そばにいて癒される

　古くから、花には人のこころを癒す力があると信じられてきました。道端で咲く1輪の花が、落ち込んでいた気分をすっと上げてくれたり、人から手渡された花束によって、驚くほど明るい気持ちになったり。水野さんが今、カウンセリング形式の個人セッションで使っているフラワーエッセンスは、そんな「花の持つパワー」に注目して生まれたもの。植物の持つ力が、人のこころと共鳴を起こし、本来の自分を少しずつ取り戻していくのを助けてくれるのです。

「私自身フラワーエッセンスを使うことで、ずっと抱えてきた『こうしなきゃ』という思い込みが、実は自分が選んできたことだったんだ……と、気づかされたんです。花の仕事を挫折しかかった時期もありましたが、いろんなことを手放して、『もう一度やろう！』と、新しい力を取り戻すことができたんです」

　今は花教室やリース教室、ときどき花屋、フラワーエッセンスを使ったセッションなど、花にまつわる幅広い仕事をしている水野さん。花の世界に入る前は、何と証券会社で働いていたそうです。仕事自体は嫌いではなかったけれど、入社2年で同期の半分は退職するほどの過酷な職場。厳しいノルマを課せられ、パワハラ上司にふり回されて。もっと自分らしい仕事がしたい、人に喜んでもらえる仕事がしたいと考え、憧れていた花の世界の門をたたいたのです。

「短大時代は『センスがある特別な人にしかできない仕事なのでは』と憧れるば

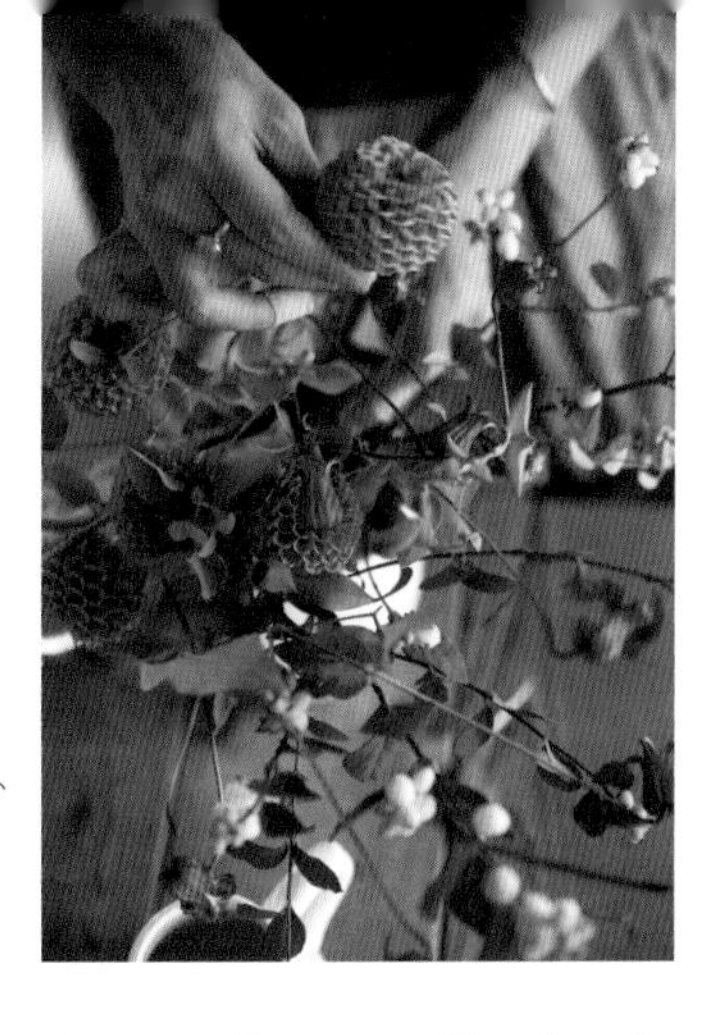

水野さんにとって、花にふれ、生けるのは至福の時間。「花は眺めるだけと、実際にふれるのとでは、全然違うんです。教室では、できるだけ花にふれる楽しさを伝えていきたいと思っています」

かりでしたが、会社員3年目には逆境をバネに『なる！』と決めていました。でも、経済的な余裕もなかったから、とにかく働きながら学びたいと考え、地元の花屋さんでアルバイトを始めたんです」

花屋の業務は、はたから見ると華やかで優雅そうに見えますが、非常に過酷な仕事。市場での仕入れは朝3時4時起きがあたり前、仕入れてから店に並べるまでも、茎を切り直したり葉を落としたりという水揚げ作業が、延々と続きます。そしてアレンジメント製作に配達、接客……大好きな花とふれ合う仕事のはずなのに、からだは冷え込み、家に帰っても眠るだけ。自分らしさも生かせず、上司や同僚との関係もぎこちない。最初の5年間は、職場を転々とする修行時代だったと言います。

やがてとある花チェーン店の新店舗立ち上げに関わり、ようやく「花の仕事が楽しい」と思える日々がやって来ました。楽しいしやりがいがあるから、つい頑張りすぎてしまう。けれども1日に15時間もの立ち仕事が続く中で、次第に自律神経のバランスをくずし、慢性的な腰痛にも悩まされるように。会社からは「店長をやらないか」と打診されますが、それを断り、独立することを決心します。

「まずはインターネットの花屋を始めようと、慣れないパソコンを操作して、ウエブショップを立ち上げました。注文が来たら自宅でアレンジを作り、梱包して

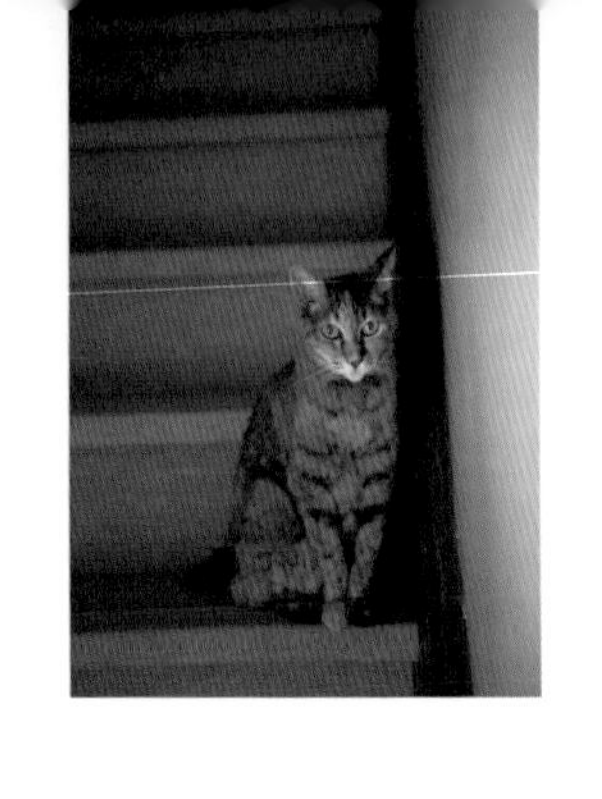

発送する。それだけでは暮らしていけないから、花市場で働きながら、ウエディングの仕事をしたり、手作り市に出店するようになったり……ひとことに『花の仕事』と言っても、何足ものわらじをはいているような状態でした」

　仕事をいただけるのはうれしい。けれどオンとオフのメリハリをつけるのが下手で、つい無理を続けてしまう。本当にやりたいことを我慢して、お金のための仕事を優先してしまう。次第に気力が奪われ、再び体調をくずしてしまいます。

「花のことが大好きなのに、こんなに一生懸命やっているのに、何で上手くいかないんだろうと、深く落ち込みました。『このままではダメだ』と、すごく追い込まれて……そのとき関わっていた仕事をすべて止め、ひとり暮らしの部屋を引き払い、実家に戻ることにしたんです」

　それは水野さんの人生における、最大のリセットでした。「ＨＳＰ（生まれつき刺激に敏感で、まわりからの刺激を過度に受け取ってしまう人）」の気質を持って生まれ、家族やまわりの人との折り合い、仕事について悩み続けてきた自分の人生。折しもその時期に起こった、東日本大震災。未曾有の大災害を経験しながら、水野さんは自分の内側に深く潜り、ひどく辛い立て直し作業を余儀なくされました。自分自身へのだめ出しや、こころに嘘をつき続けた苦しみ。ときにはプロのセラピストの力を借りながら、こころにたまっていた澱のようなものを、ひとつ

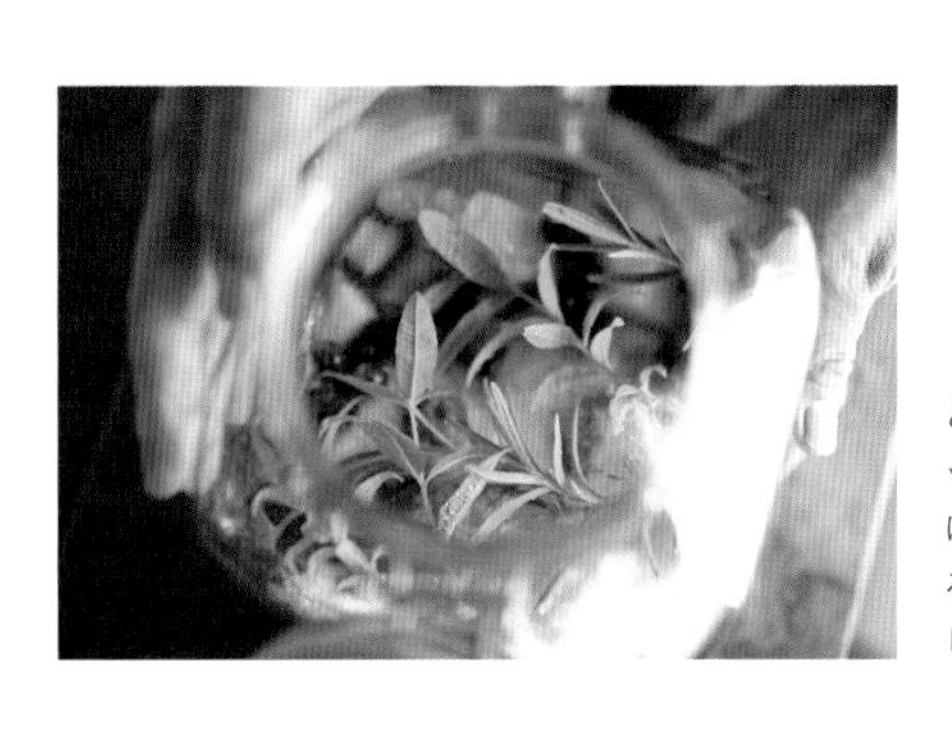

ときどき作る、ハーブ入り酵素シロップ。フルーツのみで作る人が多いけれど、ハーブで香りを足したくなる。「朝食の前などに飲むと、朝からしゃきっと元気が出ます」

ずつ手放していったのです。そんな自分の内面を見つめるプロセスの中で役立ったのが、植物やフラワーエッセンスだったのです。

「自分が本当に好きな花は何だろう？」と考えると、テクニックで無理矢理束ねたアレンジメントよりも、曲がった茎や不揃いなかたちもそのまま生かし、ただそれを自然に束ねたような、シンプルな花。そのほうがこころにもすっとなじむし、癒される。自分が提案したいのもそういう花や、花の姿から受け取るメッセージなのではないか……。進むべき道が見え、光が差したとき、「今の自分なら、できる」と、水野さんは花の仕事を再開したのです。

新たにスタートした仕事は、花を通じて、人が健やかさを取り戻す手伝いをするような活動が増えてきました。「本当に好きなことだけやろう」と決心し、実行したら、不思議と仕事にめぐまれ、心身も暮らしも安定してきました。「できない」とあきらめるのではなく、「今の自分にはできる」。水野さんの歩みは無駄ではなく、それを引き寄せる強さをしっかり育んできたのです。

「素の自分でいることの大切さを、花が教えてくれました。散々からだを酷使したあとだから分かります。自分の本音を大切にして、ありのままの自分でいることができれば、どこに行っても誰といても健やかに自然体でいられる。そう気づかせてもらえたのが、本当にありがたいと思っています」

1 自分自身のために花を生ける

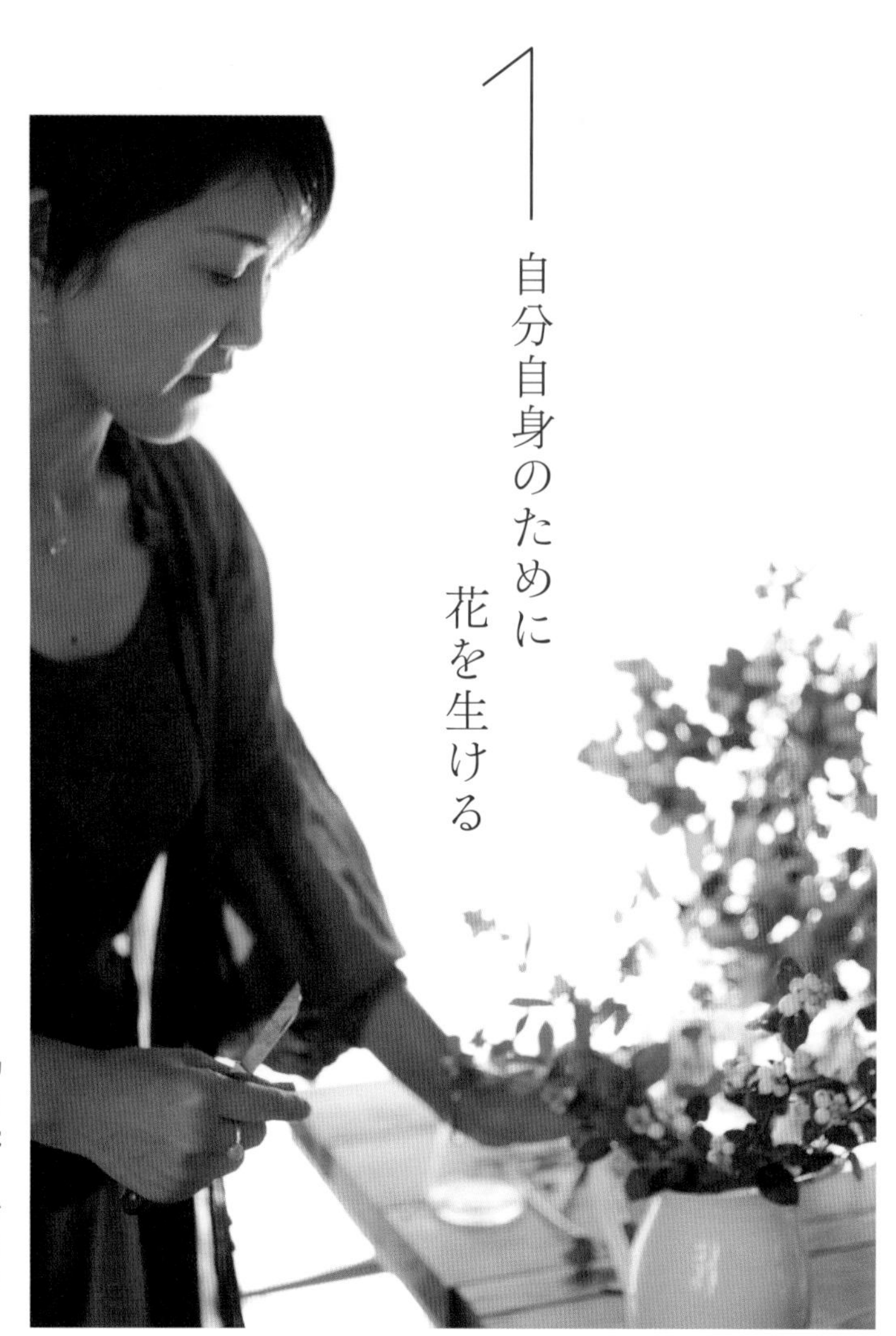

頭で考えず、ただ手を動かし感覚で生ける。「どことなく瞑想みたいな感覚で、とても気持ちいい」と水野さん。「1輪からでも花を買う習慣ができると、暮らしの空気がガラリと変わります」

花の仕事をしているけど、自分自身の暮らしのために花を生けることとは、仕事とはまったく違った喜びや心地よさがあると話す水野さん。

「器を選び、花にふれて、生けるのはほんの5分か10分ほどの時間ですが、それだけでこころがすっと整います。翌日以降も、水を入れ替え、傷んだ葉や花を落として生け変えると、それによって空間がきれいに浄化されるように思うんです」

生けるときに大切なのはテクニックではなく、花や茎、葉の姿をじっくり観察し、そのかたちを生かす方法を考えること。

「最初は苦手でも、何度もくり返しているうちに、花が可愛く見えて、心地よくいられる生け方が見えてくると思います」

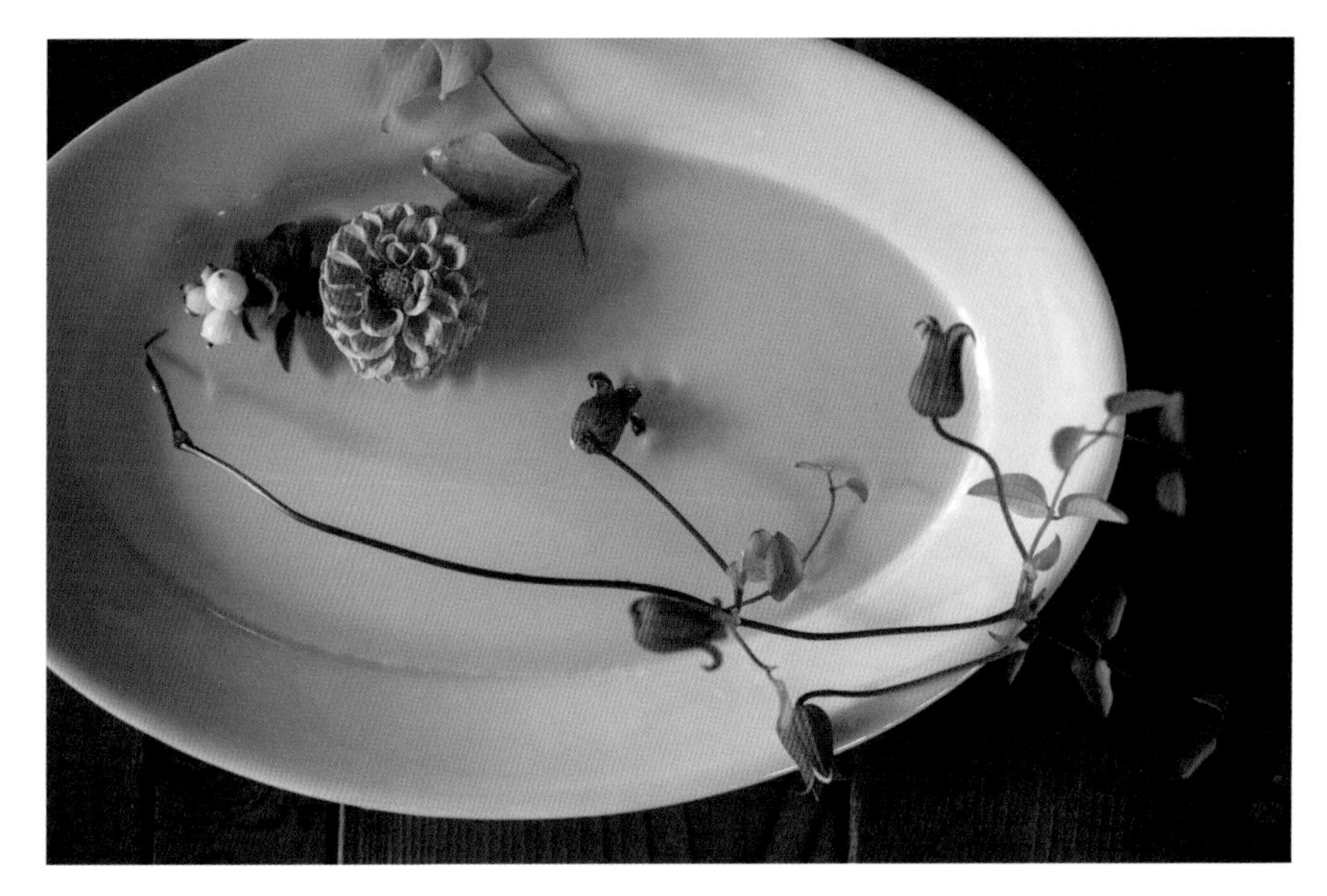

生けるのが苦手な人でも気軽に取りかかれるのが、平皿に花首だけを浮かべる方法。茎や葉のかたちを生かしつつ、絵を描くように、ポンと置くだけ。「花を買って、しばらく楽しんだ最後にやるのがおすすめです」

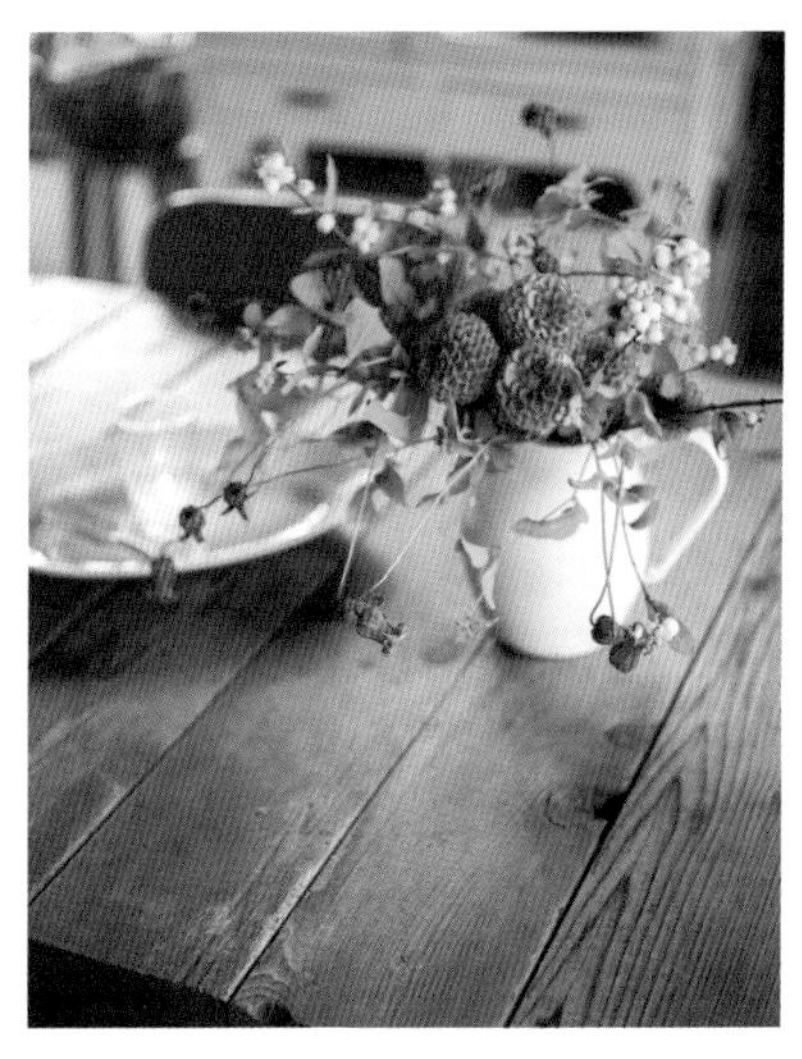

ピンクのクレマチスをクッションのように生け、その上にオレンジのダリアをポンポンとのせ、最後に白い実のシンフォリカルポスをまわりに散らす。水野さんの花生けは、その花の自然なかたちをできる限り生かすスタイル。

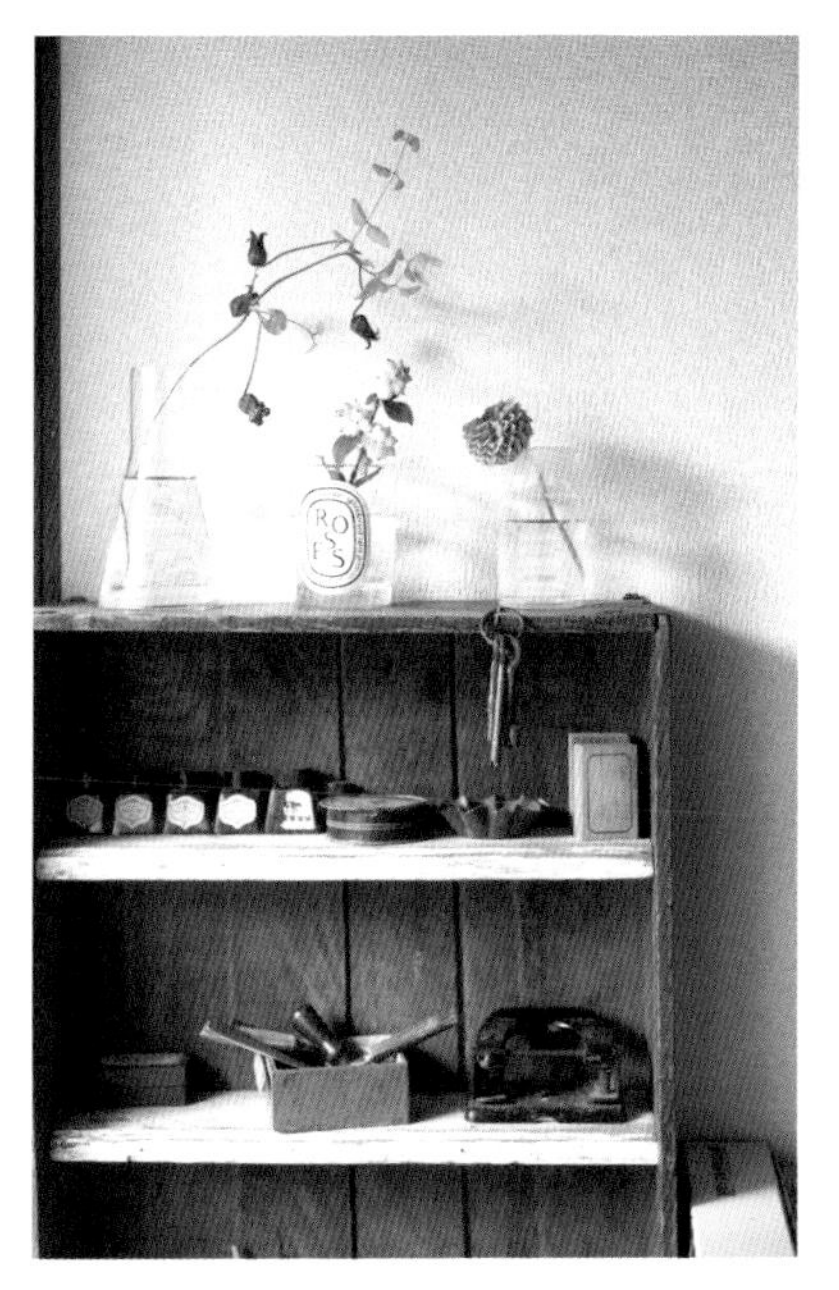

初心者におすすめなのが、花の姿がよく見え、それぞれにしっかりフォーカスできる1輪挿し。花のかたちと花器との相性や、花のいいところを見せる方法を学ぶのにもぴったり。古道具の瓶やドレッシングボトルを活用して。

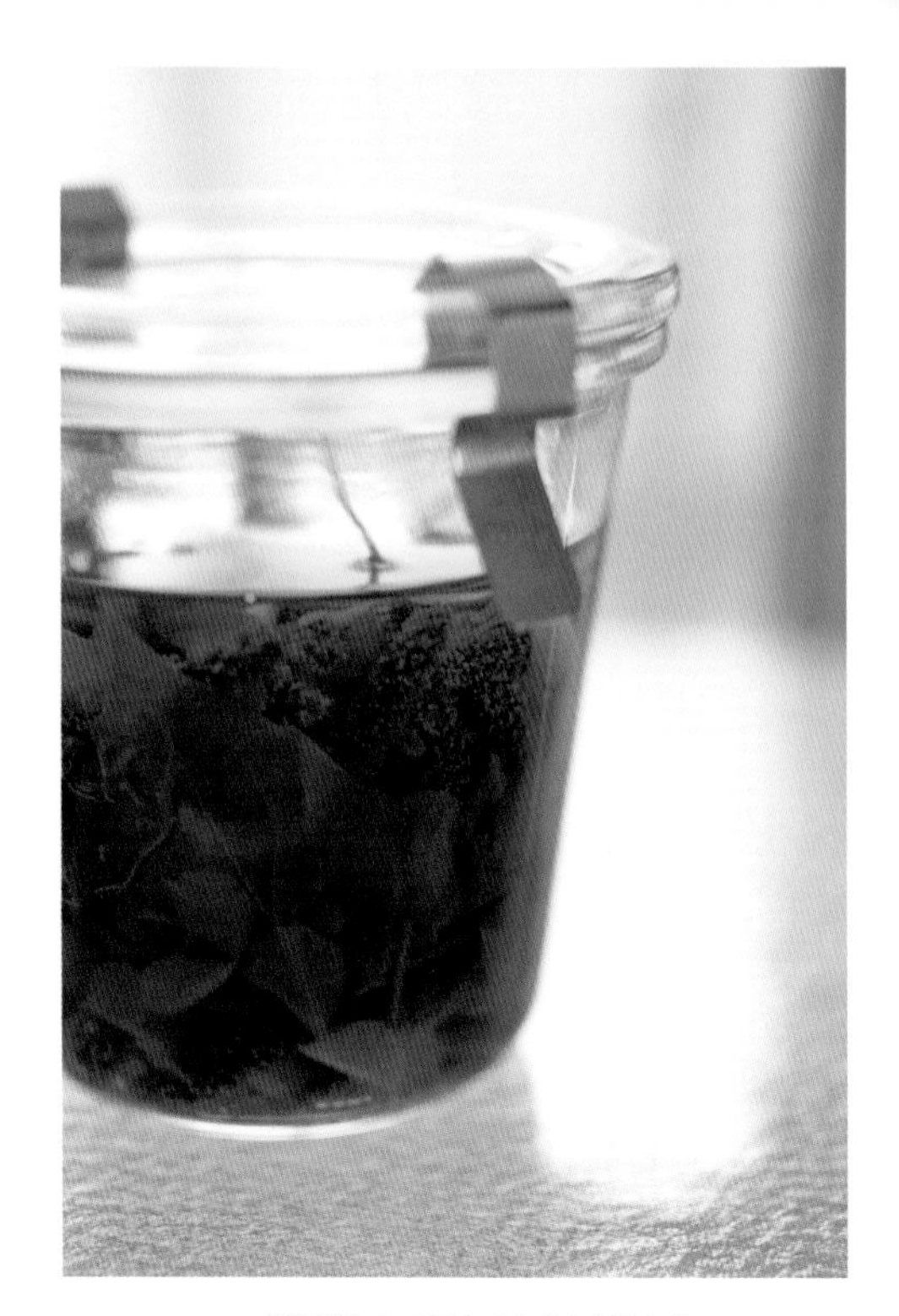

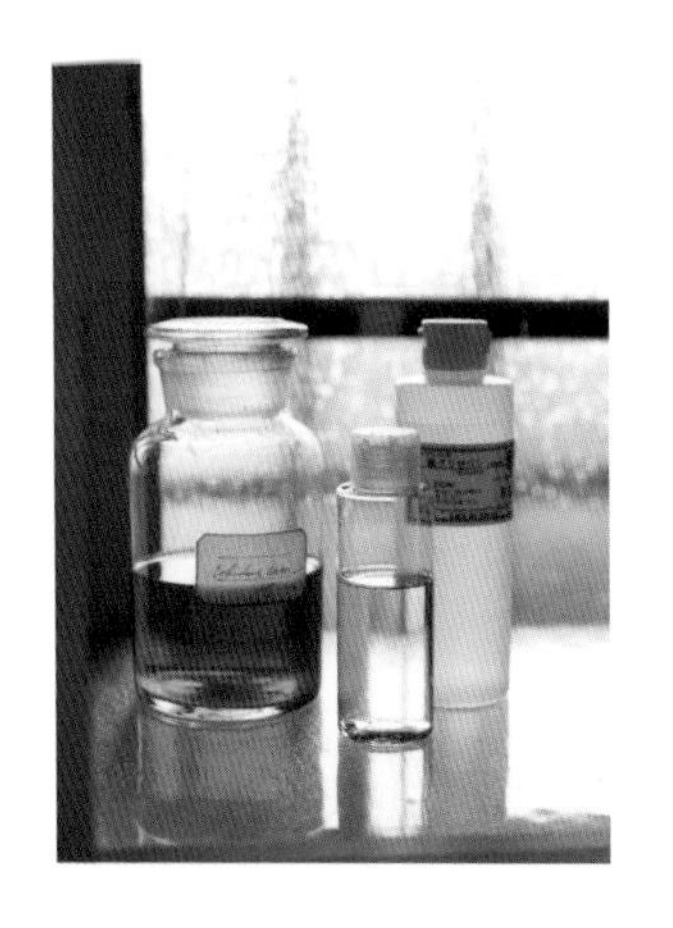

2 化粧水は手作りする

どくだみエキスの化粧水

材料と作り方

どくだみの花と葉適量をよく水で洗い、ざるなどに広げ、よく乾燥させる。清潔な瓶に乾燥させたどくだみの花と葉を入れ、ひたひたになるまでウォッカを注ぐ。ふたをして3週間ほど常温におくと、どくだみエキスのでき上がり。どくだみエキス10mlにグリセリン10ml、精製水80mlをよく混ぜると化粧水に。混ぜたあと、2〜3週間で使い切る。

健康茶として日本で古くから親しまれてきたどくだみ。エキスの原液は、虫刺されのかゆみ止めや、あせものケアにも。化粧水としては、美白や湿疹、にきびなどにも効くとされている。

肌にふれるものは、できるだけ自然なものを使うようにしているという水野さん。スキンケアも、自分で作ったどくだみエキスの化粧水や、アンチエイジング効果があるとされるローズマリーやバラの花びらを漬け込んだハンガリーウォーターなどをデイリーに活用しているそう。

「近所で摘んできたどくだみを乾燥させておき、いつでも作れるようにストックしています。お金も少ししかからないから気兼ねなくたっぷり使えますし、使い心地もしっとり。香料や防腐剤といった余計な成分が入っていないのもシンプルでいいし、少量をフレッシュなうちにこまめに使い切れるところも気に入っています」

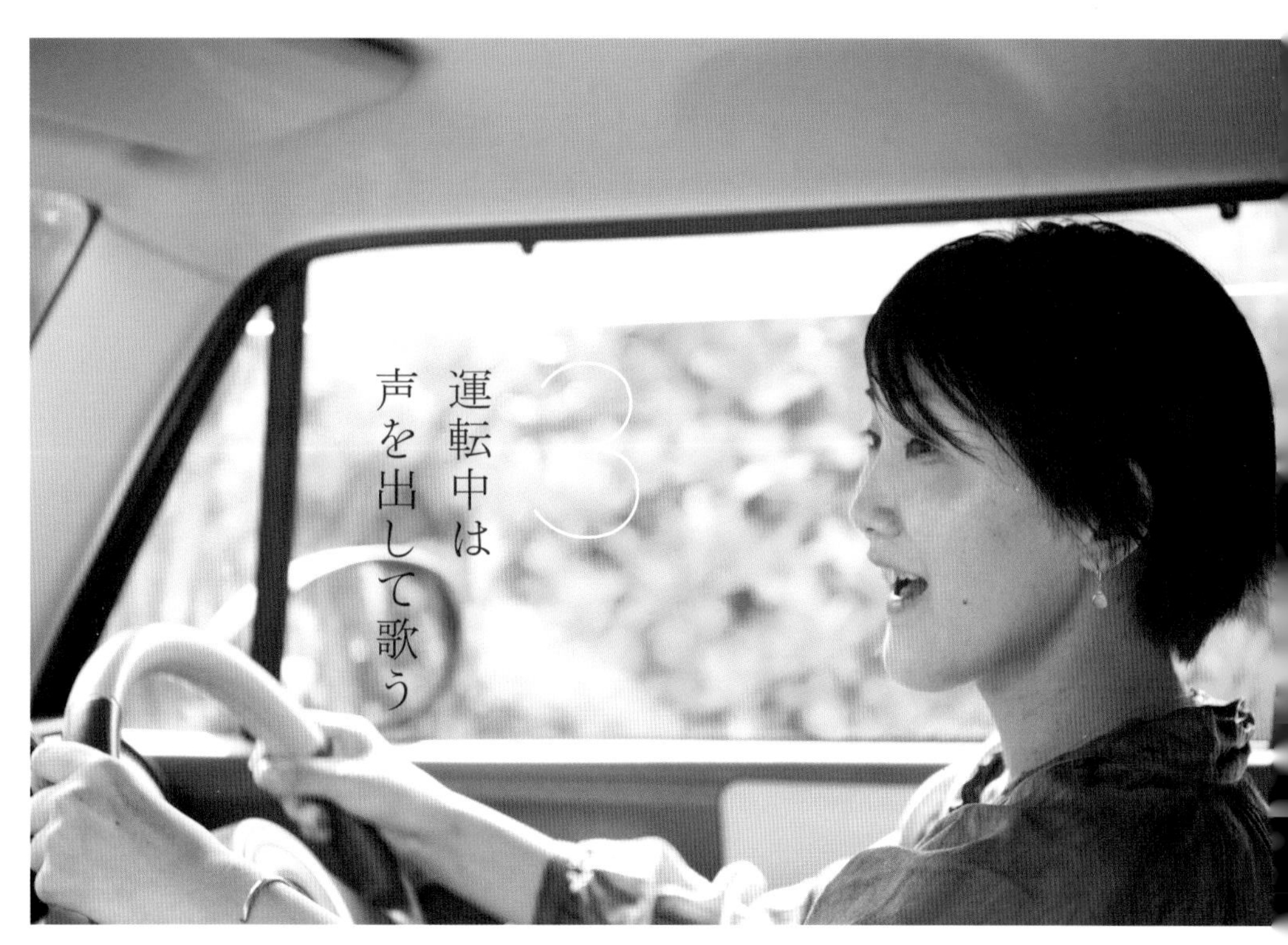

3 運転中は声を出して歌う

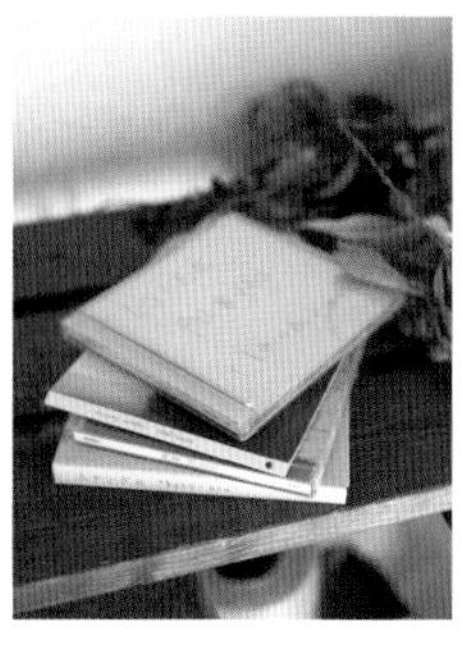

お気に入りのアーティストは、青木隼人さんやハナレグミなど。「迷っているとき、悩んでいるとき、歌詞の一部が行動のヒントになったり、自分へのメッセージと感じられることも」

日常のストレス解消は、車の中で大声で歌うこと！　20代の頃からライブに足を運び、音楽を聴くことが何より好きな水野さん。誰もいない空間だから気兼ねすることもないし、好きな音楽を存分にかけられるのもうれしいそう。

「かつてお世話になったセラピストさんに教わったのですが、歌うと喉のチャクラが開くとか。ここが詰まっていると、言いたいことが言えなかったり、本音を出せなかったりして、自分のこころを押し込めてしまうことがあるみたいです」

逆に活性化させると、からだ全体の気の流れがよくなり、感情表現や自己表現も上手くなって、コミュニケーション全般がスムーズになるそうです。

4 クレイパックで肌のお手入れ

市販品のスキンケアにそれほど熱心ではないけれど、唯一頻繁に活用しているのがクレイパック。ハーブ・アロマ専門店「生活の木」で販売している「モンモリオナイト」は、南ヨーロッパの火山の地下で固まった粘土を掘り起こし、しっかり乾燥させ砕いたもの。水分を含みやすい性質を持っているため、毛穴や皮膚のよごれの吸収・吸着力に優れています。

「大さじ1ほどを乳鉢ですりつぶして水で伸ばし、鼻のまわりに塗ります。お風呂に入って、浴槽内でばしゃばしゃ顔を洗って、落としたクレイはそのまま入浴剤にしちゃいます。保湿力もあるので、上がったあとはお肌がしっとりすべすべ、鼻もつるんとして気持ちがいいんです」

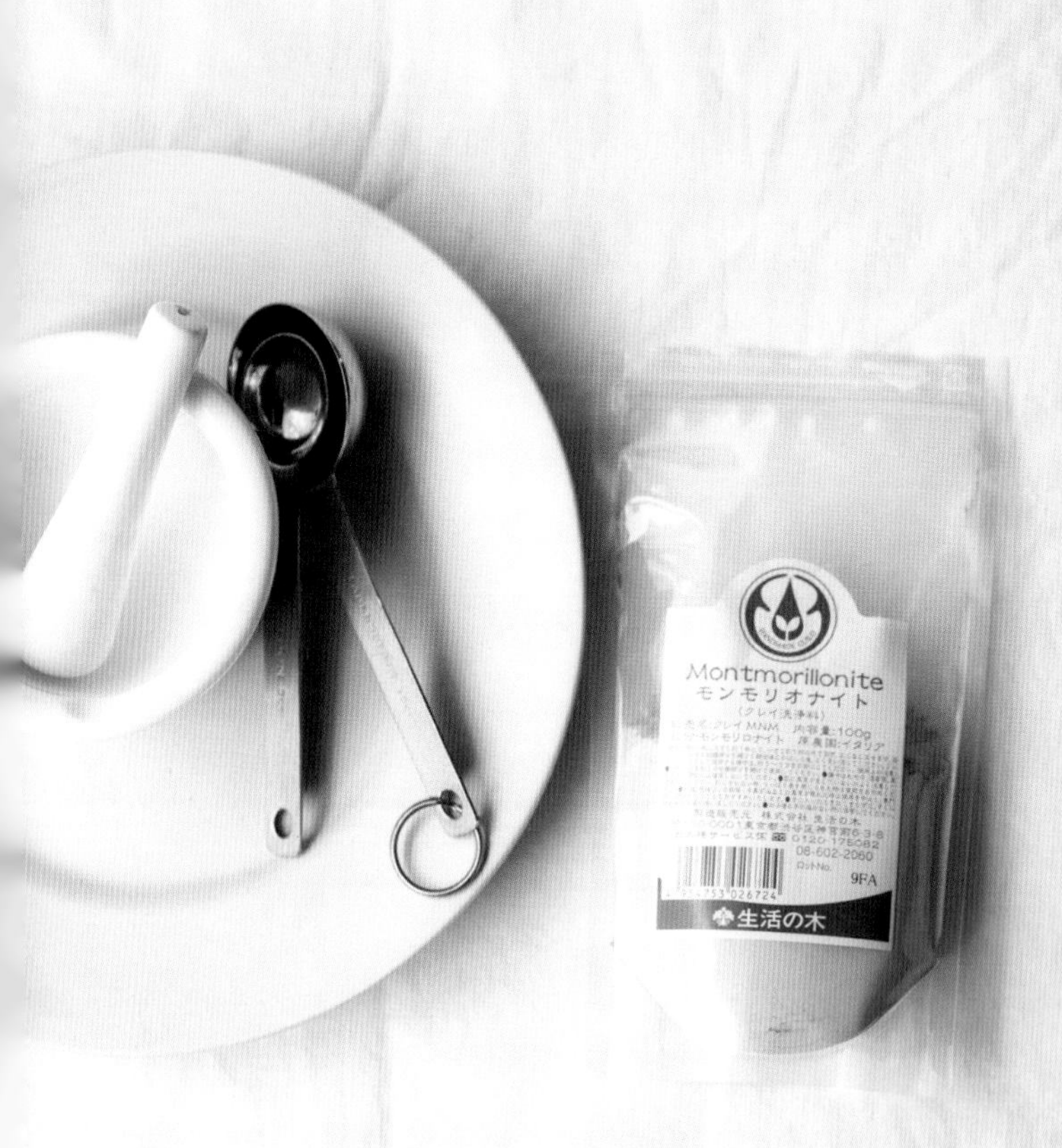

ミネラル分が豊富で、エステや医療現場でも用いられるクレイ類。「モンモリオナイト」は化粧品の原料として活用されることも多い。

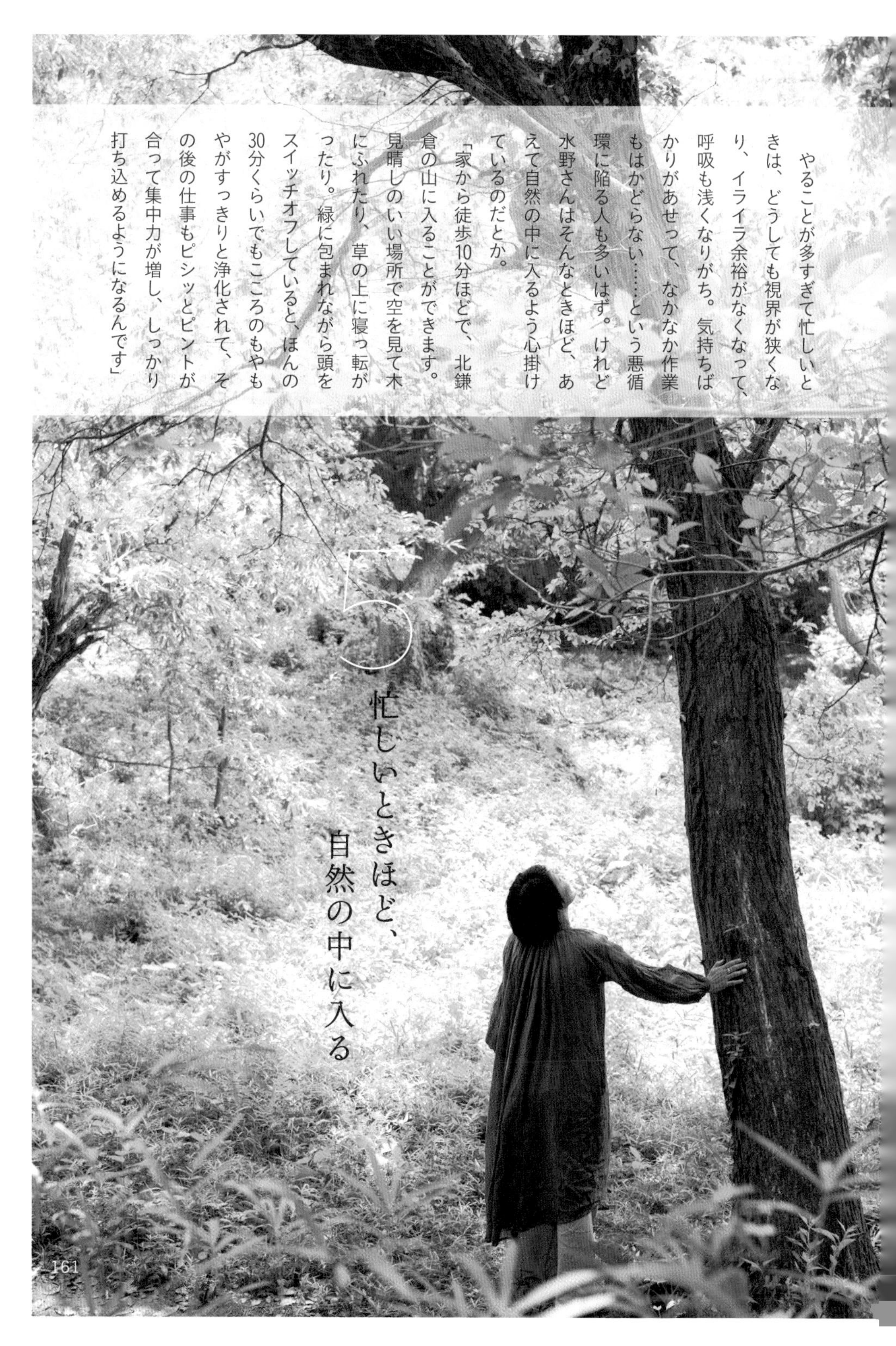

5 忙しいときほど、自然の中に入る

やることが多すぎて忙しいときは、どうしても視界が狭くなり、イライラ余裕がなくなって、呼吸も浅くなりがち。気持ちばかりがあせって、なかなか作業もはかどらない……という悪循環に陥る人も多いはず。けれど水野さんはそんなときほど、あえて自然の中に入るよう心掛けているのだとか。

「家から徒歩10分ほどで、北鎌倉の山に入ることができます。見晴しのいい場所で空を見て木にふれたり、草の上に寝っ転がったり。緑に包まれながら頭をスイッチオフしていると、ほんの30分くらいでもこころのもやもやがすっきりと浄化されて、その後の仕事もピシッとピントが合って集中力が増し、しっかり打ち込めるようになるんです」

6 こんにゃく湿布で、肝臓・腎臓ケア

「以前ぎっくり腰で整体の先生に診てもらったとき『肝臓に感情をためこんでいるね』と指摘され、こんにゃく湿布をするようになりました」

こんにゃく湿布とは、温めたこんにゃくを使って臓器を温め、疲労回復やデトックスをうながす民間療法。丹田（へその少し下で、東洋医学では気力が集まるとされるところ）や肝臓、腎臓などを温めます。使ったこんにゃくは食べてはだめで、水の入った容器に入れて冷蔵庫で保存でき、水野さんは3〜4回ほど活用しているそう。

「こんな小さな一部を温めるだけでも、温泉に入っているくらい気持ちよくて、終わったあとはすっきりして、からだが軽くなるような気がします」

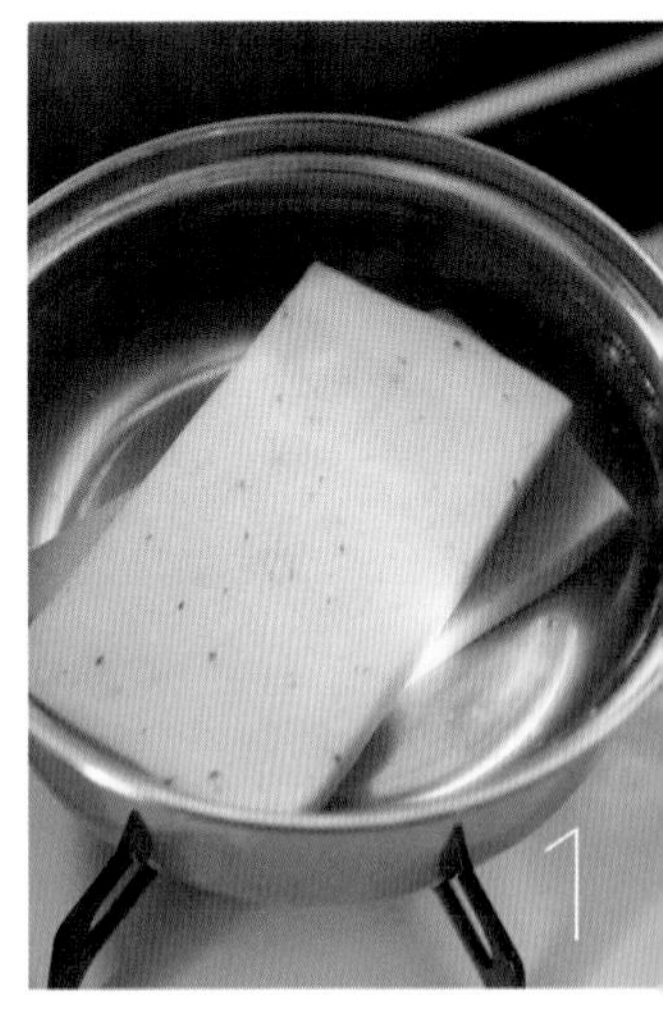

鍋にこんにゃくを入れて火にかけ、10分ほど煮てよく温める。

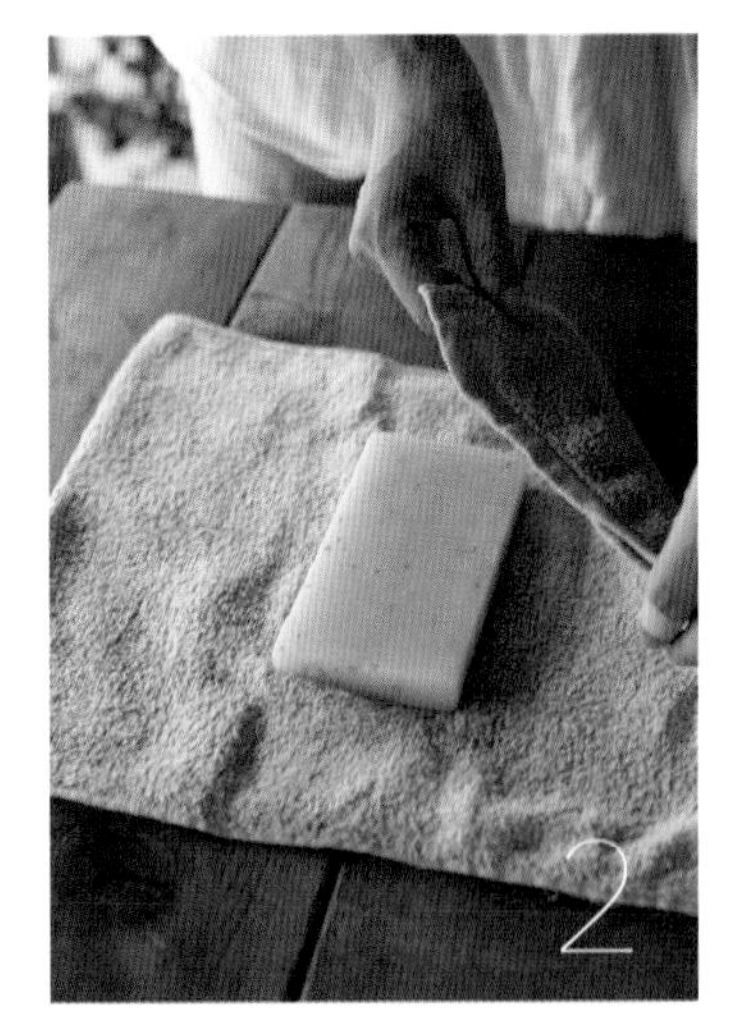

やけどをしないように注意しながら取り出し、タオルに包む。

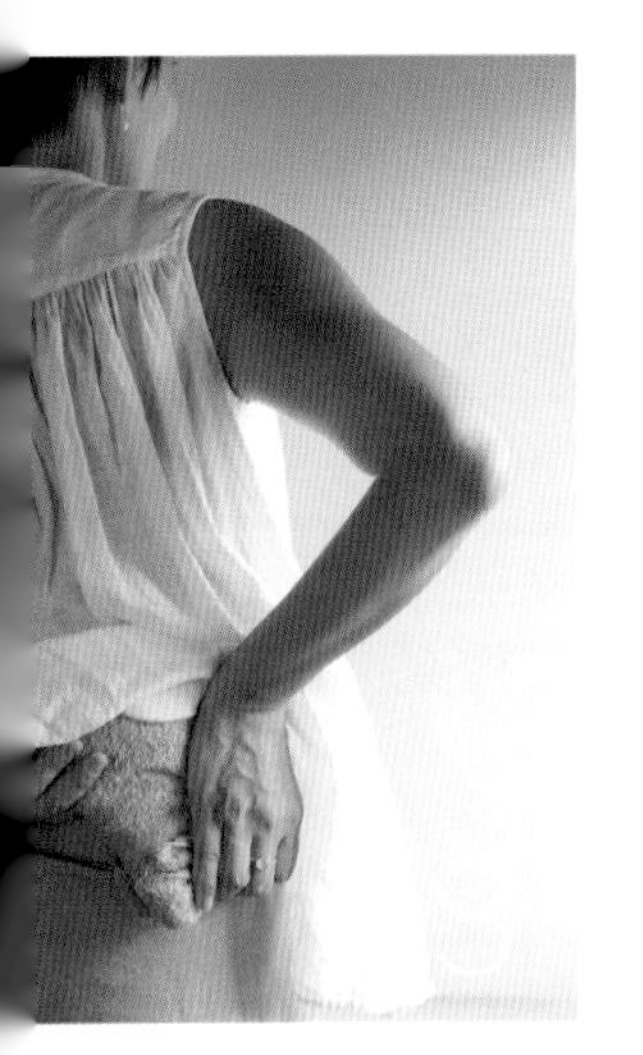

右の脇腹（肝臓）、左右の腰の少し上（腎臓）などに直に当て、20〜30分ほど温める。

7 お守りフラワーエッセンスを持つ

フラワーエッセンスを取り入れた、カウンセリング方式のセッションも行っている水野さん。副作用がなく、こころや感情のバランスを整える作用があると言われていて、日常生活にも無理なく取り入れられるのが特徴です。自分自身がエッセンスを使うときは、つい陥りやすいパターンを想定し、定番の数本をお守りのように活用しています。

「つい頑張りすぎてオーバーワークになったときはオリーブ。まわりに合わせて自分の気持ちを偽ってしまったり、よく見せようとして我慢したりしているときはアグリモニー。『ありのままの自分を受け入れる』というのは、自分にとって大事なテーマなので、後者は特に重要な1本だと思っています」

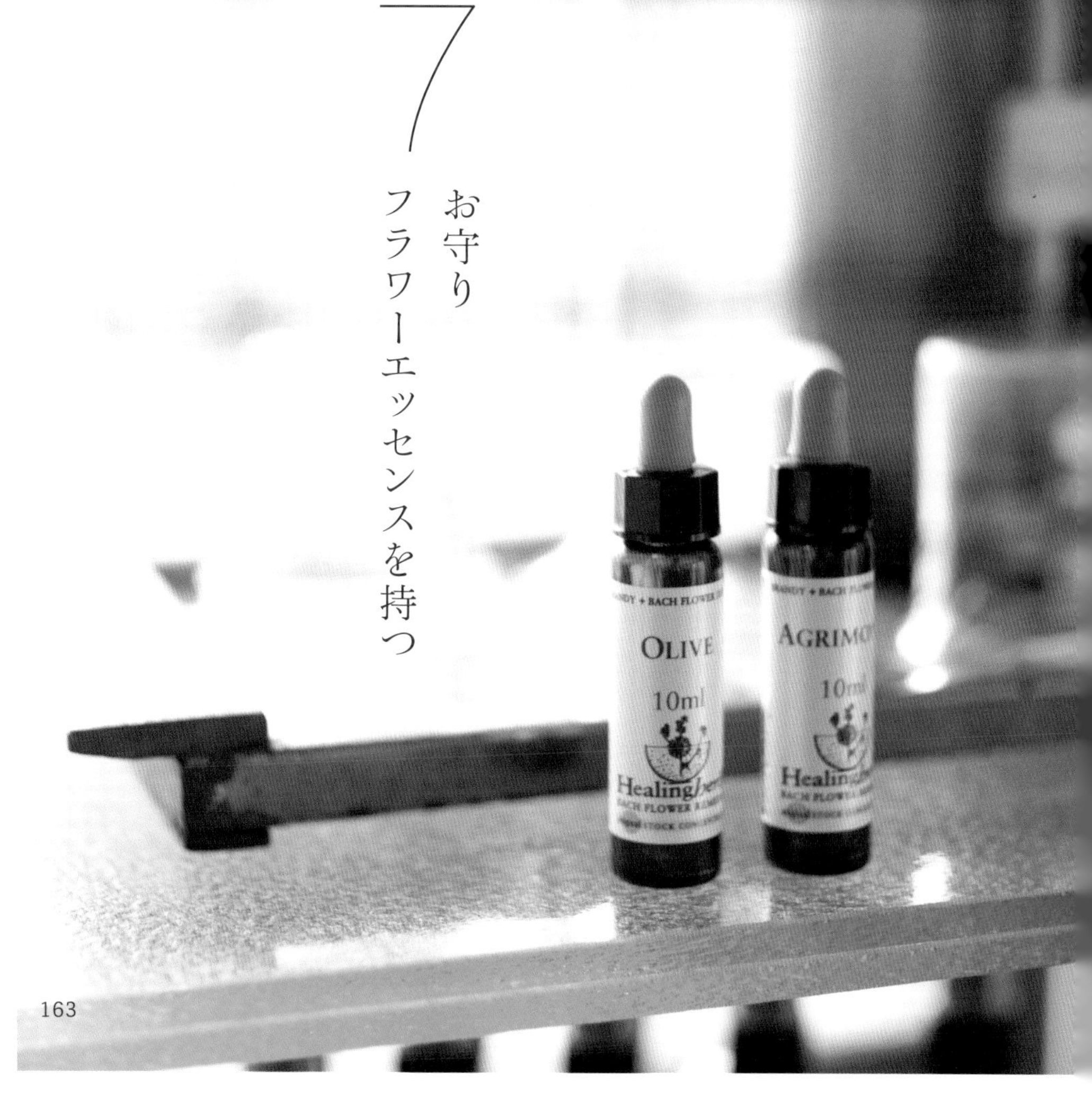

かつて食生活の見直しをしたとき、水野さんが特に心掛けるようになったのは日々の暮らしで「発酵食品」を積極的にとること。ときどき作るのは、酵素シロップ。酵素をうまく取り入れると、腸の善玉菌が増えて腸内環境が改善、免疫力がアップされると言われています。

「私が作る場合、香りのいいハーブを加えることが多いです。味わいに奥行きが出て、ローズマリーならストレス緩和、レモンバーベナなら消化促進など、ハーブ自身の効能もプラスできます。朝食の前に飲んだりしますが、私は風邪をひきにくくなり、白髪が減りました」

消化酵素が多く発酵しやすいキウイを入れると、初心者でも作りやすいそう。

8 酵素シロップはハーブ入りで

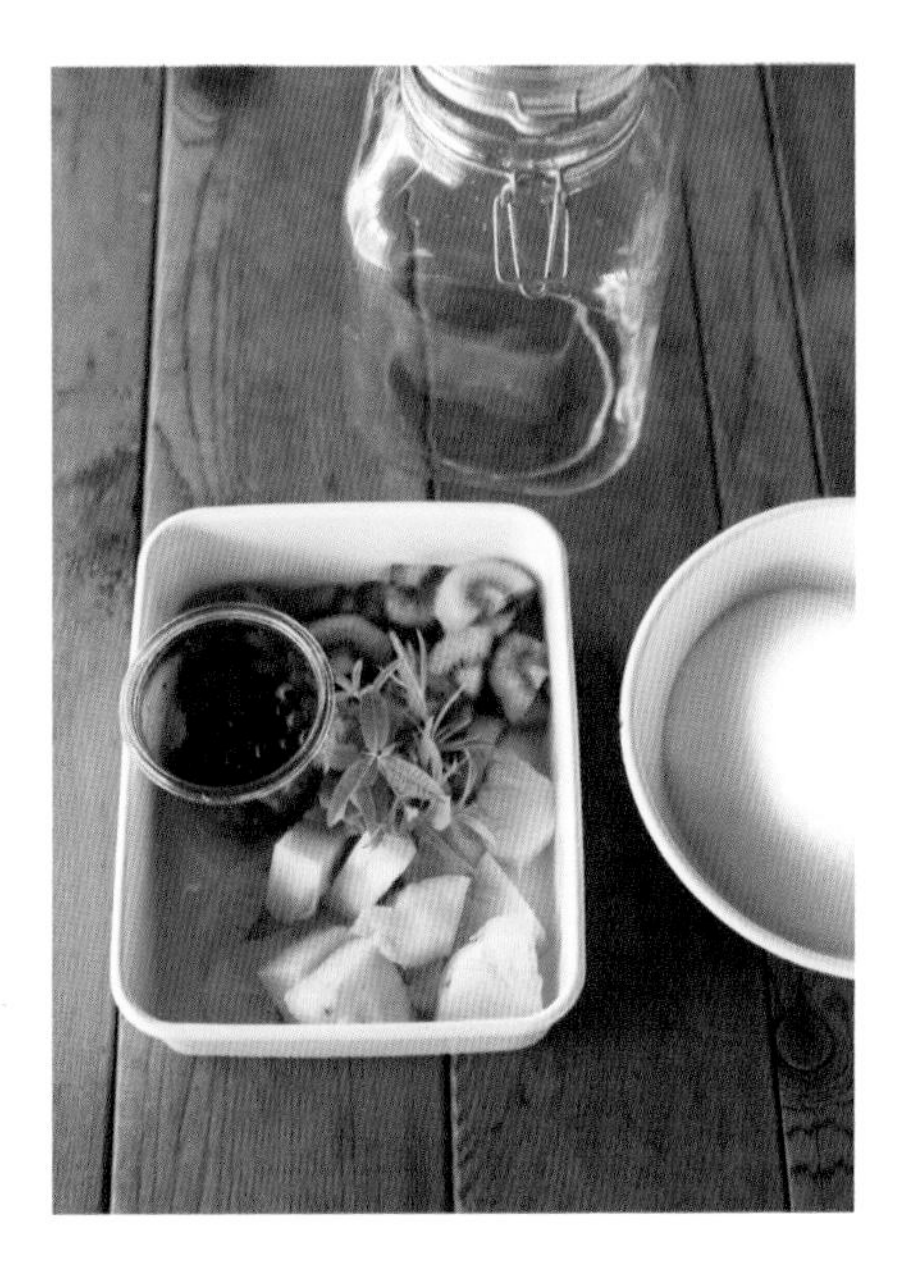

ハーブ入り酵素シロップ

材料（作りやすい分量）

季節のくだもの
（キウイ、ブルーベリー、パイナップルなど）… 合わせて700g
てんさい糖 … 770g
ハーブの葉（ローズマリー、レモンバーベナなど）… 適量

作り方

1. くだものは必要なものは皮やヘタを取り、種ごと手ごろな大きさに切る。
2. 清潔な容器に砂糖、くだもの、砂糖、くだものという順番で、層になるよう重ねていく。最後にハーブの葉をのせる。
3. 常温におき、1日1回、素手でかき混ぜる。2〜3日で砂糖が溶け、夏は1週間、冬は10日〜2週間ほどおくと、発酵する。材料が上に浮き、表面に細かい泡が見えるようになったらざるでこし、瓶などに保存する。

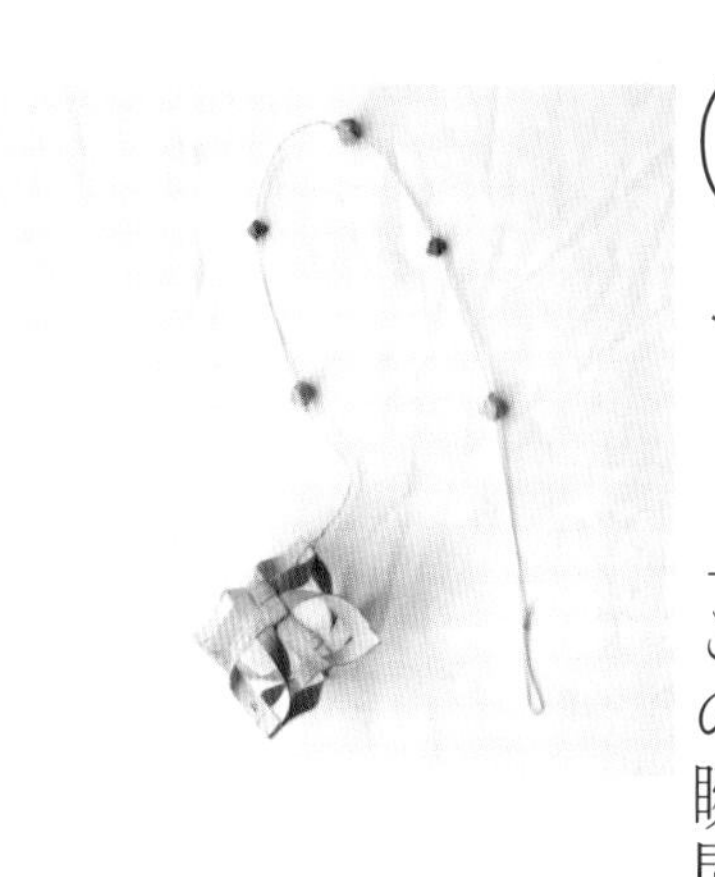

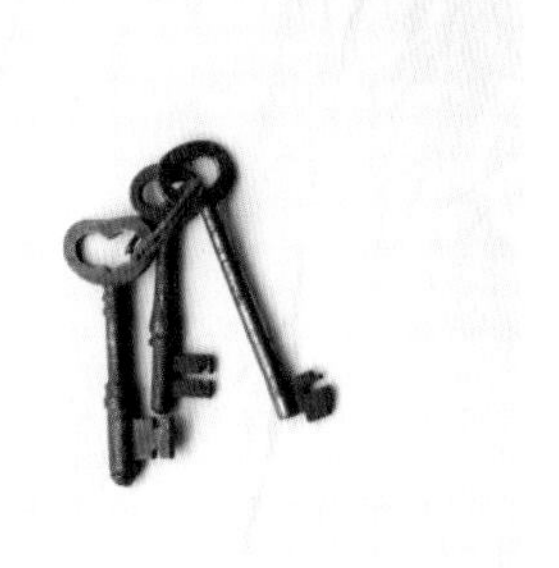

9 旅に出て「この瞬間」に集中する

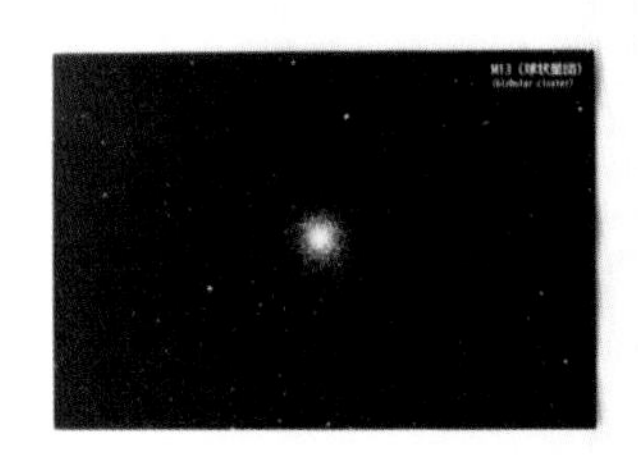

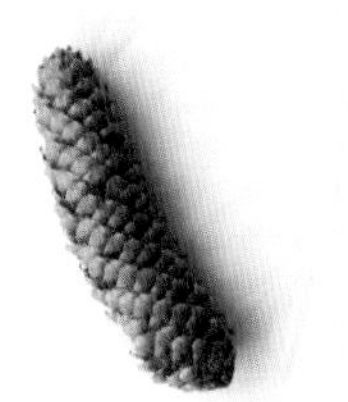

右上／独立する前に訪れた、スウェーデン・ストックホルムのアンティークショップで見つけた古い鍵。味わいあるヴィンテージに囲まれた水野さんの暮らしの、アクセントアイテムに。
左上／2019年の夏に訪れた、北海道・美瑛で手に入れた「スイノカゴ」のオーナメント。美瑛のシンボルツリーでもある白樺で作られたもので、見てると旅の記憶がよみがえる思い出の品。
右下／洞爺湖に浮かぶ、中島の松林で拾った、松ぼっくり。「散策していると、まわりにコロコロ落ちていて。フォルムが可愛かったので、ひとつだけお土産にもらってきました」
左下／天文学者・佐治晴夫さんが提唱しオープンした美瑛の天文台「美宙（みそら）」で購入した絵はがき。「佐治さんはずっと気になる存在で、かつてお話し会にも参加したことがあるんです」

過去にあった失敗を何度も思い出したり、悩んでも仕方のない未来を心配したり。答えの出ないことをぐるぐる考え、疲れてしまうより、「今」「この瞬間」に意識を集中させ、楽しむほうが大切。水野さんにとって「旅」は、そのことを再確認させてくれる貴重な機会だそう。

「特に決まりごとは作らず、ピンと来た直感にしたがって行動し、出会った場所やものをそのつど新鮮な心持ちで見つめる。私にとって旅は、少し前に話題になった『マインドフルネス』のように、瞑想のようなものかもしれません。日常生活はどうしても『やらなくてはいけないこと』の比重が大きくなりがち。だからこそ旅の時間を大切にしたいと思っています」

Q8
健康観に影響を与えてくれた本は？

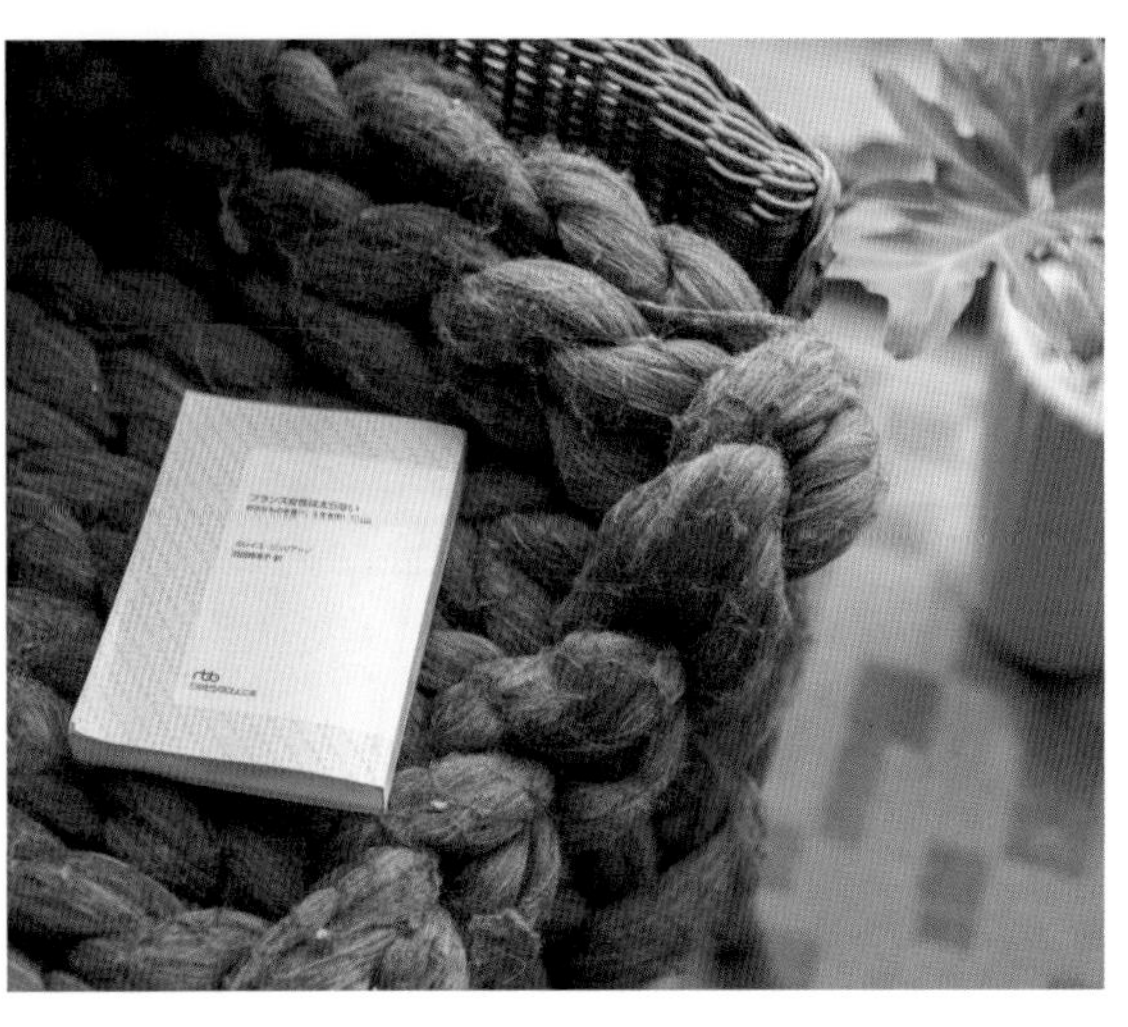

Ginさん
ミレィユ・ジュリアーノ
『フランス女性は太らない』

「少量でも満足感を得られるように、食べ物は量より質を大切にすることや、暮らしの中で自然にからだを動かす習慣をつけることなど、私の生活と同じような内容と考え方に共感しました」。レシピも掲載されていて、ダイエット本のようなタイトルだけど、どちらかというと生き方指南のような本。フランス人女性のように、生活そのものをしっかり楽しみながら、ヘルスコンシャスに生きるためのヒントが書かれた一冊。

水野久美さん
リズ・ブルボー
『自分を愛して！』

「スピリチュアル版・家庭の医学」とも呼ばれている、カナダのベストセラーの翻訳本。辞書のような体裁で、450に及ぶ病気やからだの不調に対し、肉体的・感情的・精神的・スピリチュアルなレベルから、原因と対策を解説した本。「たとえばぎっくり腰の裏には、怒りと罪悪感があるなど、こころとからだの結びつきが分かり、おもしろい。中にはピンと来ないこともありますが（笑）、からだについて新しい視点が得られました」

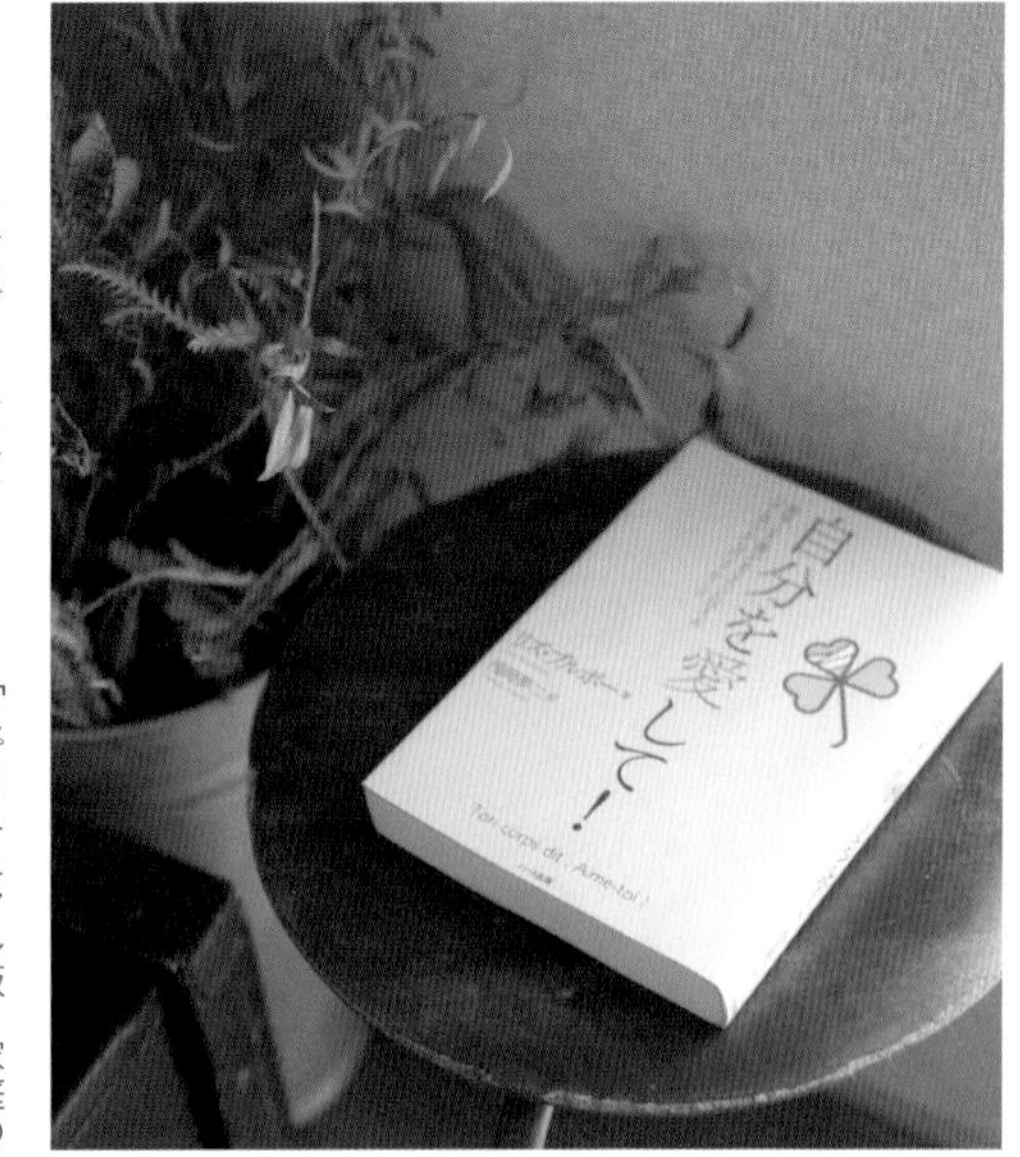

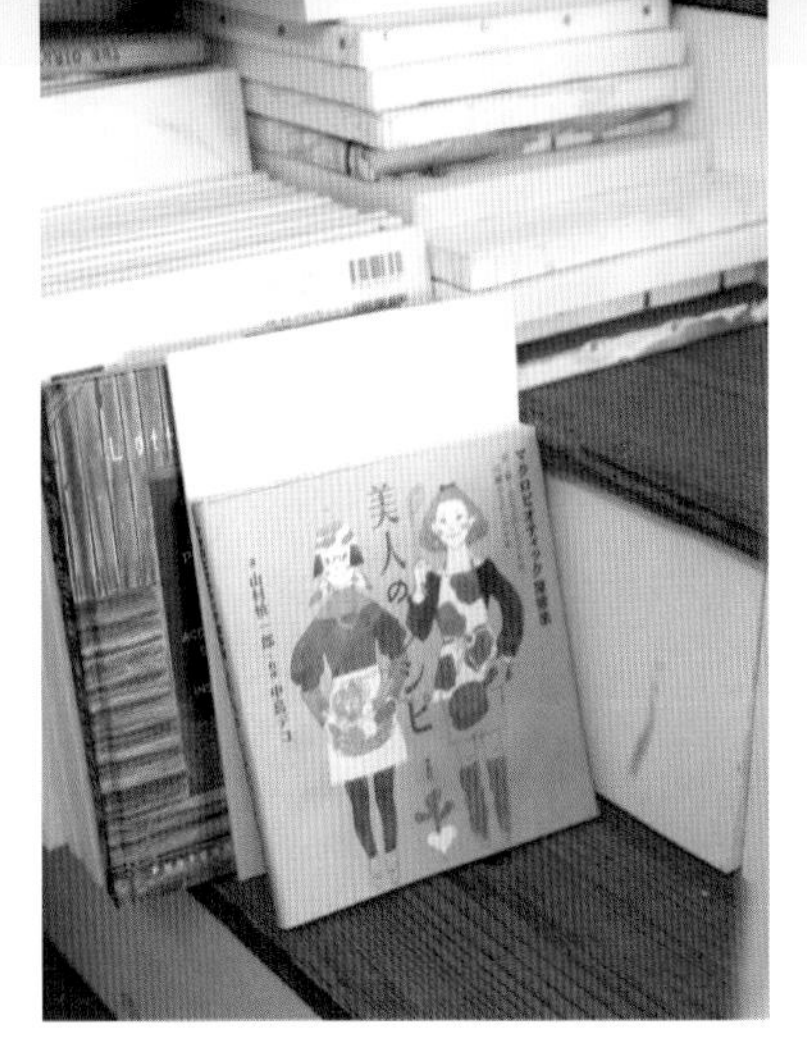

伊藤尚美さん

山村慎一郎、中島デコ
『美人のレシピ
ーマクロビオティック望診法』

望診法とは、からだや顔を観察することで、健康状態を診断する方法のこと。「マクロビオティックをしっかり実践しているわけではありませんが、考え方や知恵は生活の随所で取り入れています。何か不調があったときはこの本のページをめくり、原因は何かを確認しつつ、改善にいい素材や料理を食べるように心掛けています」

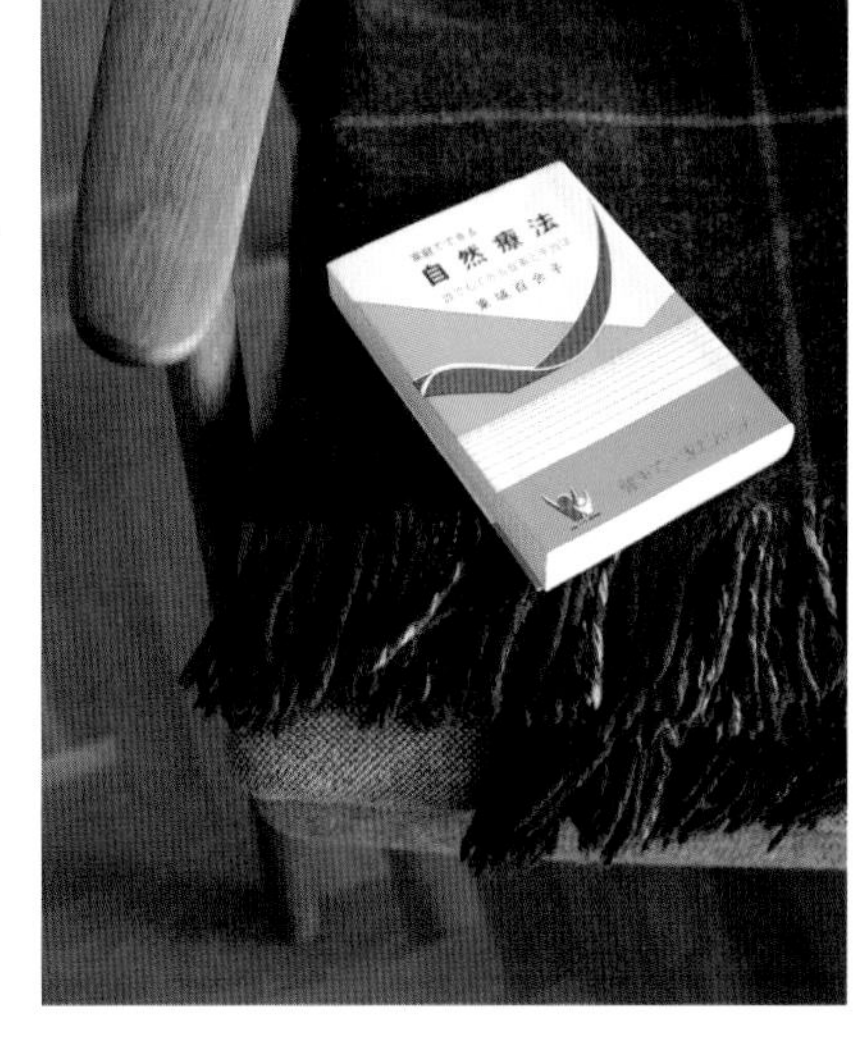
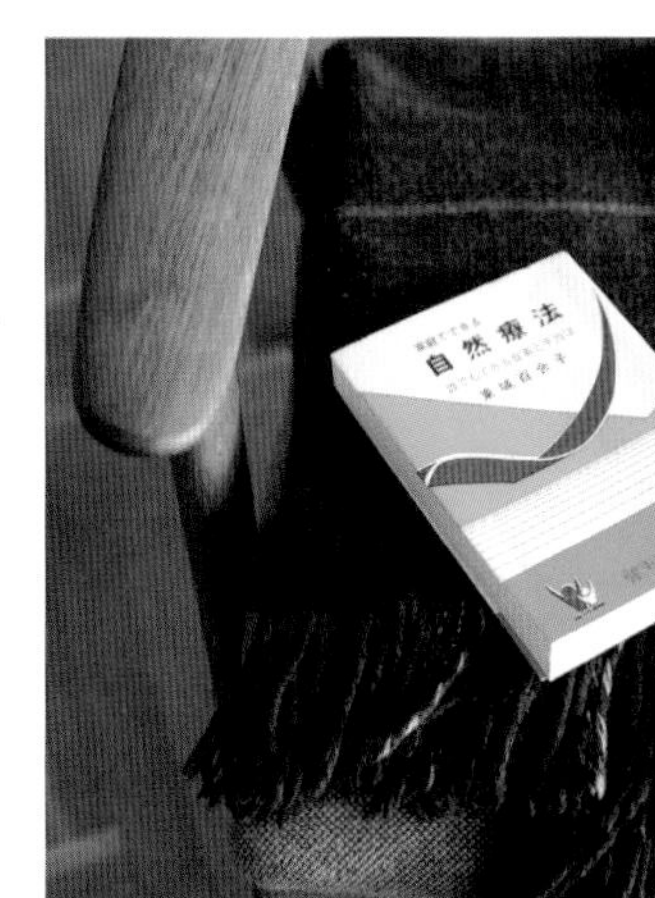

ワタナベマキさん

東城百合子
『家庭でできる自然療法』

発刊して40年、さまざまな不調に対する自然食や自然療法を紹介した累計100万部発行のベストセラー。「家族や自分に何か不調があったとき、市販の薬を飲む前に、こちらの本をめくるように。すべてを実践することは難しいですが、ちょっとした吹き出ものや風邪のひき始めなど、食べ物で治せることは参考にしています。家に1冊持っておくと、安心します」

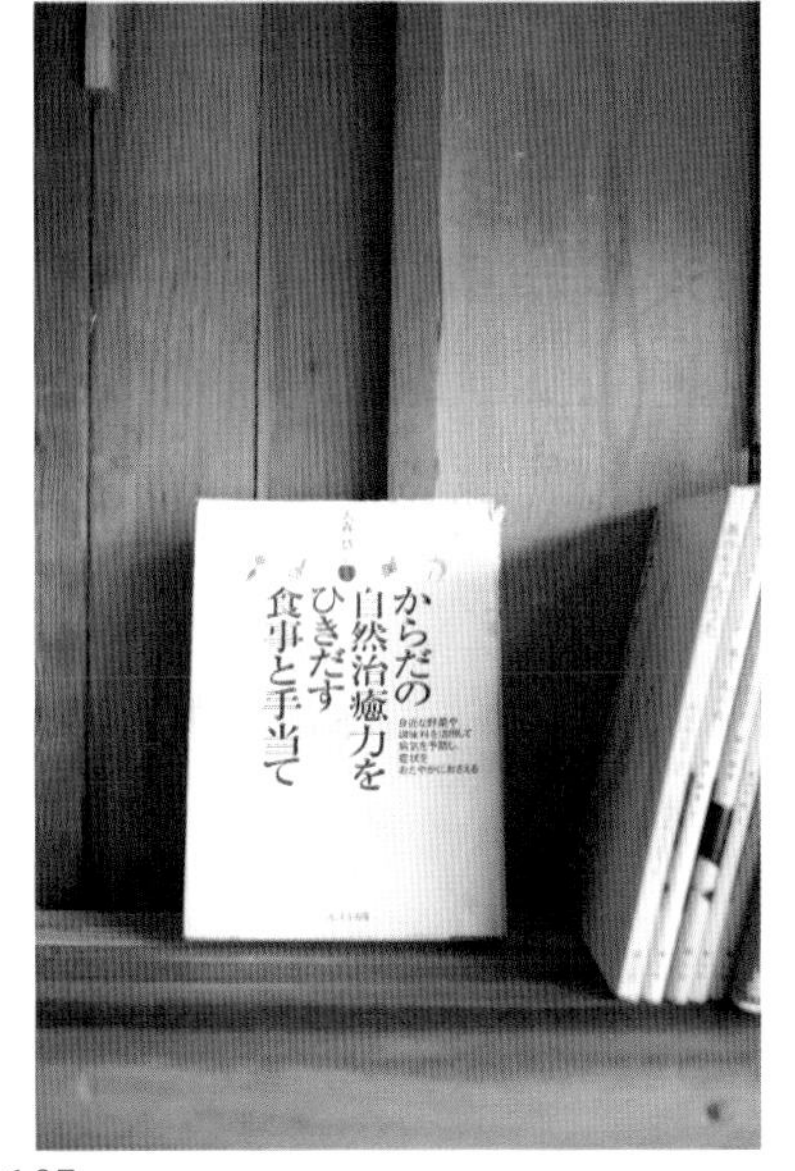

丸瀬由香里さん

大森一慧
『からだの
自然治癒力をひきだす
食事と手当て』

キャッチフレーズは「台所はわが家のナースステーション」。マクロビオティックの理論をもとに、身近な野菜や調味料を活用して、からだの不調やゆがみを改善する方法を紹介した1冊。「20代の頃から、もう15年くらい手元にある本です。どんな食材がどの症状に効くのか、分かりやすく解説してあって、一時期は毎日のごはんの手引きのように活用していました」

AYUMIさん

ハーヴィー・ダイアモンド、
マリリン・ダイアモンド
『フィット・フォー・ライフ』

AYUMIさんがローフードの資格取得のときに読んだ本。アメリカの栄養医学のカウンセラーが、自然と調和した食生活こそ大切と、くだものの重要性や乳製品を控えることなどを説いている。「書かれていることすべては実践できませんが、いい部分を取り入れて活用しています。それまで『くだものっておいしいけど、高いからな』と思っていたのが、ガラリと意識転換が起こりました」

松下るなさん

井本邦昭
『整体法2』

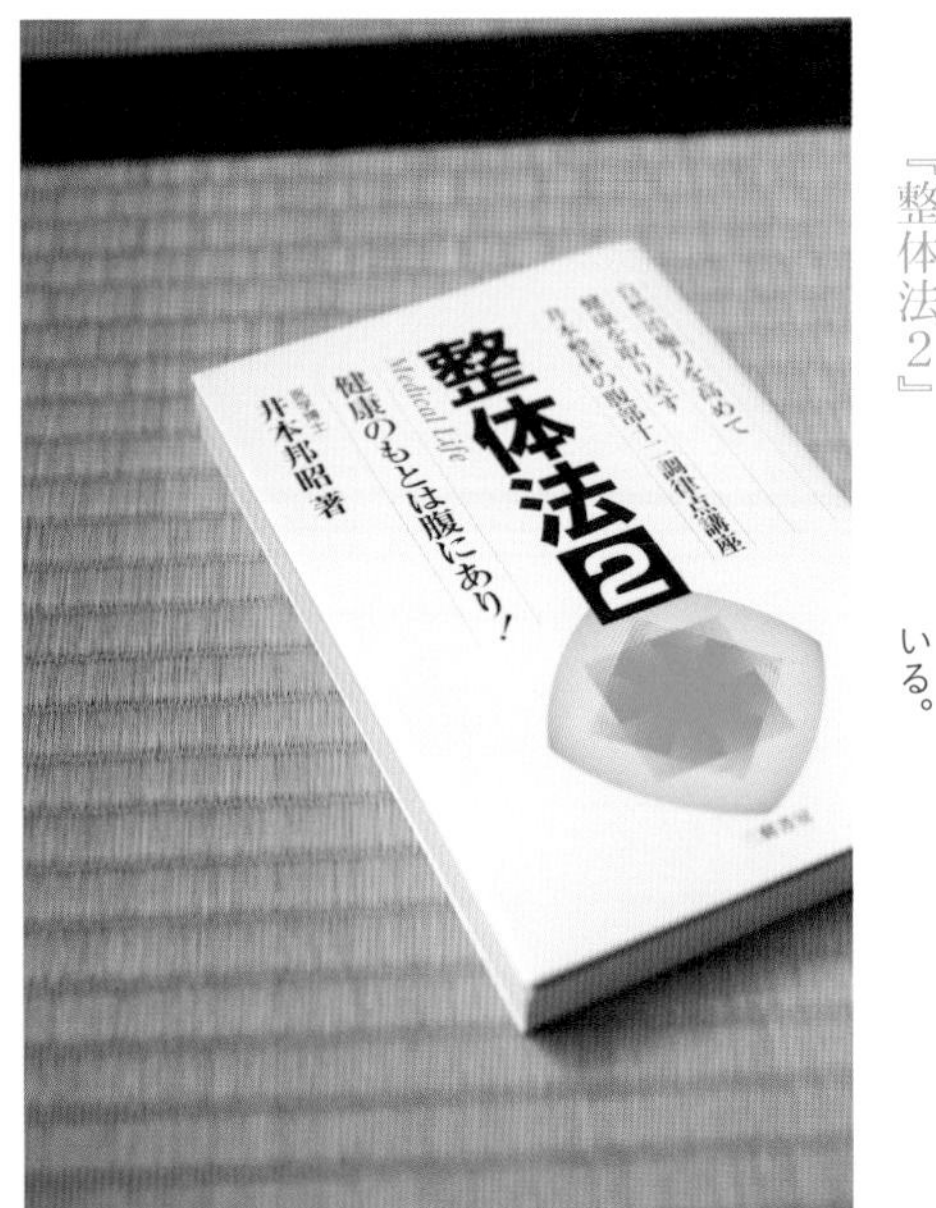

松下さんの師匠である井本邦昭氏が、「井本整体」の奥義ともいえる整体法を紹介したもの。「この本の中で紹介されている、『手のひらで呼吸する方法』をやってみて、『あ！　自分にもできる！』と思ったのが、自分も整体を始めるきっかけになりました」。井本氏が整体を究めた経緯や、一般の人でも取り入れることができる、さまざまな呼吸法などが紹介されている。

すずきちえこさん

栗原はるみ
『もう一度、ごちそうさまがききたくて。』

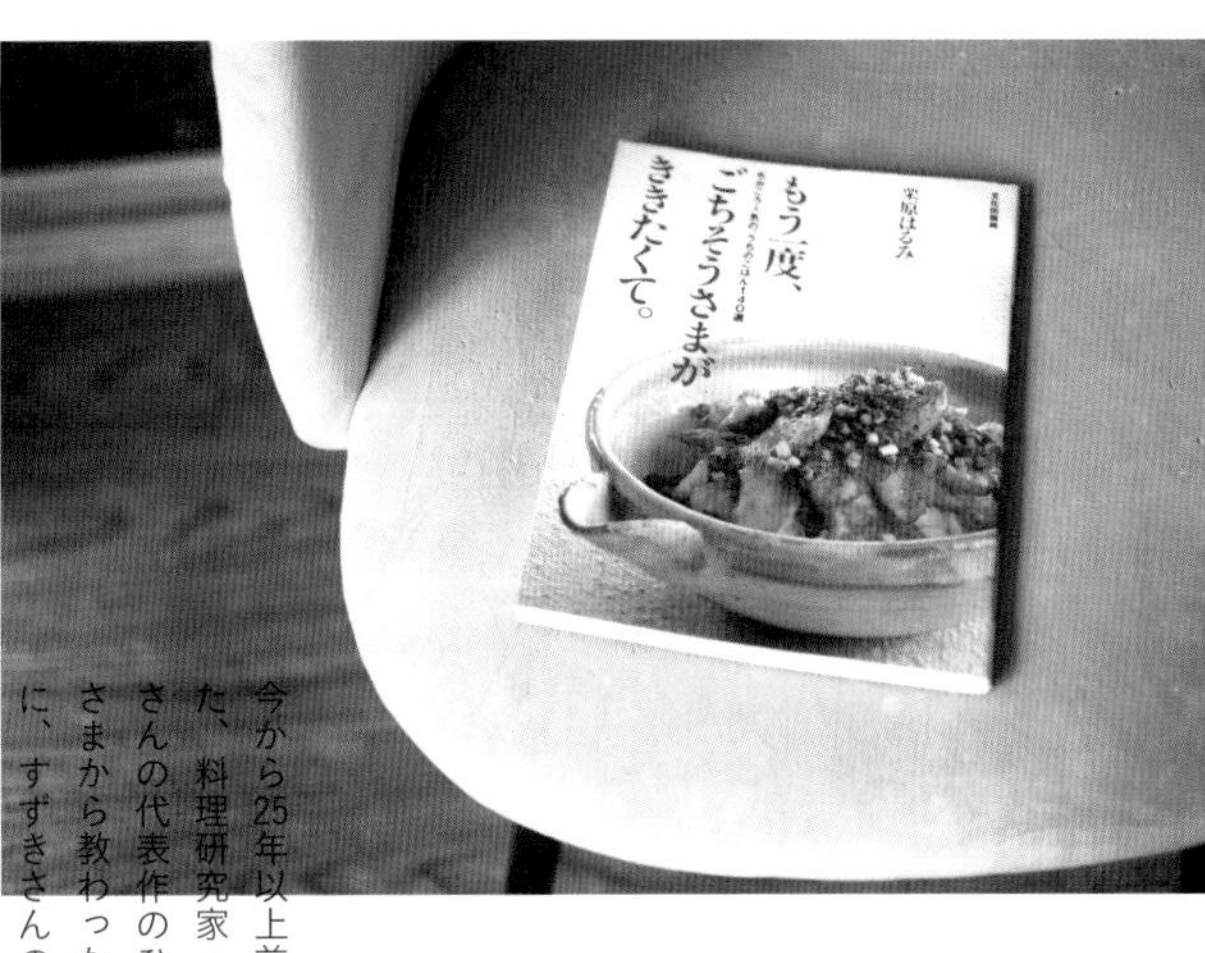

今から25年以上前に発刊された、料理研究家・栗原はるみさんの代表作のひとつ。お母さまから教わった料理とともに、すずきさんの家庭料理のベースとなった料理書。栗原家で実際に作られていたごはんやおかずのメニュー140を紹介している。「結婚当初、この本のページをめくって、いくつもの料理を作りました。『おいしくごはんを食べられること＝健康であること』なんだと、この本を見ていてあらためて強く感じます」

中山晶子さん

アン・マッキンタイア
『女性のためのハーブ自然療法』
ヨハンナ・パウンガー、トーマス・ポッペ
『月の癒し』

『ハーブ自然療法』は、専門書でありながら、ハーブと女性、暮らしについて、とても分かりやすく解説した一冊。「メディカルハーブのことを勉強し始めたとき、バイブル的に読んでいた本です。イラストもきれいで、何か困ったときに必ず拾える情報が載っています」。『月の癒し』（現在絶版）は、オーストリア・チロル地方に伝わる、こころとからだを美しく導く健康法を紹介した本。「自然界とからだの関係性、月のリズムで生活することの大切さを教えてくれた本。『マヒナファーマシー』のコンセプトにも、大きな影響を与えてくれました」

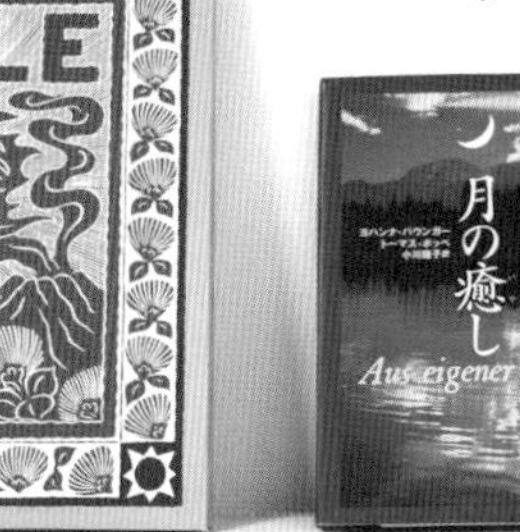

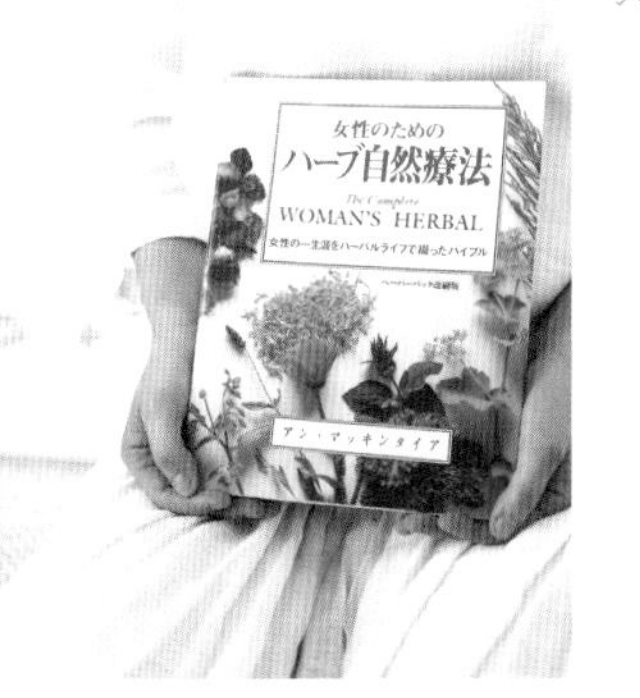

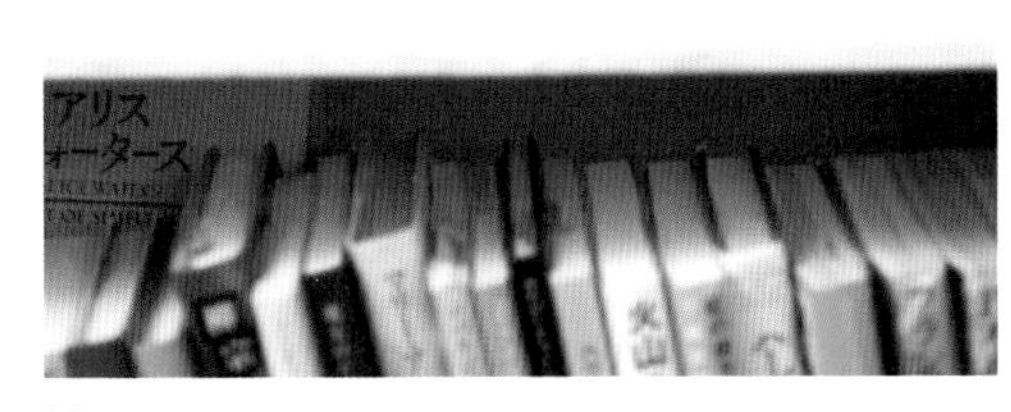

私の「からだ」と「こころ」をめぐる旅

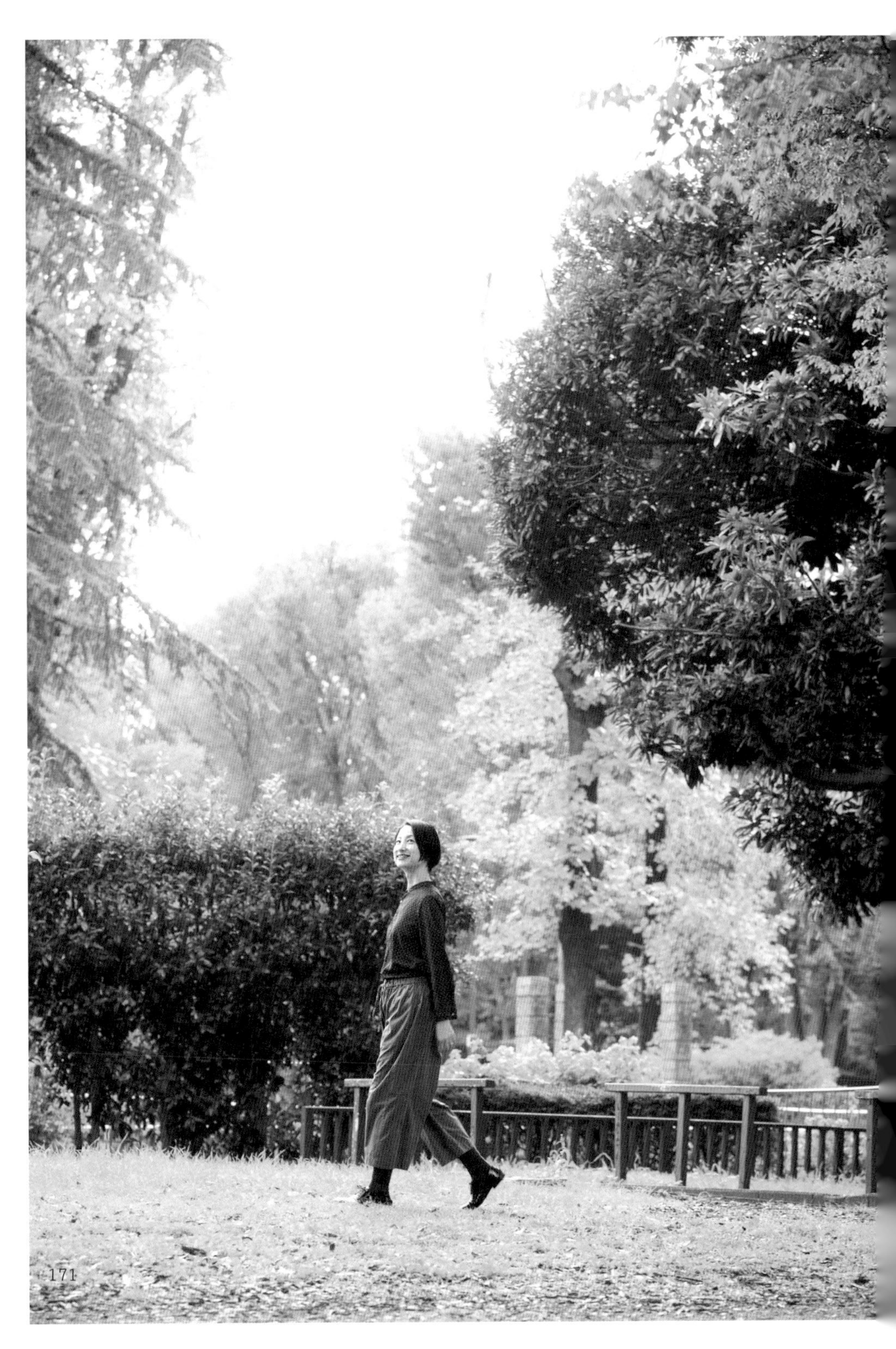

私がからだについて強く意識するようになったのは、確か30代に入ってしばらくした頃だったと思います。取材までに少し早く現地に到着してしまい、近くのコンビニで雑誌を立ち読みしていたところ、美輪明宏さんのインタビュー記事が目に入りました。うろ覚えですが、こんな内容のことが書かれていたのです。
「現代人は口をパカーンと開けて、口呼吸をしている人が多すぎる。その結果、口から『悪い気』がどんどん入ってきている。本来吸う息は、すべて鼻から入れるべきものである」

大学に入学してから喘息を発症して、20代の間じゅう、経口薬と吸入のステロイド剤が手放せなかった私。発作が悪化すると薬も効かず、年に1度は夜間病院で点滴を打ってもらうような状態でした。子どもの頃から鼻が詰まりやすく、口呼吸があたり前の生活をしていたので、この記事はかなりドッキリ。「悪い気」というフレーズがじわじわ響いて、「何とかせねば!」と、急激にふるい立たされたのです。

そこで寝るときはもちろん、昼間自宅にいるときも、医療用のホワイトテープで口を閉じ、鼻孔拡張テープを貼るなどして、何とか鼻呼吸を習慣化させようと奮闘しました。分からない人には実感しにくいと思いますが、長年鼻を使っていないと、なかなかスムーズに息が入っていかないのです。苦しいし、見た目も間抜け(笑)。しかしながら、一進一退しつつもその習慣を続けてみると、次第に鼻がすーっと通るようになっていき、しばらく生活していると何と、喘息の症状が格段によくなったのです。

「へ～!」と感動しました。それまでの私は、からだというものは「変えられない設定」という意識だったように思います。冷え症やお腹を壊しやすいのは体質だし、月経痛が重いのも仕方ない。市販薬を飲んだり、病院に行ったり、マッサージを受けたり。耐えられない苦痛が現れたら対処をするだけだった人間が、「働きかければ、からだは変わる」と知ったのは、ちょっとした革命的事件だったのです。

しかしながら、喘息を発症してから合計4つの病院にかかったのですが、どこの先生も「口呼吸をしていると、喘息がひどくなりますよ」とは教えてくれなかったのです。ただ聴診器を当てて喘鳴（ぜんめい）を確認して、血液検査をして薬を出すだけ。からだが改善するようなアドバイスは、誰ひとり言ってくれることはありませんでした。今考えると、病院はやるべきことをやってくれていただけなのですが、当時の私は「10年以上薬を飲み続けて……何でもっと早く教えてくれないの?」と、若干、逆恨み的な気分にもなっていたのです。

大学を卒業して出版社に入社し、20代は女性誌の編集部で忙しい日々を送っていましたが、それはひどい生活でした。朝は菓子パンかクッキーにカフェオレ、昼は炭水化物過多の外食、夜は飲み屋でお酒がマスト。週に3回ははしご酒の午前様で、ひとりでワイン1本開けるような酒量でありました。実家の母は、家族の健康を考えて食事を作ってくれる人でしたが、ひとり暮らしを始めてたがが外れ、栄養面なんてお構いなしの暴飲暴食が始まったのです。また、ストッキングをはくような職場ではなかったので、冷房の中で生足にサンダル、下半身は冷やしっぱなし。その結果、喘息だけでなく、月経痛に不正出血、季節の変わり目の湿疹や蕁麻疹、からだが重くて土曜日の朝は起きられない……などなど、とにかく不調のオンパレード。今考えると、あれだけからだを粗末に扱っていたので当然の結果なのですが、若さというのは何とも傲慢なものです。

そのあと別の出版社に転職し、さらに会社を辞め、フリーランスになったのが31歳のとき。料理やインテリアなど、ライフスタイル系の編集やライターの仕事をするようになり、からだに意識が高い方々と出会う機会が増えていきました。その中で、とある方に取材をしたことで、さらに意識が大きく変化したのです。

その方は高名な自然療法家で、顔を見れば、その人がどんな不調を抱えているか、どんな食べ物を食べてきた人か、ぴたりと言い当てられるというスゴイ方でした。当時の私は結婚して数年が経過、子どもができないことを悩んでいて、その旨を伝えると、その方は私の顔をじっと見たあと、静かにこう言いました。

「あなたは今まで、食べたいものを好き勝手に食べてきた、だらしない顔をしている。子どもができないのは、あなたが自分のからだに敬意を持っていないからです」

絶句してしまいました。頭に血がのぼり、衝撃でぶるぶるふるえましたが、確かにその方のおっしゃる通りだったので、何も言い返すことができません。取材が終わってからしばらくも、ショックが頭の中に響き渡っている感じで、その日は仕事も家事も、手がつかないような状態でした。しかしそのあと、「このままじゃいけない」という気持ちがふつふつとわき上がり、「もっときちんと、からだに向き合おう」と決心したのです。

私が取り組んだのは、食生活の改善と冷え症の克服でした。お酒は控えめに、季節の野菜を中心とした健康的な食事に。その頃始めたヨガの仲間に、『ずぼらな青木さんの冷えとり毎日』など、冷え取りに関する本を多数執筆されている青木美詠子さんがいらっしゃったので、彼女の本を参考にしながら、靴下の重ねばきや半身浴なども実践しました。

冷え取りを始めて2年ほどたった春先。とにかく痰が出て出て、仕方がない時期がありました。冗談ではなく、500円玉くらいの大きなものが、1日50個（！）くらい出るのです。その頃の私は、喘息の薬をできるだけ減らしたいと思い、飲み薬を断ち、吸入薬だけを万が一のときのお守りとして持ち歩いていました。1日じゅう咳が出て、夜もあまり眠れず、からだもだるくてヘトヘト。そんな状態が3～4週間は続いたでしょうか。それがある日、嘘のようにピタッと止まって、呼吸がすーっとラクになりました。

これはいわゆる冷え取りの「めんげん（好転反応のこと。症状の改善が現れる前に、一時的に悪化すること）」だったのでしょう。それ以来、薬もほとんど飲まず、ここ10年ほどは、喘息の症状が出たことは1回もありません。

この「喘息を克服した」というのは、自分にとって大きな成功体験になりました。もっと極端に言うと「人体実験に味をしめた」のです。「働きかければ、からだは変わる」というのが何ともおもしろく、夢中になったのです。その後も、いろんなことを試してみました。玄米食（↓胃が弱いので、よくかんでも上手く消化できず、お腹を下したり肌がボロボロになり断念）、肉断ち（↓他のたんぱく源をきちんと取れていなかったせいか、やせすぎて月経の経血量も極端に少なくなり休止）、砂糖断ち（↓月経が軽くなり、体調もよくなりましたが……仕事柄口にする機会が多いのと、やはりお菓子は好きなので断念）などなど。そして長くか

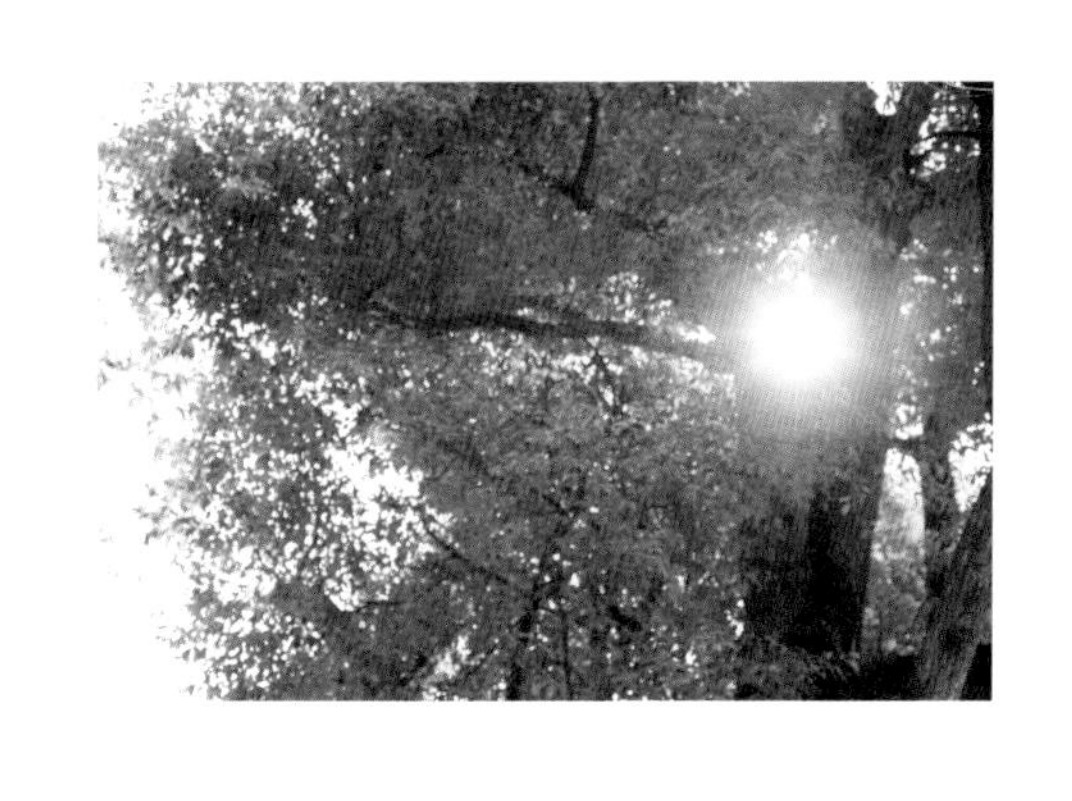

らだを観察していると、からだが変わると、こころのありようも大きく変化することに気づきはじめました。

冷え取りや食生活の改善をする前の自分はとにかく落ち込みやすく、仕事で失敗したり、意見の相違で仕事相手と衝突してしまうと、いつまでもズルズルとひっぱってしまうような気質でした。それは今思うと血糖値の波にも関係していたようですが、ごはんや甘いものの食べすぎなどで、急上昇や急降下をくり返し、イライラしたり不安になったり、急激に悲しくなってしまったり。それが食生活の改善で安定してくると、精神状態も安定してきて、自分で言うのも何ですが、おだやかな気質になってきました。何か嫌なことがあっても「それはそれで、明日はいいことあるさ」と、気持ちの切り替えも上手くいくようになったのです。

さて、そんなふうに体質は改善されていっても、一向に妊娠する気配はありません。なるべく自然な方法で……と考えていましたが、いよいよ40歳に近づくと、そんなことも言ってられません。病院に通い、医学の力を借りて不妊治療をすることを決心します。

「日本一」と評判の、都内の大きな婦人科病院に行ったこともありました。受付をすると、真面目そうな女性たちが何十人も、あるときは１００人以上も、息をひそめて待ち合い室にずらりと座っています。ある人は仕事を抱えているのか、ノートパソコンを打ちまくっていたし、ある人は「不妊治療ノート」のようなものを熱心につけていましたし、ある人はずっと悲しそうな顔をしてうつむいて、自分の番が来るのを待っていました。早起きして満員電車に揺られて行ったのに、私の受付番号がすでに「103番」だったのを見たとき、どっと疲れが出て、「これは私の問題だけど、私だけの問題じゃないんだな……」と何となく思ったのを覚えています。とにかくしんどい通院期間でした。

その後、妊娠反応が出ていたのですが、数週間後に流れてしまったのです。これは私の人生において、いちばん辛い出来事でした。それまでの人生で「死にたい」と考えたことはなかったのですが、ふとんの中で3日間泣き続け、「消えて、なくなってしまいたい」「自分の存在を消してしまいたい」と思ったのは、初めての経験でした。

「消えたい」と思ったけれど、家族のことを思うと、とにかく生きていかないといけません。どちらかというと悩みがあっても内側に抱えるタイプだったので、当時はよく、お風呂に入って泣きながらお経を唱えていました。辛い気持ちに対して何をしていいのか分からないので、「とりあえず何百年も人を救ってきたものだから、きっと効き目があるのだろう」と、よりどころにしていたのです。結構効くのです、お唱。

そのときはとにかく自分の存在が無価値に思えて、「植物も育たない、不毛の地だ」と、からだをおとしめるような、もっと言うと、にくむような気持ちになっていきました。今の図太くなった私なら、「そんなことはないのだよ」「子どもができないから生きる価値がないなんて考え方は、間違っている」と、自分自身を抱きしめてあげられるのですが、もう働くしか存在価値がないのだから、とにかくがむしゃらに働こうと、ふるい立たせていたのです。


折しもその時期は、ちょうど東日本大震災のあとで、メディアやインターネットでも傷ついている人をたくさん見ました。彼ら彼女らにくらべたら、私の経験はささいなこと。仕事があって家族がいて、生きていられるだけで、どんなにめぐまれていることか。そう自分を叱咤して、頑張ろう、頑張ろうとお尻をたたいていました。しかしどうしてもからだが思うように動かない。仕事をしているとすぐ腰や首が痛くなるし、ふんばりが利かないし、寒さ暑さにもすぐにぐったり。けれどまわりを見ていると、膨大な仕事量をバリバリこなす女性がたくさんいて、心底うらやましく感じました。

「どうしたらもっと強くなれるのだろう」「元気になりたい！」そんな思いで、ウ

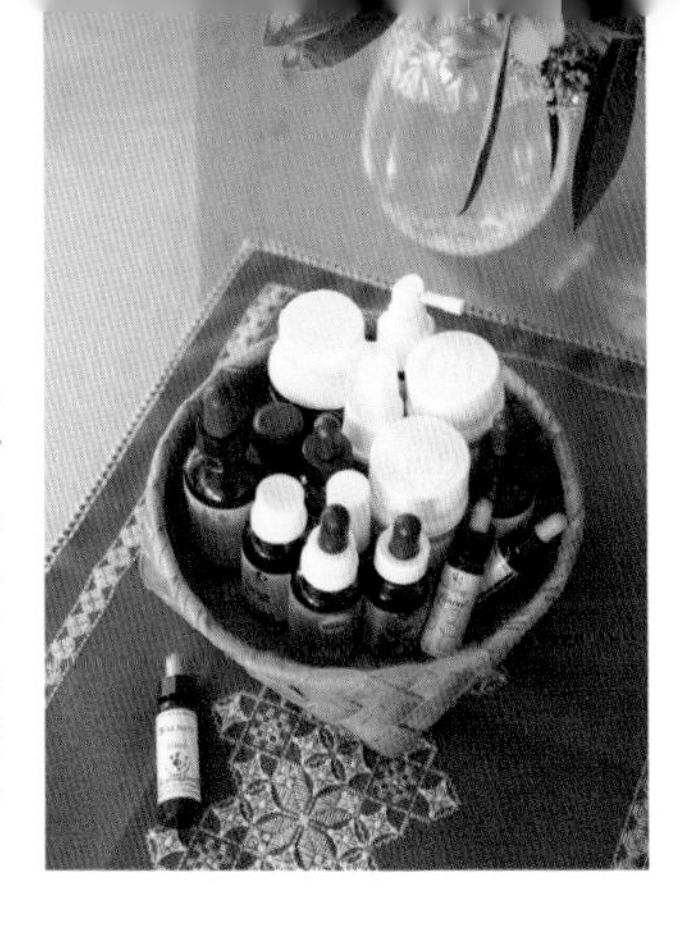

私の「緑のお薬箱」。中には「エクレクティック」のハーブサプリやフラワーエッセンス、イムネオール（p.188参照）などが入っています。サプリやエッセンスは1本ごとに試し、その後の自分の体調や気持ちの変化をじっくり観察して、効き目などをメモするようにしています。

エブで「からだ修行」という連載を担当するようになったのが、２０１６年のこと。アーユルヴェーダマッサージ、クラニオセイクラル・セラピー、酵素浴、インソール作成、ホメオパシー、漢方、血液検査や呼吸法などなど、いろんなセラピストやからだにまつわる仕事の方々を訪ね歩き、そのたびにいろんな気づきを重ねてきました。

たとえばロルフィング®（アメリカの女性生化学者が創始したボディワークで、からだのかたよりを調整し、バランスを取り戻すことによって、自然治癒力を高めることを目指すもの）について取材したときは、ほんの少しからだの使い方のコツを知ることで、疲れにくくなる方法を教わりました。鍼灸の取材では、鍼とお灸は、本来そこで働いているべき自己治癒力のシステムを、刺激によって起こしてあげるもので、からだの声を無視したり気づかなかったりすることが、体調をくずす原因になると教わりました。

そうして知れば知るほど、からだは本当にすごいシステムであること、なのに私は、からだについて何も知らないということ、からだとこころは密接に結びついていること、そしていかに「からだの声」を無視して生きてきたかということに愕然とするのでした。若い頃も、そして体質改善をしていた30代以降ですらも、からだをまるで脳の道具のように扱っていたのです。からだに対し「ごめんなさい」「ありがとう」の気持ちがふつふつと芽生えてきました。それなのに今も気づけば、仕事が立て込んでくると、同じことをくり返しては反省しています。

からだやこころについて深く考えるようになって、「あれはよくなかったな」と思い返したのは、自分の辛さを人とくらべて「こんなのは大したことじゃない」と、なかったことにしようとしたことでした。「辛い」という気持ちは、誰よりも自分が認めてあげないと逃げ場がなくなり、癒されることなく、こころの奥底にもぐってしまいます。そして逆にいつまでもその傷みを引きずってしまうのです。体力がある人もいれば、疲れやすい人もいる。ストレスや痛みに強い人もいれば弱い人もいる。それは「いい」「悪い」ではなく、それぞれの個性。辛さをジャッジするのではなく、認めることが大切だったんだと考えるようになりました。人生では誰もが必ず、辛く大変な経験をします。そんなとき、どうぞからだとこころを大切にしてほしいのです。

あるセラピーを受けて、終わったときに思わず涙が出てしまったことがありました。それはそのセラピストの方が、あまりにもていねいに私のからだを扱ってくれて、「こんなに自分のからだを大切にしたことがあっただろうか?」と、思ったからでした。ゆったりとやすらいで、大きなものに抱かれたような、甘くあたたかな気持ち。そして、すごく昔にヨガに関する本で読んだ、「私たちのからだは、神さまの住む神殿」という言葉を思い出したのです。
きれいに掃き清められた神社や、季節の植物が美しく咲く寺院に行くと、こころだけでなく、からだもすっと整うように思います。私たちが暮らしのなかで、食事を作って食べたり、オイルでマッサージしたりすることも、そんな清々しい場所をつくるための、ひとつの手段。自分のからだを神殿のように扱うことができれば、その人の存在はピカピカと輝いてくるはず。でもそれは、誰か別の人がしてくれることではなく、自分自身でひとつずつ積み重ねて暮らしていくしかないのです（もちろんときには、他人の力をしっかり借りるとよいのですが）。

ある健康法で「よい」とされていることが、別の健康法では真逆な場合があります。厳しくされるほうが成長する人もいれば、褒めて育つ人もいる。静かな音楽で癒される人がいれば、激しい音楽で元気を取り戻す人もいる。そういうことにちょっと似ているように思います。大切なのは自分で確かめて、自分で「効く」「効かない」の実感をていねいに拾い、そしてそれをできる限り楽しんでいくこと。取材させていただいた方々の実例が、この本を手に取ってくださった人のからだとこころに、少しでも役立つことがあるといいなと願っています。そして最後に、私が暮らしのなかで実践していることをご紹介したいと思います。

1
朝いちばんに白湯を飲む

起き抜けに白湯を飲むと、横になっていて冷えたからだが内側から温まり、血行がよくなって、目覚めもスムーズに。アーユルヴェーダの蓮村誠先生の本によると、胃腸にたまった未消化物や毒素を排出してくれるそうで、この習慣を続けてから、便秘で悩んだことは1回もなし。

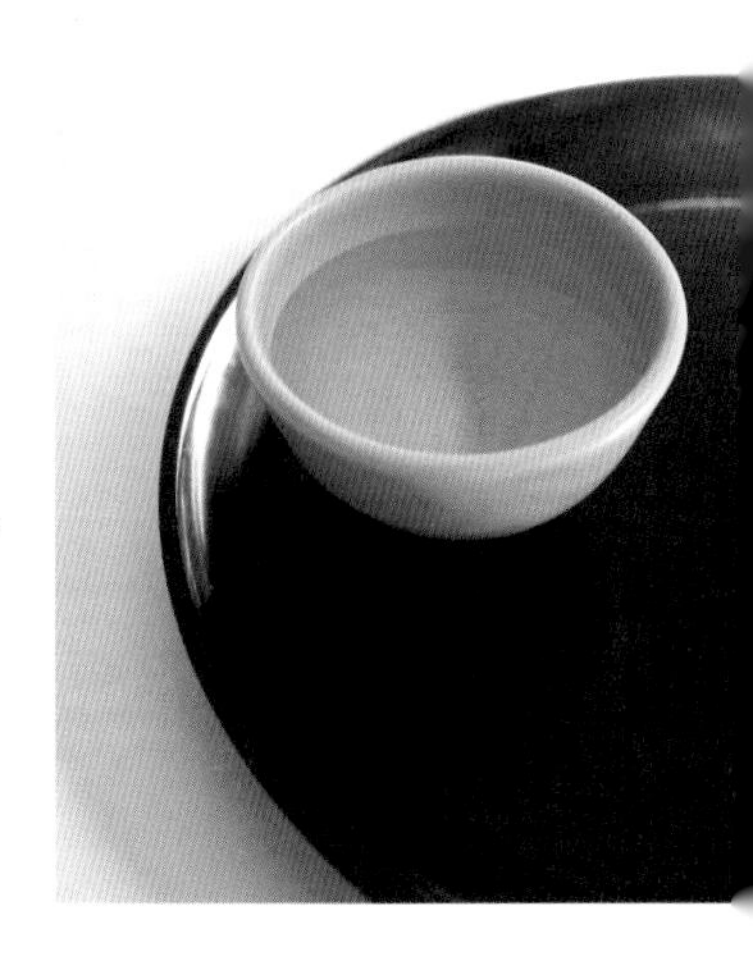

2
ことあるごとに神社にお参り

すぐ近所にあることもあって、最低でも1週間に1回、ことあるごとに参拝を。「明日の取材、緊張するなあ」「仕事でトラブルが」「何だか気分がもやもやする」といったときも、手を合わせ、感謝の気持ちを伝えることで、冷静になります。自分に関するお願いはしません。

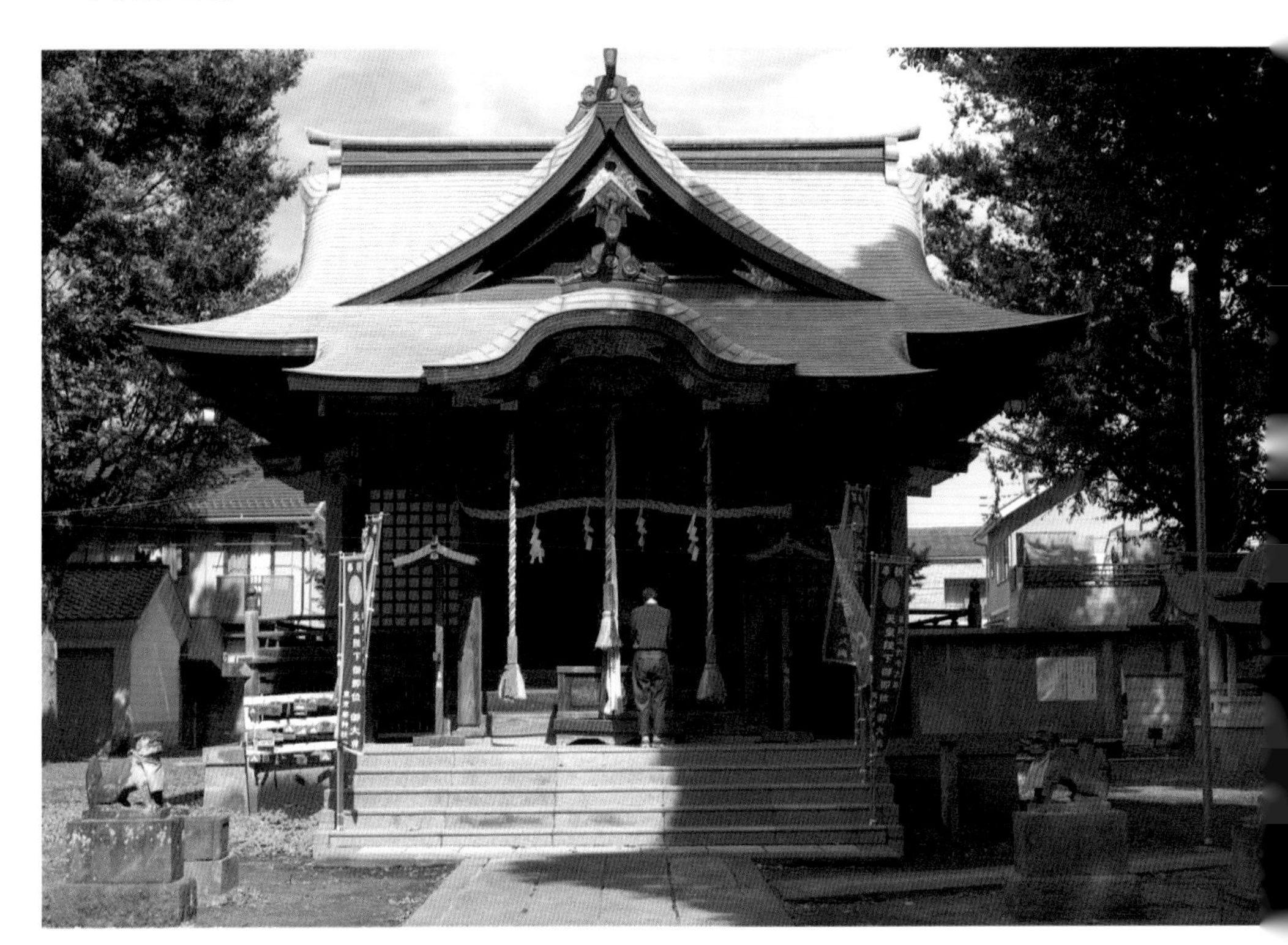

3

10年日記で体調管理

2011年から始めた習慣、10年日記。その日起こったできごとをメモしつつ、起床・就寝時間、食べたもの、月経周期や体調、目立った気持ちの起伏などを記しておくと、季節や月による心身の変化が、何となく把握できます。季節の変わり目の体調管理にとても便利。

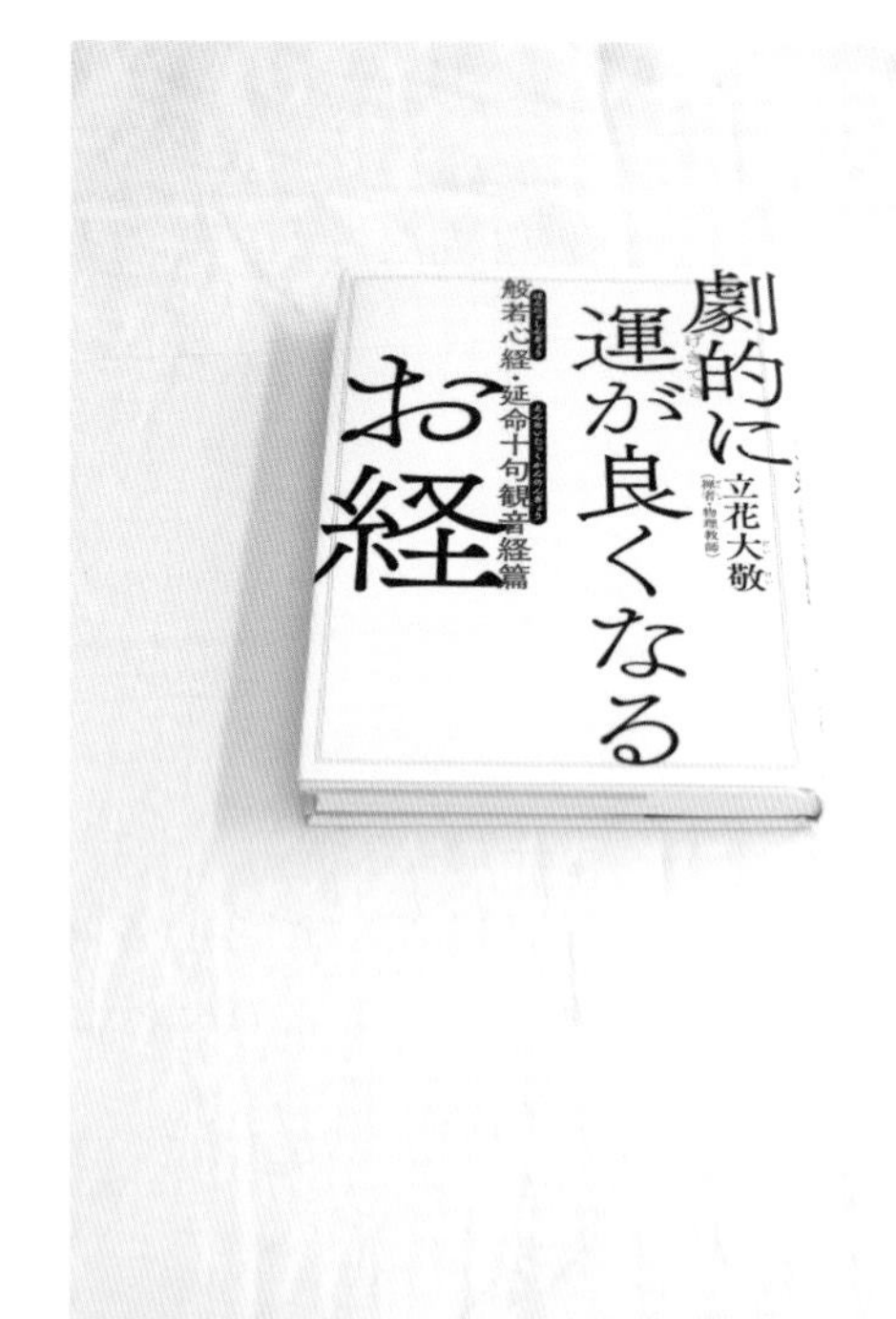

4

心身に効くお経の威力

東京・吉祥寺のギャラリーfèveのオーナー、引田かおりさんに教わった本。タイトルはちょっとドキッとしますが、お経のエッセンスを分かりやすく解説してくれて、一読の価値あり。特に「延命十句観音経」は、本当に「からだ」によく効くお経であると、深く実感しています。

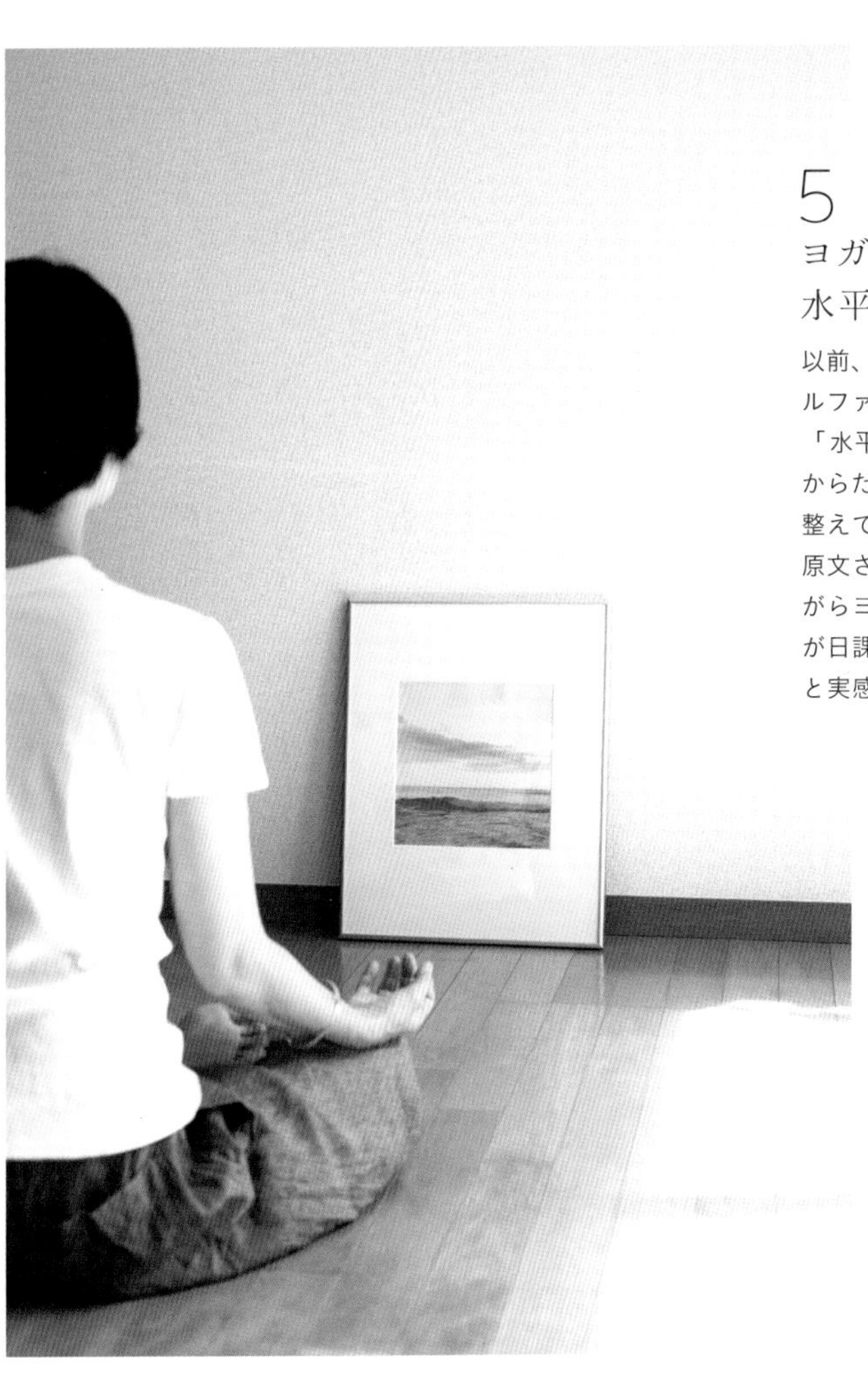

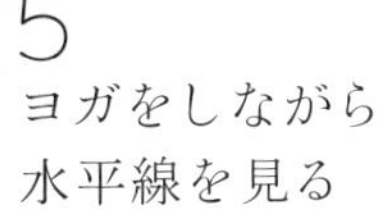

5
ヨガをしながら水平線を見る

以前、取材させていただいたロルファーの高橋美穂子さんに、「水平線を眺めているだけで、からだは自然と左右のゆがみを整えてくれる」と伺い、朝、砂原文さんの水平線の写真を見ながらヨガやストレッチをするのが日課に。自分も自然の一部だと実感する習慣です。

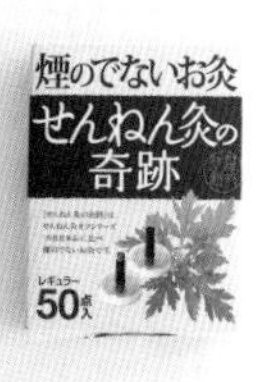

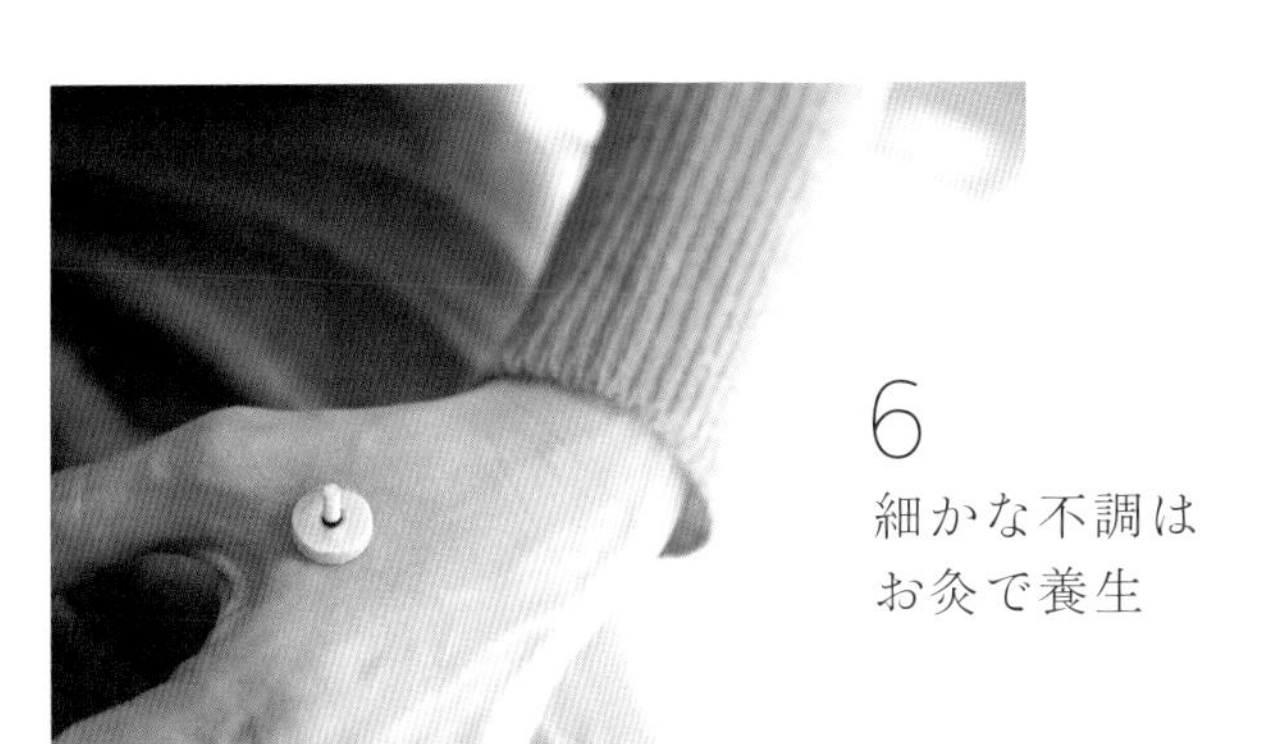

6
細かな不調はお灸で養生

目の使いすぎには「合谷」、旅行中の胃疲れには「足三里」、月経痛には「血海」などなど。手軽でありながら、効果があなどれないお灸は、「自分をいたわるグッズ」の筆頭。煙が少ない「せんねん灸の奇跡」は、初心者にも使いやすくておすすめです。

8
自分のからだにふれる

「人は皮膚から癒される」とは、以前取材した桜美林大学教授の山口創先生の言葉。やさしくなでられると分泌されるホルモン・オキシトシンは「幸せホルモン」とも呼ばれ、自分自身でマッサージしても効果ありとか。香りのいいオイルがあると、より気分もアップ。

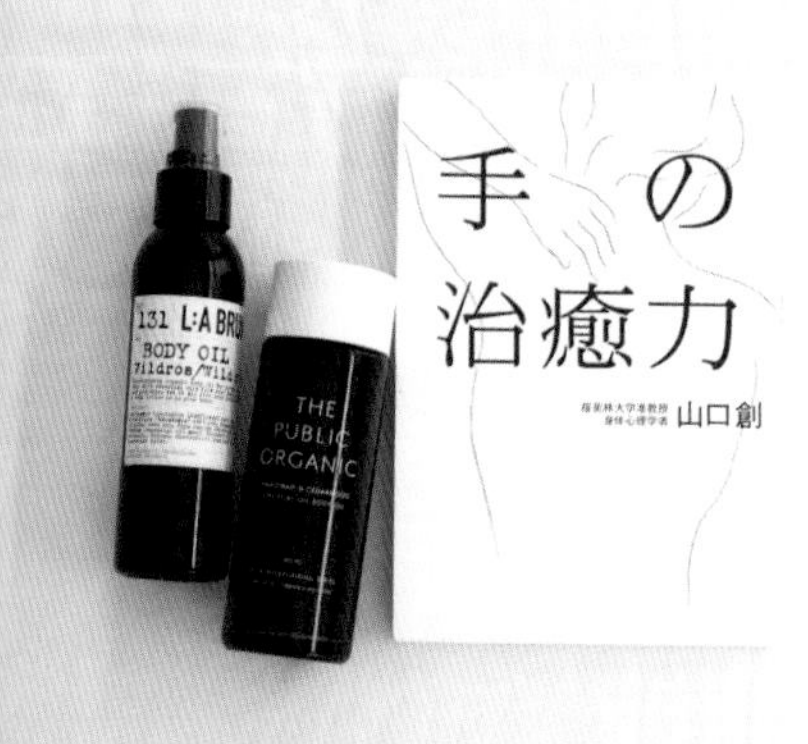

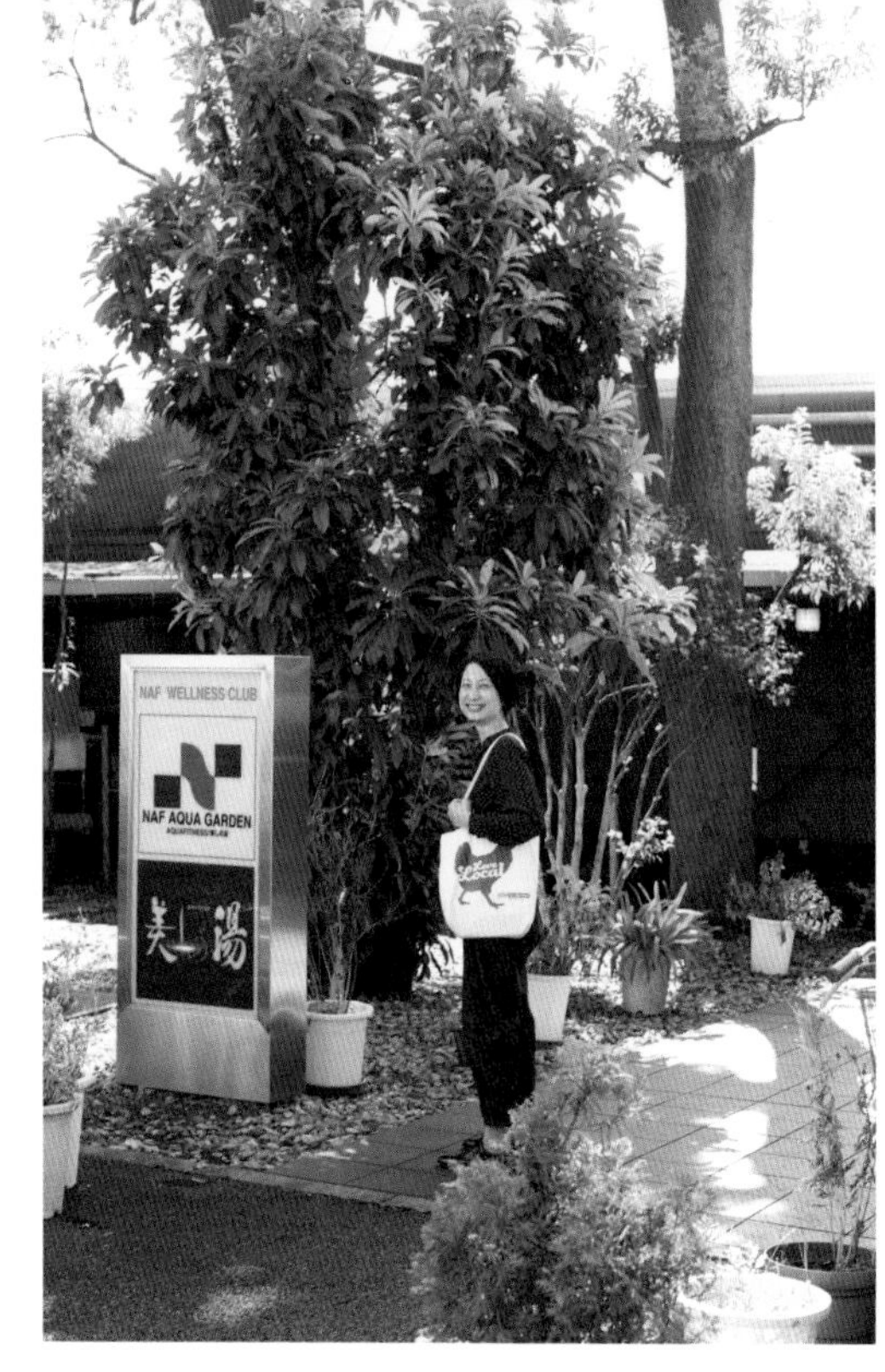

7
肩こりには温泉へ

近所にある「高井戸天然温泉美しの湯」は、地下1600メートルから汲み上げた琥珀色の源泉が自慢。肩こりや腰痛に効くのはもちろん、リフレッシュ効果も大で、寒い冬はもちろん、夏の冷房負けや季節の変わり目の不調時などに行くと、すっとからだがラクに。

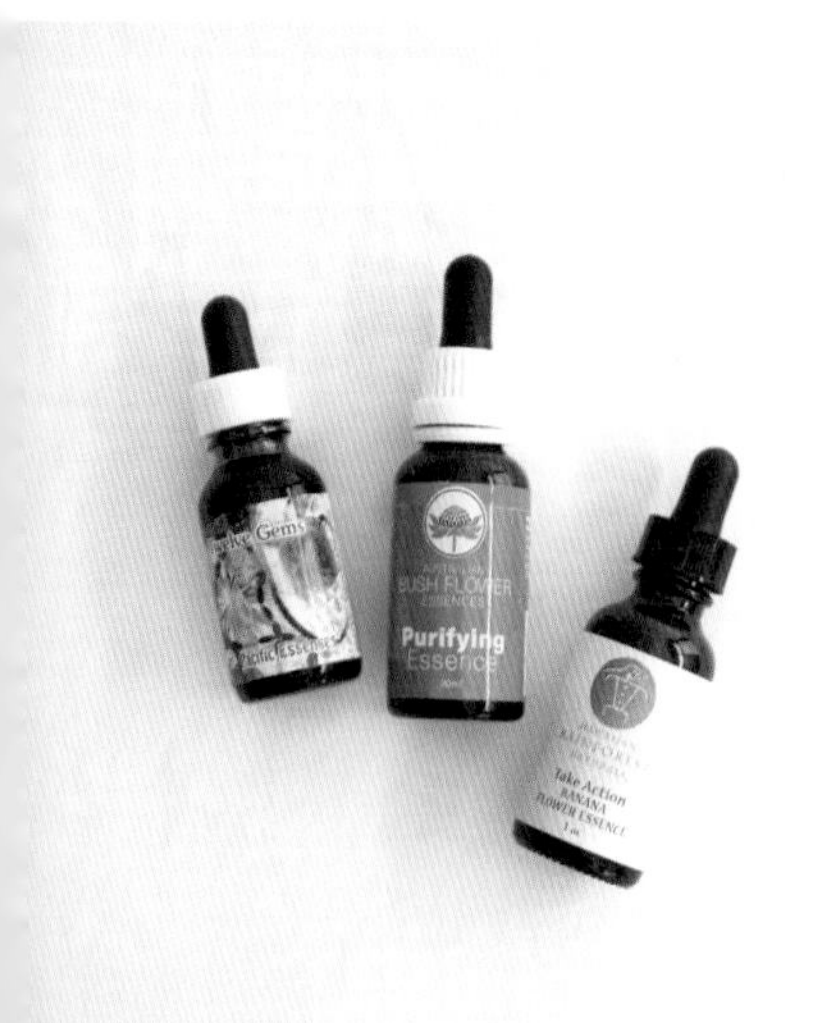

9
弱ったときのフラワーエッセンス

自分の思いグセや短所に合わせ、対処するエッセンスを活用します。ぐずぐずして行動が起こせないときは「ハワイアンレインフォレストナチュラルズ」の「バナナ」。浄化したいときは「オーストラリアンブッシュフラワーエッセンス」の「ピュリファイング」、迷いなく自分の道を進みたいときは「パシフィックエッセンス」の「トゥエルブジェムス」(ともにネイチャーワールド取り扱い)を。

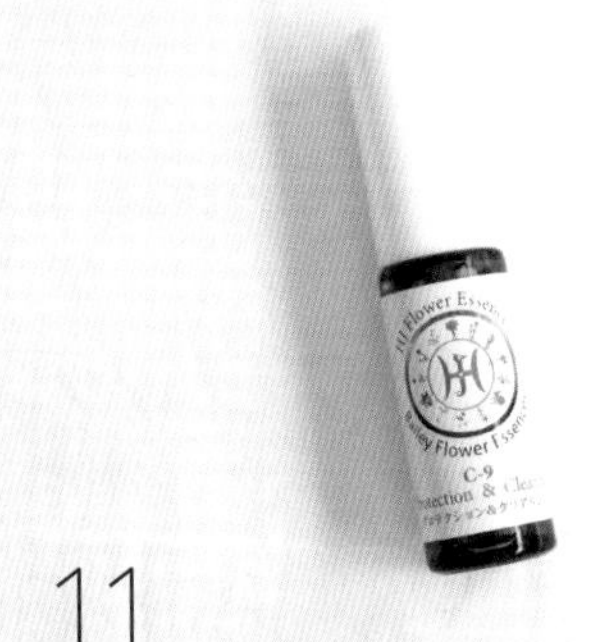

11
防御と浄化のスプレー

苦手な場所に行ったり、気が重たくなることを、どうしてもしなくてはいけないときは、「ホメオパシージャパン」のフラワーエッセンス「プロテクション＆クリアリング」（スピリッツ）を数プッシュ。自分を守ってくれるような気がして、ざわざわした気持ちも落ち着きます。

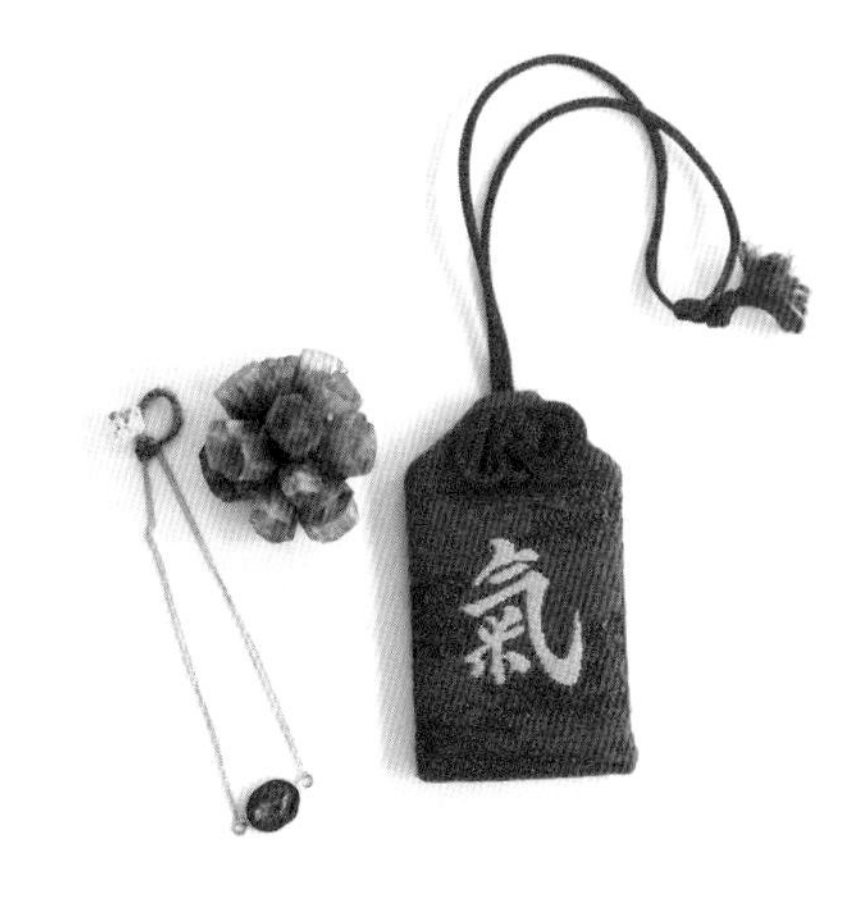

10
身につけるお守りは「赤い色」

以前四柱推命の先生に「ラッキーカラーは赤」と言われ、赤いものをお守りにするようになりました。「気」のお守りは三峯神社のもので、下着に結んでいます。赤いアラゴナイトはポートランドで出合った石、サンストーンのブレスレットは「yasuhide ono」のもの。

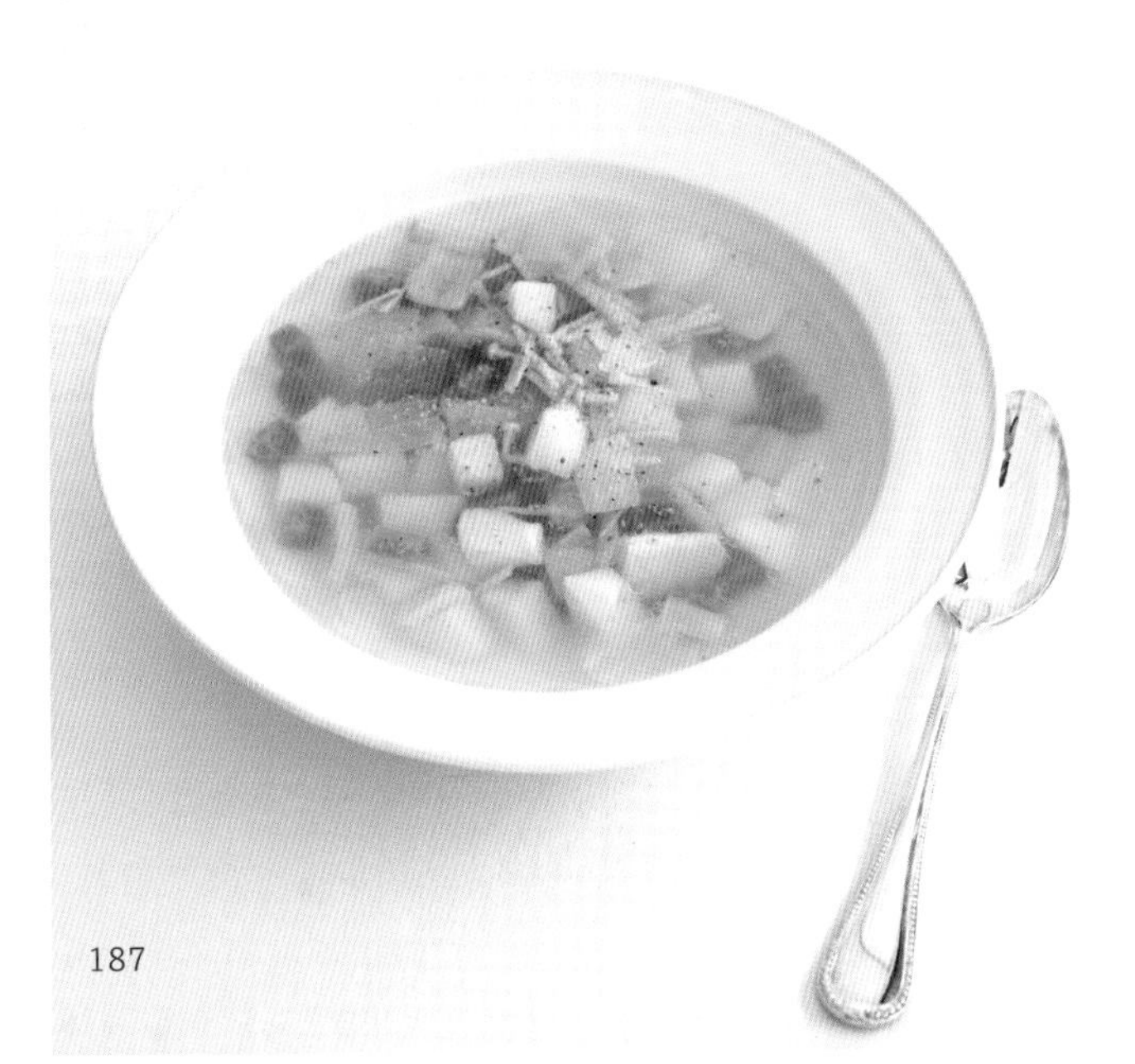

12
胃腸をリセットする塩スープ

書籍『白崎裕子の必要最小限レシピ』のお仕事で、料理研究家の白崎さんに教わった「塩スープ」。塩だけで野菜のうま味を引き出したスープで、食べすぎで味覚をリセットしたい日や、消化力が落ちている日に飲むように。シンプルだけど、しみじみおいしい1品。

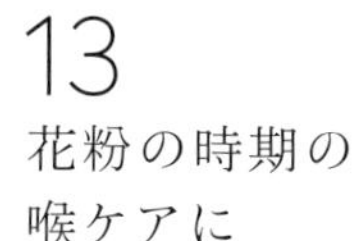

13
花粉の時期の喉ケアに

今までに20人くらいにおすすめして感謝された「イムネオール100」。9種類のエッセンシャルオイルが配合されたリフレッシュローションで、花粉で喉がイガイガしたときにマスクに塗ったり、肩こりや首のこりに塗ってやわらげたり。持っておくと、とにかく安心な1本。

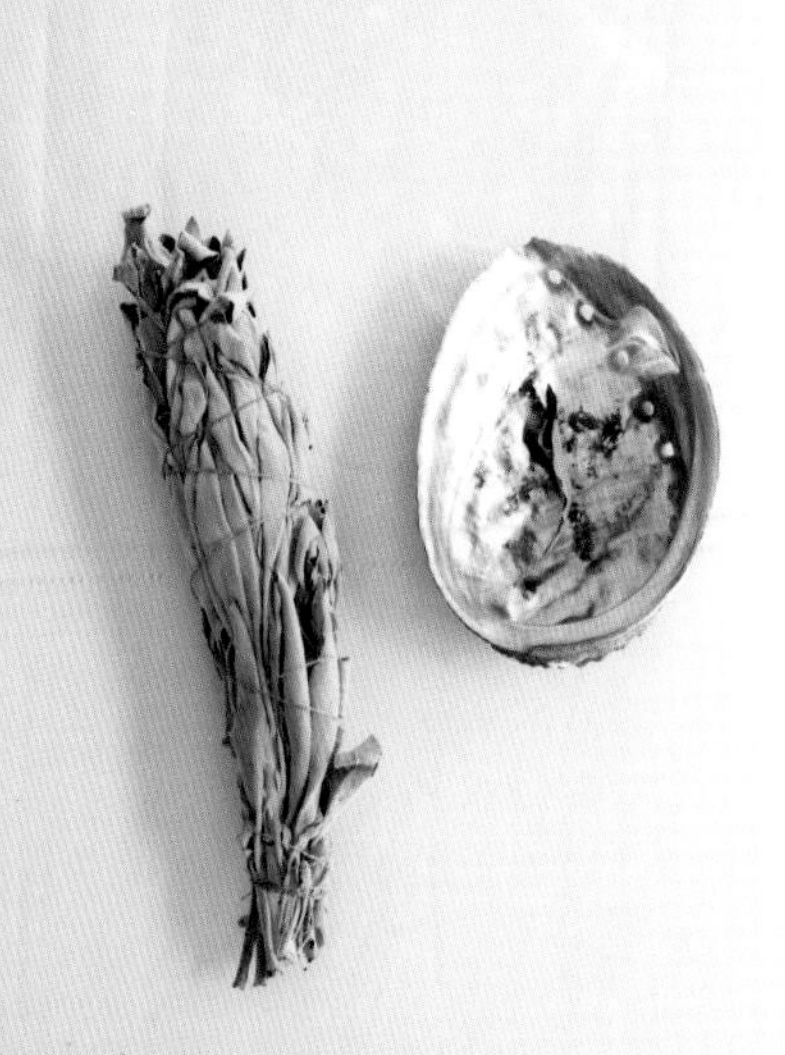

14
ホワイトセージで空間の浄化

毎朝ヨガや呼吸法などをする前や、仕事机に向かう前などに、ホワイトセージの葉を1枚取り出して火を点け、空間の浄化をしてこころを落ち着けます。無農薬で育て、1個1個大切に作られている淡路島「心に風」のホワイトセージのバンドルは、たたずまいも清らかです。

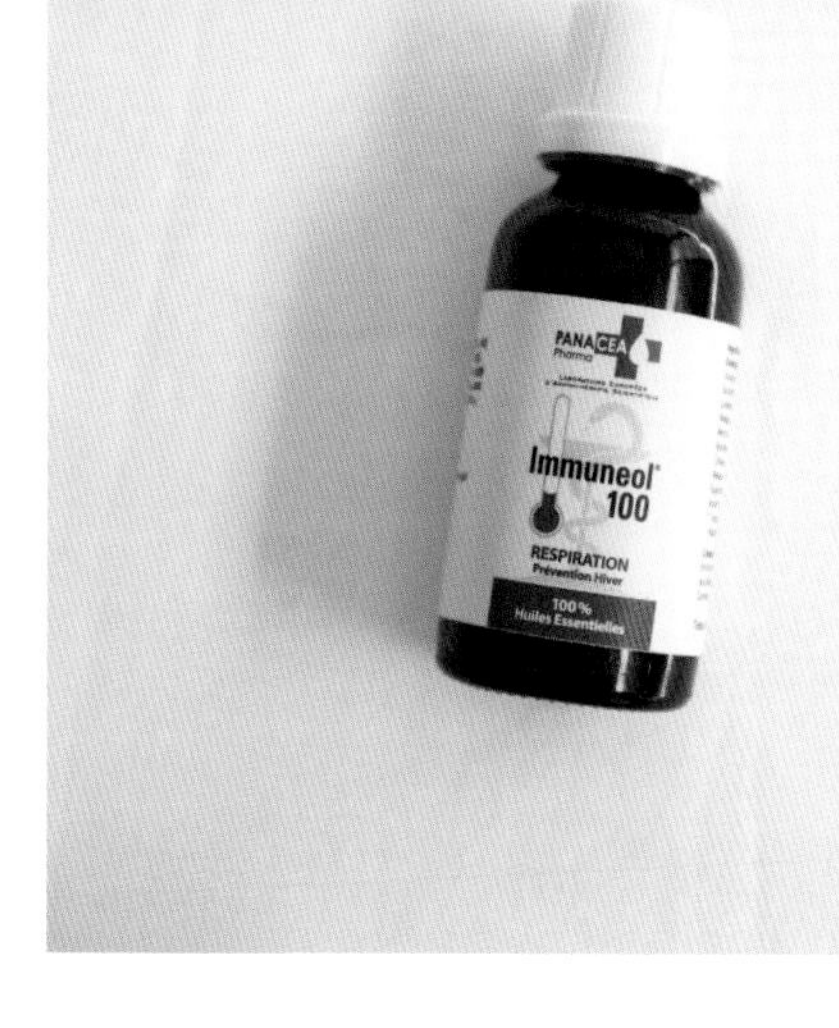

15
冷えをためない入浴剤

寒い、でも近所の温泉に行く時間がない。そんなときに活用しているのが、「薬用ホットタブ®重炭酸湯」。お湯がぬるりとやわらかくなり、入っているときもポカポカ、そして上がったあとも温かさが持続するのがありがたい。厳しい寒さの夜も、リラックスして眠れます。

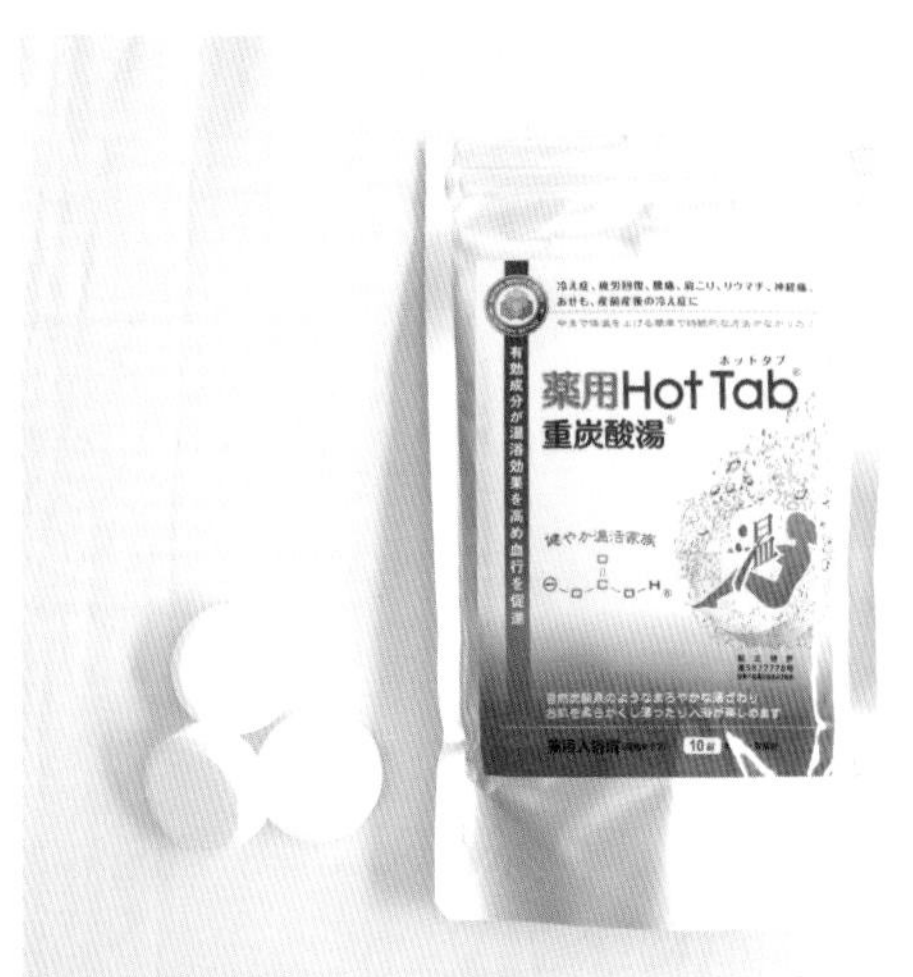

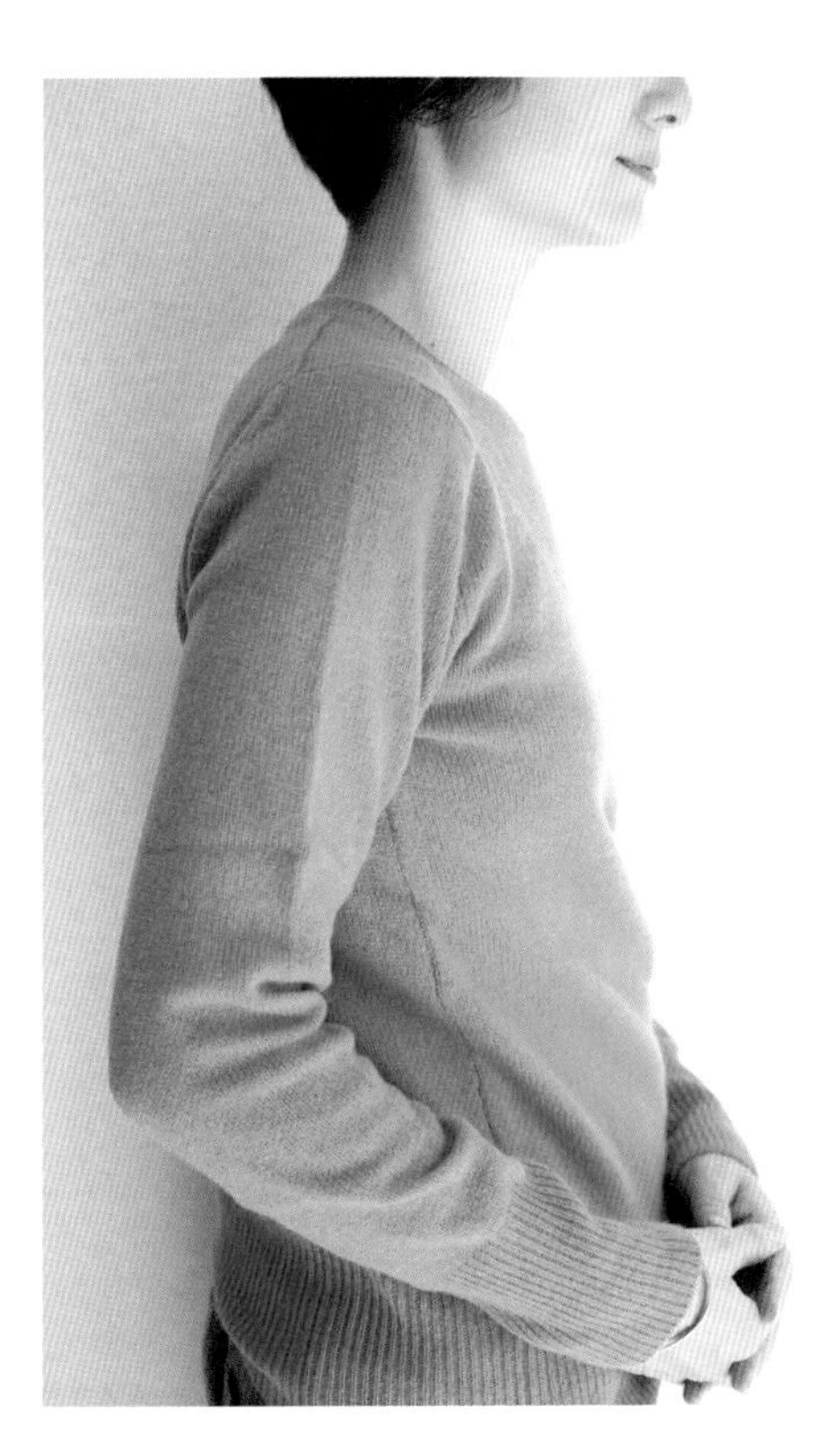

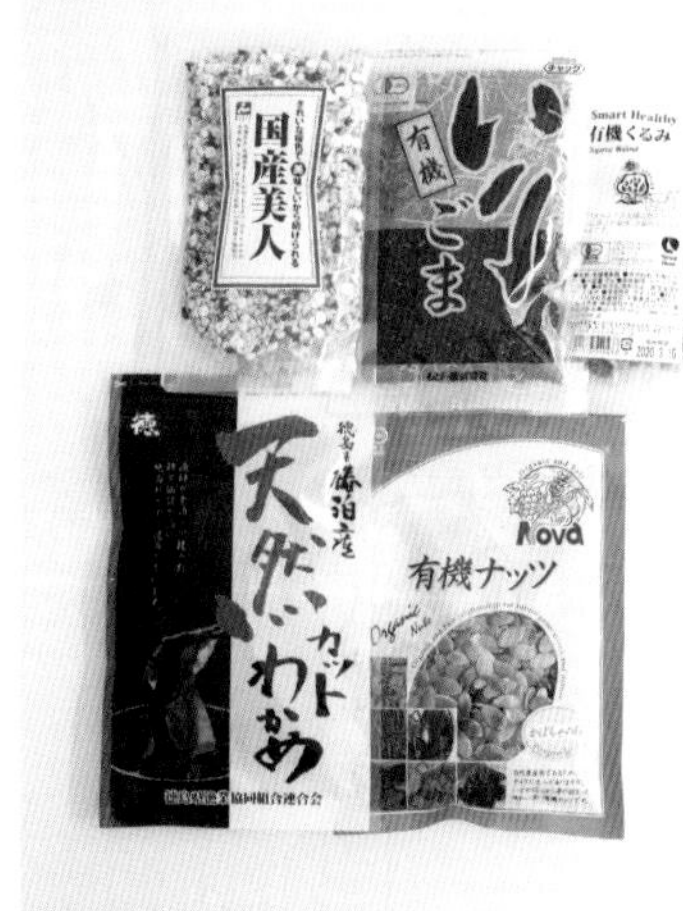

16
のっける、加えるで栄養補給

以前取材をした薬膳の先生から、「何かひとつの食材だけを食べる健康法は意味がなく、まんべんなく食材を食べることが大事」と伺い、手軽にかけたり混ぜたりできる、栄養価の高い素材を常備するように。サラダや炒め物、お味噌汁などに「あと1素材追加」を習慣化。

17
肩のこらない
天然素材の服を

パソコン仕事が長く、恐ろしいほどの万年肩こり。そして年を重ねるごとに「服は自分を包んで守ってくれるもの」という意識が強くなった結果、服はとにかく軽くてやわらかいものを選ぶように。素材はカシミアやコットン、シルクなど天然素材が安心。

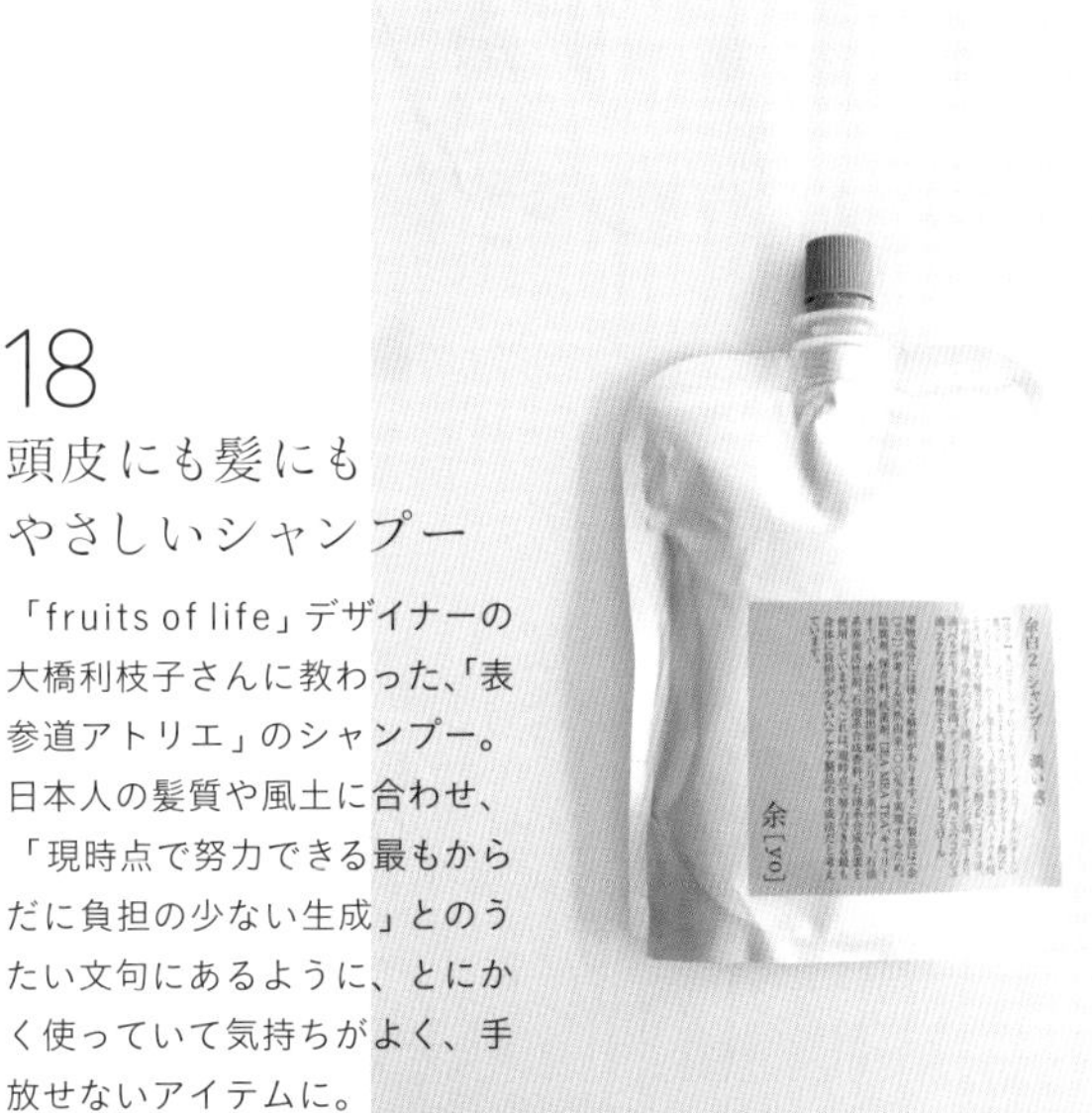

18
頭皮にも髪にも
やさしいシャンプー

「fruits of life」デザイナーの大橋利枝子さんに教わった、「表参道アトリエ」のシャンプー。日本人の髪質や風土に合わせ、「現時点で努力できる最もからだに負担の少ない生成」とのうたい文句にあるように、とにかく使っていて気持ちがよく、手放せないアイテムに。

索引

中山晶子さん
マヒナファーマシー
東京都世田谷区代沢5-29-17
http://www.mahinapharmacy.com/

ワタナベマキさん
インスタグラム　@maki_watanabe

AYUMIさん
インスタグラム　@ayumiayunco

松下るなさん
井本整体世田谷室
東京都世田谷区経堂1-18-12 VIC3F
http://lunaseitai.com/

すずきちえこさん
R handmadesoap
http://www.r-handmadesoap.com/

伊藤尚美さん
NAOMI ITO OFFICIAL WEB SITE
https://itonao.com/

Ginさん
R.A.W.
https://woonin.jp/

丸瀬由香里さん
丸瀬家
http://maruseke.jp/

水野久美さん
hanauta#
https://hanauta.localinfo.jp/

ま

や

ら

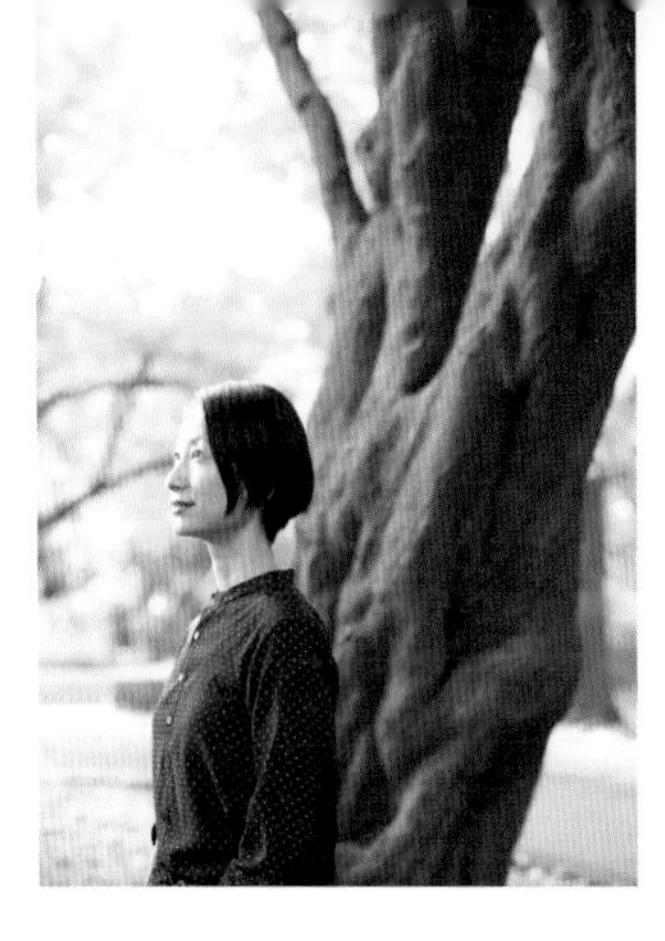

田中のり子

出版社にて雑誌編集、書籍編集を経て独立。衣食住をテーマに、暮らしまわりの編集・執筆を行う。からだとこころにまつわる取材も多く、フラワーエッセンスや漢方についても勉強中。著書に『暮らしが変わる仕事　つくる人を訪ねて』。編集・取材を行った書籍に、大橋利枝子著『おしゃれって　いいもの』、白崎裕子著『白崎裕子の必要最小限レシピ』、福田里香著『いちじく好きのためのレシピ』、引田かおり・ターセン著『しあわせのつくり方』、磯谷仁美『歩粉のポートランド＆バークレー案内』、ワタナベマキ著『旬菜ごよみ365日』など多数。

※本書で紹介している内容は、一般的な安全性や効用が認められたことを紹介しておりますが、すべての人にとって相性がいいということではありません。改善例、使用感などはあくまで個人的な感想です。症状が悪化したときは使用を止め、不安があるものは、専門家や専門医に相談することをおすすめいたします。また、本誌に掲載する商品の情報は、2019年11月時点のものです。商品内容、サービス内容に変更が加わる可能性があります。

からだとこころを整える

女性の不調をやわらげる暮らしのコツ100

2020年1月23日　初版第一刷発行

2020年2月10日　　　第二刷発行

著　者　田中のり子

発行者　澤井聖一

発行所　株式会社エクスナレッジ

〒106-0032

東京都港区六本木7-2-26

http://www.xknowledge.co.jp/

問い合わせ先　編集　TEL 03-3403-6796

FAX 03-3403-1345

info@xknowledge.co.jp

販売　TEL 03-3403-1321

FAX 03-3403-1829